Agentes Eletrofísicos
na **FISIOTERAPIA**
TRAUMATO-ORTOPÉDICA

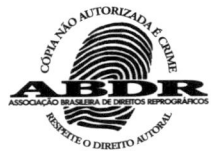 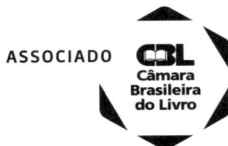

A265 Agentes eletrofísicos na fisioterapia traumato-ortopédica / Organizadores, João Luiz Quaglioti Durigan, Rafael Inácio Barbosa. – Porto Alegre : Artmed, 2025.
xii, 204 p. : il. ; 25 cm.

ISBN 978-65-5882-237-0

1. Fisioterapia. 2. Eletroterapia. I. Durigan, João Luiz Quaglioti. II. Barbosa, Rafael Inácio.

CDU 615.835.8

Catalogação na publicação: Karin Lorien Menoncin – CRB 10/2147

Agentes Eletrofísicos na **FISIOTERAPIA TRAUMATO-ORTOPÉDICA**

ORGANIZADORES
__ JOÃO LUIZ QUAGLIOTI **DURIGAN**
__ RAFAEL INÁCIO **BARBOSA**

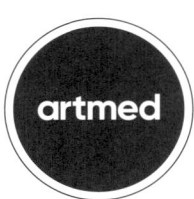

Porto Alegre
2025

© GA Educação Ltda., 2024.

Coordenador editorial: *Alberto Schwanke*
Editora: *Mirian Raquel Fachinetto*
Preparação de originais: *Carine Garcia Prates*
Leitura final: *Giovanna Medeiros Torres*
Capa: *Tatiana Sperhacke / Tat Studio*
Projeto gráfico e editoração: *Tipos – Design editorial e fotografia*

Reservados todos os direitos de publicação ao
GA EDUCAÇÃO LTDA.
(Artmed é um selo editorial do GA EDUCAÇÃO LTDA.)
Rua Ernesto Alves, 150 – Bairro Floresta
90220-190 – Porto Alegre – RS
Fone: (51) 3027-7000

SAC 0800 703 3444 – www.grupoa.com.br

É proibida a duplicação ou reprodução deste volume, no todo ou em parte, sob quaisquer formas ou por quaisquer meios (eletrônico, mecânico, gravação, fotocópia, distribuição na Web e outros), sem permissão expressa da Editora.

IMPRESSO NO BRASIL
PRINTED IN BRAZIL

Autores

João Luiz Quaglioti Durigan
Fisioterapeuta. Professor da Universidade de Brasília (UnB). Pesquisador visitante na University of Alberta (Canadá) e na University of Delaware (Estados Unidos). Mestre em Fisioterapia pela Universidade Metodista de Piracicaba (Unimep). Doutor em Ciências Fisiológicas pela Universidade Federal de São Carlos (UFSCar).

Rafael Inácio Barbosa
Fisioterapeuta. Professor adjunto de Fisioterapia Traumato-ortopédica na Universidade Federal de Santa Catarina (UFSC). Especialista em Fisioterapia Traumato-ortopédica pelo Hospital das Clínicas da Faculdade de Medicina de Ribeirão Preto da Universidade de São Paulo (HCFMRP/USP). Mestre e Doutor em Reabilitação pela USP-Ribeirão Preto.

Alessandro Haupenthal
Fisioterapeuta. Professor adjunto de Fisioterapia na UFSC. Doutor em Ciências do Movimento Humano pela Universidade do Estado de Santa Catarina (UDESC).

Alexandre Marcio Marcolino
Fisioterapeuta. Professor adjunto do Curso de Fisioterapia da UFSC. Aprimoramento em Traumato-Ortopedia pelo HCFMRP/USP. Mestre em Ciências da Saúde pela FMRP/USP. Doutor em Ciências: Fisioterapia pela FMRP/USP.

Ana Cristini Lins Fernandes
Fisioterapeuta. Especialista em Fisioterapia Musculoesquelética pela Faculdade de Ciências Médicas da Santa Casa de São Paulo (FCMSCSP). Aprimoramento em Coluna, Trauma e ATM pela FCMSCSP. Mestranda em Ciências da Saúde na FCMSCSP.

André Cabral Sardim
Fisioterapeuta traumato-ortopédico. Professor do Curso de Fisioterapia da Universidade São Francisco (USF). Mestre e Doutor em Ciências da Saúde pela Universidade Federal de São Paulo (Unifesp).

Carlos E. Pinfildi
Fisioterapeuta. Professor associado do Curso de Fisioterapia da Unifesp. Mestre e Doutor em Cirurgia Plástica pela Unifesp. Pós-Doutorado na Griffith University (Austrália).

Carlos Eduardo Girasol
Fisioterapeuta traumato-ortopédico. Doutor em Ciências pela FMRP/USP.

Claudio Cazarini Junior
Fisioterapeuta e coordenador de ensino do Vita/Fleury. Fisioterapeuta do Hospital da Irmandade da Santa Casa de Misericórdia São Paulo (ISCMSP). Mestre em Ciências pela Unifesp. Doutor em Ciências da Saúde pela FCMSCSP.

Cleber Ferraresi
Fisioterapeuta. Professor adjunto de Fisioterapia da UFSCar. Especialista em Fisiologia do Exercício pela UFSCar. Mestre e Doutor em Biotecnologia pela UFSCar. Doutorado com períodos sanduíches na Harvard Medical School (Estados Unidos) e na University of Waterloo (Canadá). Pós-Doutorado no Wellman Center for Photomedicine, Massachusetts General Hospital, Harvard Medical School.

Daniela Pacheco Dos Santos Haupenthal
Fisioterapeuta. Professora adjunta do Curso de Fisioterapia da UFSC. Especialista em Acupuntura pelo Centro Integrado de Estudos e Pesquisas do Homem (CIEPH). Mestra em Ciências do Movimento Humano pela UDESC. Doutora em Ciências da Saúde pela Universidade do Extremo Sul Catarinense (UNESC).

Diego Galace de Freitas
Fisioterapeuta ortopédico. Professor instrutor de Ciências da Saúde da FCMSCSP. Especialista em Fisioterapia Musculoesquelética pela FCMSCSP. Doutor em Ciências da Saúde pela FCMSCSP. Lider técnico do Vita Até Você (Vita – Ortopedia e Fisioterapia).

Josimari Melo DeSantana
Fisioterapeuta. Professora associada IV do Departamento de Fisioterapia da Universidade Federal de Sergipe (UFS). Mestra e Doutora em Ciências da Reabilitação pela USP. Pós-Doutorado na University of Iowa (Estados Unidos).

Kathleen A. Sluka
Professora do Department of Physical Therapy and Rehabilitation Science da University of Iowa (Estados Unidos).

Lara Maria Bataglia Espósito
Fisioterapeuta. Mestranda do Programa de Pós-graduação em Fisioterapia da UFSCar.

Marco Aurélio Vaz
Professor titular de Cinesiologia e Biomecânica da Escola de Educação Física, Fisioterapia e Dança (Esefid) da Universidade Federal do Rio Grande do Sul (UFRGS). Especialista em Educação Psicomotora pela Esefid/UFRGS. Doutor em Cinesiologia pelo Departamento de Ciências Médicas da University of Calgary (UofC - Canada). Pós-Doutorado em Biomecânica Musculoesquelética na Faculdade de Cinesiologia da UofC.

Natiele Camponogara Righi
Fisioterapeuta. Mestra em Reabilitação Funcional pela Universidade Federal de Santa Maria (UFSM). Doutoranda do Programa de Pós-graduação em Ciências da Reabilitação da Universidade Federal de Ciências da Saúde de Porto Alegre (UFCSPA).

Nicolas Babault
Fisiologista do esporte. Professor titular da Université de Bourgogne (França) e coordenador do Centre d'Expertise de la Performance. Doutor em Fisiologia do Esporte pela Université de Bourgogne.

Nivaldo A. Parizotto
Professor universitário. Mestre em Fisiologia pela FMRP/USP. Doutor em Engenharia Elétrica pela Faculdade de Engenharia Elétrica e de Computação da Universidade Estadual de Campinas (FEEC/Unicamp). Pós-Doutorado em Fotomedicina na Harvard Medical School (Estados Unidos).

Oscar Ronzio
Licenciado em Terapia Física. Doutor em Ciências da Saúde pelo Instituto Universitario de Ciencias de la Salud, Fundación H. A. Barceló (Argentina).

Rodrigo Della Méa Plentz
Fisioterapeuta. Professor adjunto de Fisioterapia da UFCSPA. Especialista em Fisioterapia Musculoesquelética pela Universidade de Cruz Alta (Unicruz). Mestre em Ciências Fisiológicas pela UFSCar. Doutor em Ciências pela Unifesp. Pós-Doutorado em Cardiologia na Fundação Universitária de Cardiologia de Porto Alegre.

Ricardo Luís Salvaterra Guerra
Fisioterapeuta. Mestre em Educação Física pela Unimep. Doutor em Ciências do Movimento Humano e Reabilitação pela Unifesp.

Richard Eloin Liebano
Fisioterapeuta. Professor associado do Departamento de Ciências da Reabilitação da University of Hartford (Estados Unidos). Mestre e Doutor em Cirurgia Plástica pela Unifesp. Pós-Doutorado em Fisioterapia e Ciência da Reabilitação na The University of Iowa (Estados Unidos).

Taís de Espíndula Brehm
Fisioterapeuta. Professora do Curso de Fisioterapia da Universidade Luterana do Brasil (Ulbra). Mestra em Ciências da Reabilitação pela UFSC.

Apresentação

Bem-vindo à leitura de *Agentes eletrofísicos na fisioterapia traumato-ortopédica*, uma contribuição inovadora e abrangente no campo da fisioterapia. Organizada por João Luiz Quaglioti Durigan e Rafael Inácio Barbosa, esta obra reúne a *expertise* de profissionais de renome nacional e internacional, proporcionando um aprofundamento científico e prático na utilização de agentes eletrofísicos na reabilitação traumato-ortopédica.

Os autores, todos com vasta experiência clínica e acadêmica, oferecem uma visão detalhada dos diferentes tipos de correntes, parâmetros físicos e técnicas de aplicação na prática clínica diária. Além disso, a contribuição de autores internacionais agrega valor inestimável à obra, trazendo perspectivas e práticas de diferentes contextos culturais e científicos. Esse intercâmbio de conhecimento enriquece ainda mais o conteúdo, tornando-o relevante e atualizado para fisioterapeutas em diversas partes do mundo.

Um dos aspectos mais inovadores deste livro relaciona-se com a amplitude e a profundidade na abordagem dos agentes eletrofísicos. Para isso, inclui informações sobre correntes polarizadas, diadinâmicas, farádicas e de alta voltagem; iontoforese; eletroanalgesia; crioterapia; calor superficial e profundo; fotobiomodulação; ultrassom terapêutico e ondas de choque. Cada um dos dez capítulos, meticulosamente elaborados, é estruturado com uma introdução histórica, conceitos básicos, desenvolvimento do tema, indicações e contraindicações – embasadas nas mais recentes e robustas evidências científicas –, além de estudos de caso que ilustram a aplicabilidade clínica dos agentes eletrofísicos.

Destinado a acadêmicos de fisioterapia, profissionais da área e pesquisadores, este livro é uma ferramenta essencial para aqueles que buscam aprofundar seu conhecimento e aprimorar suas práticas clínicas com base nas melhores evidências científicas disponíveis. A clareza, a didática e a organização do texto facilitam a compreensão e a aplicação prática do conteúdo, garantindo que o leitor possa incorporar de forma eficaz as técnicas abordadas em sua atuação profissional.

Portanto, é com um prazer imenso que apresento essa obra de tamanha importância para a fisioterapia nacional e internacional, pois ela poderá ser traduzida e utilizada em diferentes países e realidades, além de estabelecer alguns marcos históricos dessa caminhada, pois em passado não tão distante, esses agentes eletrofísicos eram pouco valorizados e, portanto, não considerados para o cerne da profissão, que é o exercício terapêutico. No entanto, há situações nas quais tais agentes podem beneficiar os pacientes tanto na aceleração do ritmo como na qualidade de sua recuperação, principalmente quando se observa e se compara com os tecidos antes lesados.

Tive a oportunidade, juntamente com o professor Carlos Eduardo dos Santos Castro e o engenheiro Glauco Longo, de iniciar uma jornada dentro dessa área de agentes eletrofísicos ainda no início da minha carreira, num processo de aprofundamento de conhecimentos sobre esses métodos de tratamentos, tendo sido um dos primeiros a introduzir a ciência como mecanismo de entendimento e compreensão da ação das diversas formas de energia no organismo humano. O objetivo era o de tentar entender desde os seus mecanismos celulares e moleculares até a sua utilização clínica sob ação do movimento, que era nosso foco central. Iniciamos essa jornada oferecendo, inclusive, a oportunidade do nascimento das principais empresas da área, as quais surgiram a partir dessas iniciativas nas universidades onde atuamos.

Essa obra constitui-se no ápice de toda história e ideais que naquele passado foram o foco de alguns, mas que foi amplamente disseminada e espraiada por todo território nacional por meio da formação de grandes pesquisadores e professores que tiveram suas oportunidades de destrincharem as opções terapêuticas para o tratamento dos pacientes, oportunizando a melhor qualidade de atendimento – com as melhores técnicas e tecnologias –, e propiciando, assim, uma fisioterapia com maior qualidade para a sociedade, utilizando não apenas as terapias manuais e uma cinesioterapia pautada numa análise biomecânica de qualidade, mas adicionando os agentes eletrofísicos como ferramentas de alta qualidade metodológica e com boas evidências.

Assim, *Agentes eletrofísicos na fisioterapia traumato-ortopédica* é uma obra pioneira que se destaca por sua abrangência, rigor científico e aplicabilidade clínica. Acredito que este livro se tornará uma referência indispensável para todos que atuam na área ou que dedicam seus estudos ao campo da fisioterapia traumato-ortopédica, contribuindo significativamente para a melhoria das práticas de reabilitação e para a qualidade de vida dos pacientes.

Aproveitem bem essa obra, tanto para procura e aprofundamento em tópicos específicos, como em sua totalidade, fazendo uma leitura completa!

Nivaldo Antonio Parizotto
Professor titular sênior da
Universidade Federal de São Carlos

Sumário

1   **CONCEITOS BÁSICOS EM ELETROTERAPIA, TIPOS DE CORRENTES E PARÂMETROS FÍSICOS**   1
JOAO LUIZ QUAGLIOTI DURIGAN
RICHARD ELOIN LIEBANO

2   **CORRENTES POLARIZADAS, CORRENTES DIADINÂMICAS DE BERNARD, FARÁDICAS, DE ALTA VOLTAGEM E IONTOFORESE**   19
RODRIGO DELLA MEA PLENTZ
NATIELE CAMPONOGARA RIGHI

3   **APLICAÇÕES CLÍNICAS DA ESTIMULAÇÃO ELÉTRICA NEUROMUSCULAR NA REABILITAÇÃO TRAUMATO-ORTOPÉDICA**   29
JOAO LUIZ QUAGLIOTI DURIGAN
RODRIGO DELLA MEA PLENTZ
MARCO AURÉLIO VAZ

4   **ESTIMULAÇÃO ELÉTRICA NERVOSA TRANSCUTÂNEA PARA ALÍVIO DA DOR**   55
JOSIMARI MELO DESANTANA
KATHLEEN ANN SLUKA

5   **CRIOTERAPIA: PLAUSIBILIDADE BIOLÓGICA E TIPOS DE APLICAÇÃO NA FISIOTERAPIA TRAUMATO-ORTOPÉDICA**   79
ALESSANDRO HAUPENTHAL
DANIELA PACHECO DOS SANTOS HAUPENTHAL
NICOLAS BABAULT
JOÃO LUIZ QUAGLIOTTI DURIGAN

6   CALOR SUPERFICIAL E PROFUNDO (ONDAS CURTAS, MICRO-ONDAS E TECARTERAPIA)   93

RICARDO LUÍS SALVATERRA GUERRA
OSCAR RONZIO
ANDRÉ CABRAL SARDIM
ALEXANDRE MARCIO MARCOLINO

7   FOTOBIOMODULAÇÃO NA FISIOTERAPIA TRAUMATO-ORTOPÉDICA   121

LARA MARIA BATAGLIA ESPÓSITO
TAÍS DE ESPÍNDULA BREHM
NIVALDO A. PARIZOTTO
RAFAEL INÁCIO BARBOSA
CLEBER FERRARESI

8   ULTRASSOM TERAPÊUTICO NA FISIOTERAPIA TRAUMATO-ORTOPÉDICA   147

CARLOS E. PINFILDI
RICARDO LUÍS SALVATERRA GUERRA
ANDRÉ CABRAL SARDIM

9   APLICABILIDADE DAS ONDAS DE CHOQUE NA FISIOTERAPIA TRAUMATO-ORTOPÉDICA   173

DIEGO GALACE DE FREITAS
CLAUDIO CAZARINI JÚNIOR
ANA CRISTINI LINS FERNANDES

10   A IMPORTÂNCIA DA MANUTENÇÃO DOS EQUIPAMENTOS DE AGENTES ELETROFÍSICOS   185

CARLOS EDUARDO GIRASOL
ALEXANDRE MARCIO MARCOLINO

ÍNDICE   201

1
Conceitos básicos em eletroterapia, tipos de correntes e parâmetros físicos

JOAO LUIZ QUAGLIOTI DURIGAN
RICHARD ELOIN LIEBANO

RESUMO

A corrente elétrica é uma forma física básica de energia e pode interagir com tecidos biológicos, promovendo efeitos fisiológicos e terapêuticos. Neste capítulo, iremos revisar conceitos básicos de física elétrica e bioeletricidade para que o fisioterapeuta possa compreender os efeitos terapêuticos das correntes elétricas. É de extrema importância que o fisioterapeuta tenha conhecimento dos parâmetros físicos das correntes e do posicionamento dos eletrodos ao realizar os diferentes programas de estimulação elétrica. Além do histórico da corrente elétrica, apresentaremos a definição dos parâmetros, bem como a importância de cada um deles na aplicação da corrente elétrica. Finalmente, este capítulo tem como objetivo ainda indicar as evidências mais recentes a respeito do uso de modulações de estimulação elétrica neuromuscular (EENM) em diferentes aplicações clínicas, como um guia que os fisioterapeutas possam utilizar ao optarem por programas baseados no uso de correntes elétricas.

Palavras-chave: eletricidade; estimulação elétrica neuromuscular; parâmetros físicos; instrumentação.

HISTÓRICO DA ELETROTERAPIA

A história da eletroterapia remonta aos tempos antigos, quando os peixes elétricos eram usados para fins terapêuticos, considerada uma das primeiras formas de eletroterapia. Peixes elétricos, como a enguia-elétrica e o peixe-torpedo, têm sido utilizados para fins medicinais por culturas ancestrais há milhares de anos. Os antigos egípcios e gregos eram conhecidos por terem usado peixes elétricos para o tratamento de dores de cabeça, gota e outras doenças.[1] Os antigos romanos também usavam peixes elétricos em tratamentos médicos. Plínio, o Velho, um naturalista romano, escreveu sobre as propriedades medicinais dos peixes elétricos em sua obra *História natural*. A prescrição de tratamento para dor com peixes elétricos pelo romano Scribonius Largus tem origem no século I:[2]

> *Para qualquer tipo de gota, um torpedo vivo deve ser posicionado sob o pé quando a dor tiver início. O paciente deve estar sentado em um local molhado pelo mar e deve permanecer ali até que seu pé e sua perna estejam dormentes. Isso remove a dor atual e previne o retorno da dor no futuro.*

Outra citação destaca "dor de cabeça, mesmo se for crônica, é aliviada e tratada definitivamente por um torpedo colocado no local da dor, até que a dor desapareça".[2] O uso de peixes elétricos na eletroterapia continuou durante a Idade Média e na Idade Moderna. No século XVIII, o naturalista francês Charles-Marie de La Condamine relatou o uso de peixes elétricos por indígenas da América do Sul para o tratamento de várias doenças.[1,3-6]

No final dos anos 1700, o cientista italiano Luigi Galvani descobriu que a eletricidade poderia fazer as pernas de sapos mortos se moverem, o que lançou as bases para a compreensão da estimulação elétrica de nervos. Ele descobriu que quando aplicava uma faísca de eletricidade nas pernas de um sapo, elas se contraíam, como se o sapo ainda estivesse vivo. Galvani acreditava que as pernas do sapo estavam respondendo a uma forma de "eletricidade animal" que estava presente nos músculos do anfíbio. Assim, conduziu uma série de experimentos para testar essa teoria, incluindo o uso de diferentes tipos de metal para ver como eles afetavam a contração das pernas do sapo. Ele descobriu que alguns metais, como ferro e zinco, causavam uma contração mais forte do que outros. Esses experimentos de Luigi Galvani sobre os efeitos da eletricidade nas pernas de sapos são considerados a base da biofísica e do estudo dos impulsos nervosos[1,3,5,7,8] (**Figura 1.1**).

De forma muita interessante, o romance "Frankenstein; The Modern Prometheus", escrito por Mary Shelley em 1818, foi de forma indireta baseado nos experimentos de Luigi Galvani no final do século XVIII. No romance, o personagem principal, Victor Frankenstein, é um cientista que fica obcecado com a ideia de criar vida a partir de tecido morto, semelhante aos experimentos conduzidos por Galvani com pernas de sapos. No romance, Victor Frankenstein usa eletricidade para animar sua criação, semelhante à maneira como os experimentos de Galvani mostraram que a eletricidade poderia ser usada para promover contração muscular. O romance também explora temas de responsabilidade e as consequências de "brincar de Deus", que são semelhantes às questões éticas levantadas pelos experimentos de Galvani. Além disso, o nome Frankenstein é frequentemente usado como sinônimo de uma criatura originada a partir de ciência e tecnologia, refletindo o impacto que o experimento de Galvani teve na imaginação do público. É importante observar que o romance é uma obra de ficção e não uma representação literal do experimento de Galvani, mas se inspira nele e reflete o contexto científico e social contemporâneo da época que promoveu a eletroterapia.[9]

De fato, os experimentos de Galvani foram recebidos com ceticismo por alguns cientistas contemporâneos, incluindo Alessandro Volta, que acreditava que as pernas do sapo estavam respondendo à corrente elétrica da faísca, e não a uma "eletricidade animal".[3] Volta passou

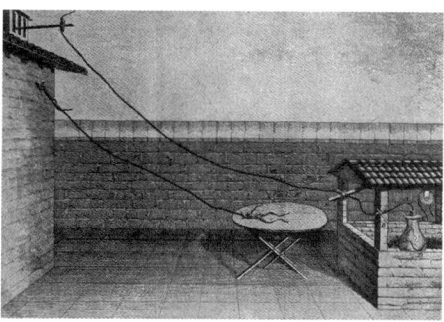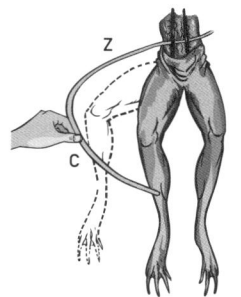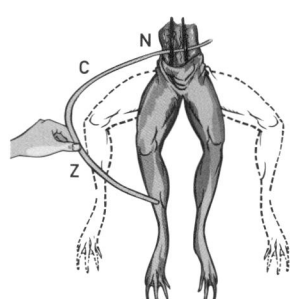

FIGURA 1.1
O experimento com pernas de sapos, de Luigi Galvani.
Fonte: Drp8/Shutterstock.

a desenvolver a pilha voltaica, que foi o primeiro método prático de geração de eletricidade e refutou a teoria de Galvani. No entanto, os experimentos de Galvani ainda foram importantes na história da eletroterapia, pois mostraram que a eletricidade poderia ser usada para promover a contração muscular e que ela tinha efeito no tecido vivo. Seu trabalho também inspirou novas pesquisas no campo da eletroterapia, levando ao desenvolvimento de vários dispositivos desse recurso terapêutico. Os experimentos de Galvani no final de 1700 se constituíram na pedra angular para o desenvolvimento de técnicas de eletroterapia e abriram possibilidades para o entendimento de como os parâmetros físicos interagem com o tecido biológico.[1,3,5,7,8]

O termo *galvanismo* foi cunhado pelo próprio Galvani para descrever os fenômenos de contração muscular causados pela estimulação elétrica. Essa descoberta foi seguida pela invenção da pilha voltaica por Alessandro Volta em 1800, que foi o primeiro método prático de geração de eletricidade. Essa invenção levou ao desenvolvimento de vários dispositivos de eletroterapia.

Em meados de 1800, os médicos começaram a usar correntes elétricas para tratar uma variedade de condições, incluindo paralisia e dor. Em 1827, Jean-Baptiste Laborde, um médico francês, publicou *Treatise on the therapeutic use of electricity*, um dos primeiros livros sobre eletroterapia que descrevia o uso de correntes elétricas para tratar uma variedade de condições clínicas. No ano de 1830, Michael Faraday e Joseph Henry descobriram os princípios da indução eletromagnética, o que levou ao desenvolvimento dos primeiros equipamentos de eletroterapia.[1,3,5,7,8]

De forma muito importante, destaca-se o papel do médico francês, no século XIX, Guillaume-Benjamin-Amand Duchenne, que nasceu em 1806 e faleceu em 1875. Duchenne ficou conhecido como "o pai da eletrofisiologia" devido às suas importantes contribuições para o estudo dos processos elétricos em músculos e nervos. Ele desenvolveu técnicas de eletrodiagnóstico muscular e eletromiografia, permitindo o diagnóstico de doenças neuromusculares e a investigação da fisiologia muscular. Duchenne também identificou e descreveu a distrofia muscular de Duchenne, além de contribuir para o entendimento da contração muscular e das propriedades das fibras musculares. Seu trabalho pioneiro estabeleceu os fundamentos da eletrofisiologia e teve impacto significativo no avanço da compreensão dos processos elétricos no corpo humano.[2]

No período compreendido entre o final de 1800 e início de 1900, os aparelhos de eletroterapia tornaram-se mais sofisticados e começaram a ser usados em hospitais e clínicas. Em 1867, a invenção do dínamo por Zénobe Gramme permitiu a produção de correntes elétricas mais potentes, tornando a eletroterapia mais eficaz e eficiente. Foram desenvolvidos vários dispositivos de eletroterapia que usavam estimulação elétrica para tratar uma variedade de condições, incluindo fraqueza muscular e paralisia. Esses primeiros dispositivos eram relativamente simples e frequentemente usavam corrente contínua (CC) para estimular os músculos. No início do século XX, os pesquisadores começaram a desenvolver dispositivos de eletroterapia mais avançados que usavam corrente alternada (CA) para produzir contrações musculares mais controladas e eficazes. Esses dispositivos ficaram conhecidos como dispositivos de estimulação elétrica neuromuscular (EENM) e foram usados para tratar uma ampla gama de condições, incluindo fraqueza muscular e paralisia causada por condições como acidente vascular cerebral (AVC), lesão da medula espinal e poliomielite, além de serem utilizados para aumentar o reparo tecidual.[1,3,5-8]

Durante a Segunda Guerra Mundial, muitos soldados sofreram ferimentos que causaram fraqueza muscular e paralisia. O uso da EENM como forma de fisioterapia tornou-se cada vez mais popular para ajudar esses soldados a recuperarem a força e a função muscular reduzidas por lesões na medula espinal, amputações e danos nos nervos. Ela também foi usada para ajudar soldados que passaram por imobilidade prolongada – como aqueles que foram mantidos como prisioneiros de guerra – a recuperar força e função em seus músculos.[8,10] Durante a guerra, muitos hospitais militares foram equipados com aparelhos de eletroterapia, e fisioterapeutas foram treinados para usá-los. Isso aumentou a disponibilidade da EENM para os soldados que dela precisavam e ajudou a aumentar a conscientização sobre seus benefícios e a divulgação entre a comunidade científica e clínica. Após a guerra, muitos fisioterapeutas e médicos que tinham experiência com a EENM nas forças armadas continuaram a usá-la em suas práticas civis, o que contribuiu para que a EENM se estabelecesse como uma modalidade da fisioterapia, e isso resultou no desenvolvimento de novas técnicas e tecnologias, que lançaram as bases para a prática moderna da eletroterapia no campo da reabilitação, particularmente para fortalecimento, ganho de função muscular e reparo tecidual.[8,10-12]

O controle da dor por corrente elétrica, neste livro denominada eletroanalgesia, foi aperfeiçoada no início dos anos 1960, quando o professor e neurocirurgião norte-americano, Norman Shealy, desenvolveu o primeiro dispositivo de estimulação elétrica nervosa transcutânea (TENS, do inglês *transcutaneous electrical nerve stimulation*). Os experimentos iniciais do Dr. Shealy com TENS foram conduzidos no final dos anos 1950, usando um dispositivo que forneceu corrente elétrica através de eletrodos de superfície colocados sobre a pele. Seu trabalho inicial com a TENS se concentrou no tratamento de condições de dor crônica, como dor lombar e dores de cabeça. Na década de 1970, com o avanço do entendimento sobre a neurofisiologia da dor, a TENS começou a ganhar popularidade como uma opção de tratamento para o controle da dor. Muitos pesquisadores começaram a investigar o uso de TENS para uma ampla gama de condições de dor, incluindo dor crônica, dor pós-operatória e dor durante o parto. Nas décadas de 1980 e 1990, a pesquisa sobre TENS se expandiu para incluir estudos sobre o uso de TENS para outras condições, como osteoartrite, artrite reumatoide e fibromialgia. No início do século XXI, a TENS foi cada vez mais usada em ambientes clínicos e domésticos. Diferentes tipos de dispositivos TENS foram desenvolvidos, incluindo dispositivos portáteis que podem ser usados discretamente sob a roupa, possibilitando o uso da TENS em casa ou em trânsito.[6,13]

Durante as décadas de 1950 e 1960, o uso de estimulação elétrica para cicatrização de feridas ganhou mais popularidade, e a TENS foi usada para tratar uma ampla gama de condições, incluindo queimaduras, feridas cirúrgicas e úlceras de pressão. Na década de 1970, a TENS foi utilizada ainda como uma forma de fornecer estimulação elétrica ao local da ferida. Tal método provou ser mais eficaz do que os métodos anteriores e foi usado para tratar vários tipos de feridas. A pesquisa sobre o uso de estimulação elétrica para cicatrização de feridas continuou, e vários estudos foram realizados para avaliar a eficácia de diferentes tipos de estimulação elétrica, incluindo estimulação elétrica de baixa frequência e estimulação elétrica muscular, subliminar e de alta-voltagem.[14]

CONCEITOS BÁSICOS EM ELETRICIDADE E TERMINOLOGIA NA ELETROTERAPIA

A **carga elétrica** é uma propriedade que determina a interação de alguns objetos com outros eletricamente carregados. Ela pode ser positiva ou negativa, e a unidade-padrão de medida é o coulomb (C). O comportamento da carga elétrica é definido pela lei de Coulomb, que estabelece a existência de uma força entre duas cargas elétricas. A transferência de carga elétrica ocorre quando os elétrons são transferidos de um material para outro, causando uma mudança na distribuição de cargas elétricas. Em eletroterapia, essa transferência ocorre por meio da condução elétrica entre as cargas elétricas através de um material condutor denominado eletrodo, como carbono ou alumínio, que permite que os elétrons fluam livremente através dele.[4,8,11,15]

O **campo elétrico** constitui-se em uma região do espaço em torno de uma carga elétrica. Trata-se de uma representação matemática da influência de uma carga sobre outras cargas em seu entorno. O campo elétrico pode ser visualizado como linhas de força que partem de uma carga positiva e convergem para uma carga negativa. A intensidade do campo elétrico é medida pela força elétrica que age sobre uma carga-teste colocada no campo. A unidade-padrão de medida é o volt por metro (V/m). Matematicamente, o campo elétrico é descrito pela lei de Coulomb, que estabelece a relação entre a carga, a distância e a força elétrica entre duas cargas elétricas (**Figura 1.2**).[4,15,17]

A **voltagem** é uma medida da diferença de potencial elétrico entre dois pontos. É a força elétrica que impulsiona a corrente elétrica através de um circuito elétrico. A unidade-padrão de medida é o volt (V). A voltagem é a quantidade de energia elétrica disponível por unidade de carga elétrica, e é usada para medir a energia elétrica que está sendo transferida através de um circuito elétrico, ou seja, do equipamento para o paciente. A voltagem pode ser aplicada em um circuito elétrico de diversas maneiras, como através de uma bateria em geradores portáteis ou através de outra fonte de energia elétrica. Quanto maior a voltagem em um circuito, maior será a quantidade de energia elétrica disponível para ser transferida. As voltagens usadas em aplicações clínicas podem ser tão pequenas como a aplicação de milivolts (mV, ou seja, milésima parte de um volt) ou altas, chegando a várias centenas de volts.[15]

Dessa forma, quando ocorre o fluxo de cargas elétricas através de um material condutor, como um fio, para os eletrodos até a pele do paciente, forma-se a **corrente elétrica**. A corrente elétrica é medida em coulombs por segundo (C/s) e é representada pela letra "I". A corren-

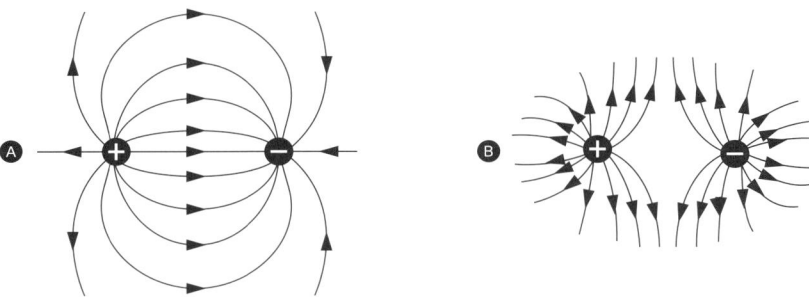

FIGURA 1.2
Linhas do campo elétrico em volta das partículas carregadas opostamente (**A**) e duas cargas iguais (**B**). A configuração das linhas do campo reflete a atração das partículas carregadas de maneira oposta, e a repulsão entre partículas carregadas de forma semelhante.
Fonte: Robinson e Snyder-Mackler.[17]

te elétrica é produzida pela diferença de potencial elétrico (voltagem) entre dois pontos, que força as cargas a se moverem de um ponto para outro. A unidade-padrão de medida para a corrente é o ampère (A), que é igual ao movimento de 1 C de carga por meio de um ponto, em um segundo. Em eletroterapia, as correntes são muito pequenas e em geral são medidas em miliampères (mA, 10^{-3} ampères) ou em microampères (μA, 10^{-6} ampères).

Por outro lado, a **resistência elétrica** é a propriedade de um material que impede ou restringe o fluxo de corrente elétrica através dele. É medida em ohms (Ω) e representada pela letra "R". Quanto maior a resistência de um material, menor será a corrente elétrica que poderá passar através dele. A resistência elétrica é importante porque constitui-se em um fator-chave na determinação da quantidade de corrente elétrica que pode passar através de um circuito elétrico e, consequentemente, na quantidade de energia elétrica que pode ser transferida através dele, ou seja, a energia que será entregue para o paciente durante o tratamento.[5,15]

A **lei de Ohm** é uma lei fundamental da eletricidade. Ela estabelece uma relação matemática entre a corrente elétrica, a voltagem e a resistência elétrica em um circuito elétrico. A lei é formulada como:

$$V = IR$$

em que V é a voltagem elétrica (em volts, V); I é a corrente elétrica (em ampères, A) e R é a resistência elétrica (em ohms, Ω).

A lei de Ohm afirma que a voltagem elétrica em um circuito é proporcional à corrente elétrica que passa através dele e é diretamente proporcional à resistência elétrica do circuito. Portanto, se a resistência elétrica aumenta, a corrente elétrica diminuirá e vice-versa.

A partir da interação da corrente elétrica com o tecido biológico, dois outros conceitos elétricos também devem ser discutidos neste capítulo.

A **capacitância** é a capacidade de um componente elétrico armazenar e liberar energia elétrica em forma de carga elétrica. É medida em farads (F) e representada pela letra "C". As correntes produzidas nos tecidos biológicos são influenciadas não só pela resistência do tecido, mas também pela sua capacitância. Já a **impedância** é a medida da resistência elétrica e da reatância de um circuito elétrico a uma corrente alternada. É medida em ohms (Ω) e representada pela letra "Z". Quando se trata de EENM, é mais adequado expressar a resistência à passagem da corrente elétrica como impedância, pois o tecido biológico possui características de redes complexas de resistores e capacitores. A impedância depende ainda da natureza capacitiva dos tecidos biológicos, que depende de uma rede complexa de fatores biológicos, porém parece que a sua magnitude depende da frequência de estimulação aplicada.[15,18]

PARÂMETROS FÍSICOS DAS CORRENTES ELÉTRICAS TERAPÊUTICAS

Durante a realização da estimulação elétrica, os pulsos elétricos são fornecidos por meio de eletrodos colocados sobre a pele, os quais irão despolarizar axônios motores (também denominada ativação preferencialmente periférica) e sensoriais (também denominada ativação preferencialmente central). Esse padrão de recrutamento ocorre quando o paciente possui inervação preservada. No entanto, caso o músculo esteja desnervado, a EENM poderá ser utilizada para recrutamento diretamente do músculo. Porém, será necessário que se realize um eletrodiagnóstico de estímulo para que o fisioterapeuta conheça a intensidade (**reobase**) e a duração de pulso (**cronaxia**) necessárias para despolarizar o sarcolema,[18,19] ou seja, a estimulação diretamente do músculo.

A EENM é utilizada para aprimorar a capacidade motora, promovendo a ativação de músculos específicos ou grupos musculares. Além disso, essa técnica pode ser aplicada em diferentes contextos e configurações, adaptando-se às características funcionais variadas e envolvendo múltiplas articulações dos segmentos corporais. Para tanto, é de extrema importância o conhecimento dos principais parâmetros físicos que norteiam os efeitos fisiológicos e terapêuticos das correntes elétricas. A modulação dos parâmetros físicos da EENM também determina os efeitos analgésicos e de reparação tecidual das correntes por meio da ativação das fibras sensórias, motoras e nociceptivas. Dessa forma, o leitor especialista em fisioterapia traumato-ortopédica precisa saber que os principais parâmetros que influenciam os efeitos da EENM na contração muscular estão relacionados à(ao):

1. Amplitude/intensidade da corrente.
2. Duração do pulso.
3. Frequência de estimulação.
4. Forma de onda.
5. Tipo de corrente.
6. Modulações de correntes.

A seguir, serão detalhados cada um desses parâmetros.

AMPLITUDE/INTENSIDADE DA CORRENTE

A velocidade de fornecimento de elétrons, também denominada **fluxo de corrente**, é definida pela amplitude do pulso ou intensidade de corrente aplicada. É medida em ampères (A), e sua faixa mais utilizada em estimulação elétrica varia de 20 uA até 150 mA. Em um sistema nervoso íntegro, a amplitude e a duração do pulso determinam os diferentes tipos de fibras nervosas que serão recrutadas em função do incremento de energia, isto é, com uma amplitude baixa, será acessado o limiar sensorial; com amplitude moderada, o limiar motor; e, com amplitude alta, a estimulação poderá ser dolorosa.

É importante destacar que há uma relação do aumento da intensidade de corrente com a profundidade do campo elétrico e o nível de estimulação elétrica.[15,20] O aumento da intensidade faz as linhas de força do campo elétrico atingirem níveis mais profundos (i.e, aumenta a profundidade da corrente elétrica). O nível de estimulação ou de resposta nervosa também depende da intensidade, que determinará a despolarização de fibras nervosas sensoriais, motoras, dolorosas ou a despolarização diretamente da membrana (sarcolema) do músculo esquelético (**Figura 1.3**).

DURAÇÃO DO PULSO

A duração do pulso é representada pelo tempo que a corrente elétrica flui em um determinado período (duração da fase positiva somada à fase negativa para uma corrente alternada ou pulsada bifásica). As unidades de medidas mais utilizadas são microssegundos (µs) e milissegundos (ms).[15] A duração do pulso é uma variável física diretamente relacionada com a amplitude/intensidade da corrente. Desse modo, quando são usados pulsos de curta duração, é necessário entregar maior energia ou carga ao tecido, ou seja, a amplitude da corrente deverá ser maior para atingir um mesmo objetivo terapêutico (limiar de excitabilidade). Por outro lado, para pulsos com duração maior, é necessário ajustar o nível de amplitude/intensidade da corrente para atingir o mesmo objetivo terapêutico. O fisioterapeuta deve estar muito atento ao utilizar pulsos longos (≥ 500 µs), pois os limiares sensorial, motor e doloroso se tornam mais acessíveis, de modo que o estímulo elétrico pode se tornar mais desconfortável ou até mesmo doloroso para o paciente caso esse limiar seja alcançado. Esse método requer o uso de um estimulador com duração ajustável.[15]

Nesse sentido, o fisioterapeuta precisa controlar a intensidade e a duração de pulso dentro da curva de duração, que é uma representação gráfica do limiar para despolarização de uma

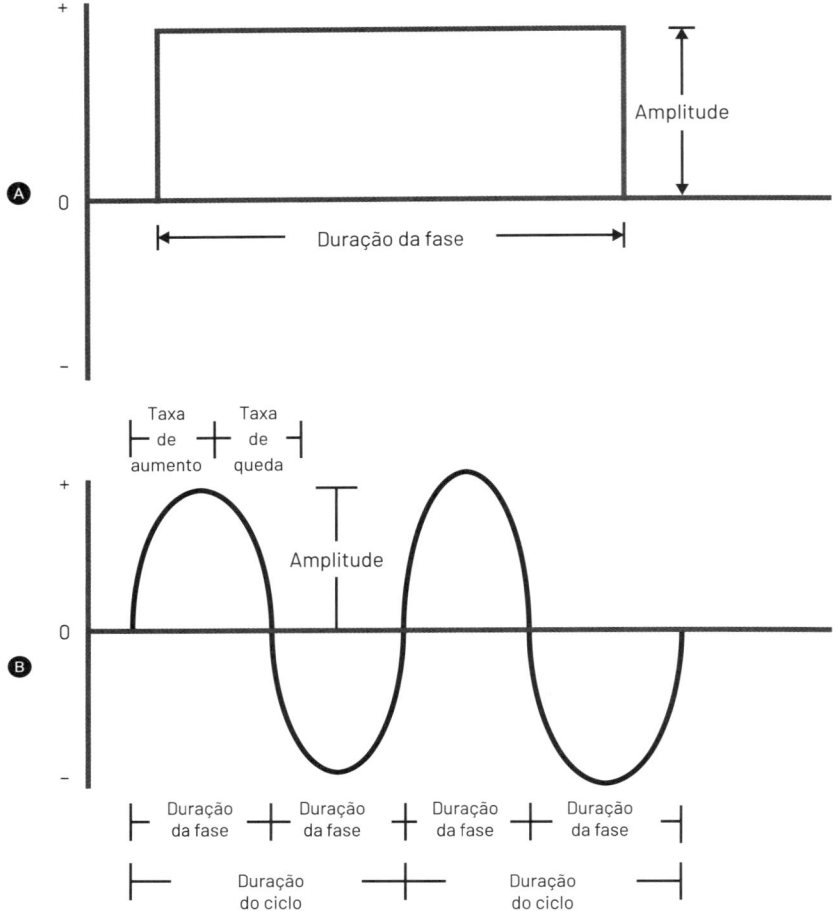

FIGURA 1.3
(**A**) No eixo X está representada a duração do pulso e, no eixo Y, a amplitude do pulso. (**B**) Demonstração da soma da fase positiva e da fase negativa do pulso, denominada duração do ciclo ou duração do pulso.
Fonte: Prentice.[21]

fibra nervosa (sensorial, motora ou dolorosa). Existe uma relação não linear entre a duração do pulso e a amplitude/intensidade da corrente na qual os estímulos de duração mais curta necessitam de amplitudes/intensidades crescentes para atingir o limiar para despolarização do nervo (sensorial, motor e/ou doloroso). A **reobase** é definida pela intensidade específica da corrente necessária para promover uma resposta tecidual observável (no limiar motor, a contração muscular), dada uma duração de corrente com pulso longo. Já a **cronaxia** é definida pela duração do pulso ou pela duração requerida para uma corrente de duas vezes a intensidade da reobase para se obter excitação tecidual (**Figura 1.4**).

A duração do pulso de corrente varia de 1 a 1.000 μs, sendo o seu uso, em geral, restrito à faixa de 100 a 500 μs.[18] Em pacientes que, por exemplo, possuem alterações de excitabilidade muscular, em consequência a uma lesão nervosa periférica, a cronaxia (duração de pulso mí-

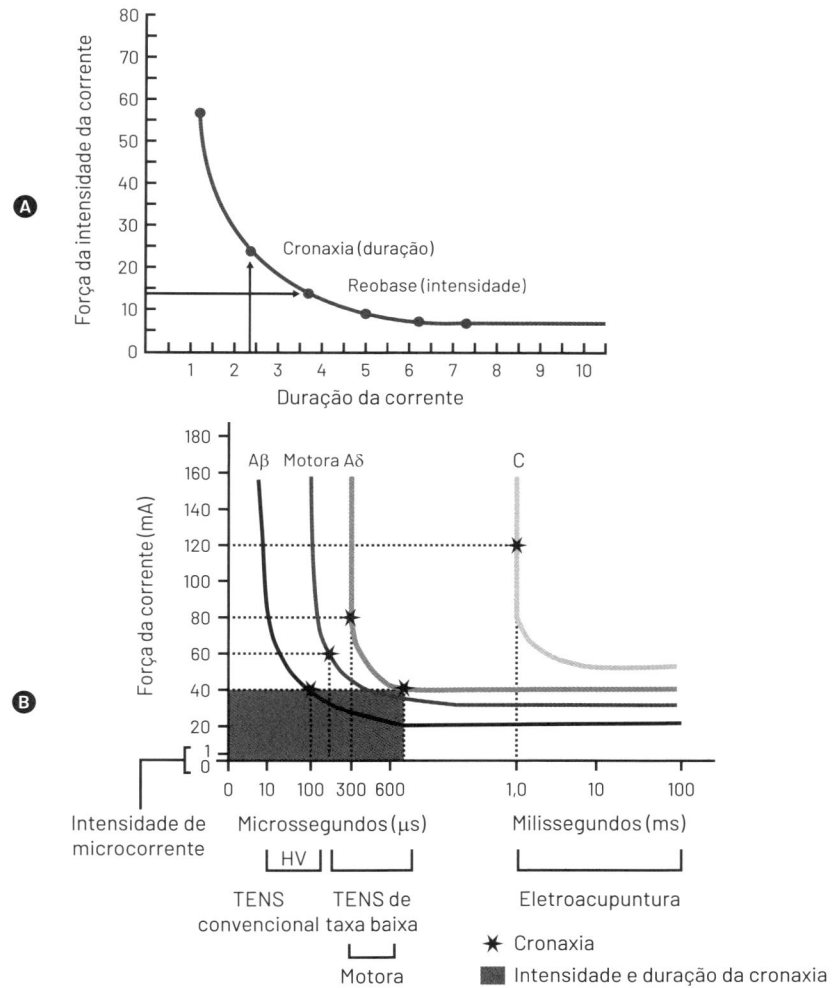

FIGURA 1.4
(**A**) O eixo X mostra a duração do pulso, e o eixo Y, a amplitude de pulso, demonstrando a reobase, que é a mínima intensidade necessária para alcançar um determinado limiar, bem como a cronaxia, que indica a mínima largura do pulso para atingir determinado limiar fisiológico. (**B**) Diferentes tamanhos e tipos de fibras nervosas têm diferentes limiares para despolarização e, assim, diferentes curvas duração-força (DF). As fibras Aβ requerem a menor quantidade de corrente elétrica (intensidade e duração do pulso) para atingir seu limiar para despolarização, seguidas pelas fibras nervosas motoras, pelas fibras Aδ e, finalmente, pelas fibras C. As curvas são basicamente simétricas, porém a intensidade de corrente necessária para se atingir o limiar da membrana para a excitação é diferente para cada tipo de fibra nervosa. Com o aumento gradual da intensidade da corrente e/ou da duração de pulso da corrente, a primeira resposta fisiológica será uma sensação de formigamento causada pela despolarização das fibras Aβ, seguida por uma contração muscular quando as fibras nervosas motoras despolarizam e, finalmente, uma sensação de dor quando ocorre a despolarização das fibras Aδ e, na sequência, das fibras C.
Fonte: Prentice.[21]

nima para a contração muscular) poderá estar elevada, isto é, ser maior ou igual a 1.000 μs.[22] Nessa situação, o terapeuta deverá determinar a duração de pulso adequada para a estimulação muscular por meio do teste não invasivo, o eletrodiagnóstico de estímulo. Esse parâmetro físico deve ser controlado, pois está diretamente relacionado com geração de força muscular, analgesia e reparo tecidual. Como exemplo, a modulação entre duração do pulso e amplitude de corrente é determinante para a geração de força com a melhor eficiência de corrente possível.[23] De fato, a faixa de 200 a 500 μs é mais comumente utilizada nos trabalhos científicos e está presente em todos os equipamentos comercialmente disponíveis no Brasil, embora alguns estudos tenham sugerido que a utilização de correntes com pulsos longos (~1.000 μs) e com alta frequência (~100 Hz) aplicadas no nervo pode reduzir a fadiga muscular induzida pela EENM.[11]

FREQUÊNCIA DO PULSO

A frequência representa o valor de repetição de um fenômeno qualquer, quando se tem a repetição de ondas propagadas por diferentes meios.[15] Essa grandeza, calculada no tempo, também é utilizada para obtenção do cálculo da quantidade de pulsos elétricos produzidos por segundo durante uma estimulação. A frequência é expressa em Hertz (Hz), que, para fins de análise de correntes elétricas, significa pulsos por segundo. No tecido biológico, a frequência da corrente elétrica é utilizada, para fins terapêuticos, em uma faixa que varia de 1 a 200 Hz.[11,18] A escolha da frequência de estimulação é importante para contração muscular, analgesia e reparo tecidual, pois influencia o funcionamento das vias nervosas, que é mediado por mudanças nos potenciais bioelétricos das membranas das células nervosas, cuja frequência de interferência resultante no potencial de membrana determinará a forma de ativação do funcionamento das vias que serão eletricamente estimuladas.

O espectro de frequências de pulso aplicado na EENM com fins terapêuticos tem ampla variedade de aplicações, cuja escolha depende dos objetivos da intervenção. Por exemplo, para fins de produção de contração muscular, a maioria dos terapeutas aplica correntes elétricas com frequências variando de 20 a 100 Hz, embora frequências abaixo de 10 Hz tenham importantes aplicações para drenagem de edema e relaxamento muscular por meio da geração de contrações não tetânicas (não sustentadas). De fato, já é bem estabelecido que a escolha da frequência está ligada ao fato de que correntes elétricas em frequências mais baixas (~ 20-50 Hz) geram menor fadiga muscular (adiante será visto que estratégias para evitar fagida são um ponto-chave na utilização de correntes elétricas para promover contração muscular em contextos funcionais), porém, nessa faixa de frequência, o nível de contração muscular é pequeno. Quando se aumenta a frequência (100 Hz), ocorre amplificação da força muscular evocada, mas com aumento drástico da fadiga muscular.[18, 24]

No que tange aos efeitos de eletroanalgesia e reparo tecidual, parece que a manipulação da frequência da corrente influencia diretamente esses desfechos. Por exemplo, atualmente está bem estabelecido que frequências abaixo de 10 Hz (baixa frequência) induzem analgesia por meio de ativação de receptores do tipo μ (mi) opioide, enquanto frequências mais altas, de ~100 Hz (alta frequência), induzem analgesia pela ativação de receptores do tipo δ (delta) opioide.[25] É interessante comentar que existem fortes evidências sugerindo que, ao utilizar correntes de altas frequências de estimulação (~ 100) em nervos periféricos, o terapeuta pode contribuir para formas de ativação de neurônios e circuitos neurais centrais tanto na medula espinal como em regiões mais superiores do sistema nervoso.[19] Essa contribuição, que ainda precisa ser mais bem esclarecida, aponta para formas mais refinadas e amplas de aplicação das correntes elétricas, em especial em aplicações clínicas.[11]

FORMAS DE ONDA

Em EENM, basicamente, cinco tipos de forma de onda são utilizados: contínua, quadrática ou retangular, sinusoidal, triangular e pontiaguda ou exponencial. A forma de onda define a quantidade de energia transmitida ao paciente e, dessa forma, a sensação de percepção de corrente. Por exemplo, a forma de onda que transmite maior energia é a contínua, uma vez que ela não é interrompida. Na sequência, as formas de onda que transmitem mais energia são: quadrática, sinusoidal, triangular e pontiaguda ou exponencial, nessa ordem. Além disso, a forma de onda da EENM determina se a corrente será **contínua** ou **alternada**. No entanto, se a corrente for unidirecional, terá característica monofásica. Se a corrente for bidirecional (alternada ou pulsada bifásica), com formas quadrática ou retangular, sinusoidal, triangular e pontiaguda, poderá não ter efeitos polares (**Figura 1.5**).

TIPOS DE CORRENTES

Correntes monofásicas e bifásicas

A aplicação de EENM pode ter fluxo da corrente unidirecional, denominada **corrente monofásica** ou **corrente contínua**, tendo sempre as polaridades dos eletrodos definidas: um positivo e outro negativo.

Por outro lado, quando o pulso se move nas duas direções de forma alternada sem ter polaridade determinada, a corrente é denominada **alternada** ou **bifásica**.[17]

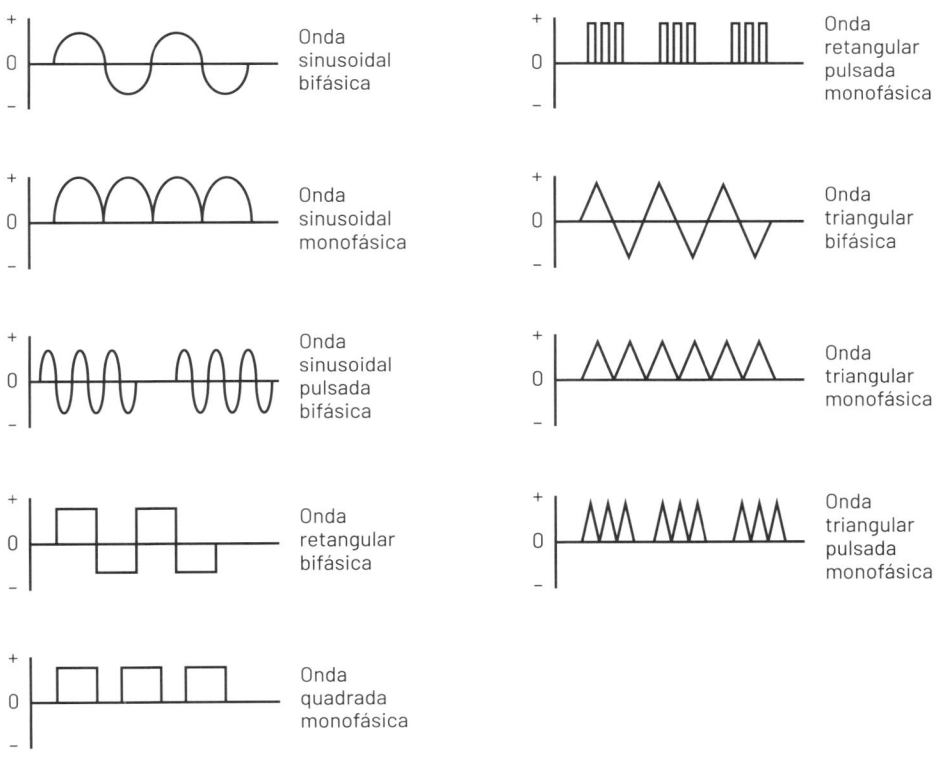

FIGURA 1.5
Possibilidades de formas de onda.
Fonte: Prentice.[21]

Sabe-se que o uso da corrente contínua é indicado para o reparo tecidual, particularmente no tratamento de úlceras, auxílio em processos inflamatórios, redução de edemas, além de ser aplicada para iontoforese, o que melhora o transporte de íons através da pele para o tecido subcutâneo, como é o caso de medicamentos anti-inflamatórios.[15,16,26]

As correntes bifásicas podem ser simétricas (mesma forma de onda e quantidade de carga nas duas fases) ou assimétricas (formatos de onda diferentes entre as fases), que podem ser equilibradas (cargas similares nas fases positiva e negativa) ou desequilibradas (acúmulo de carga em uma fase),[27] sendo utilizadas para analgesia, fortalecimento muscular, reparo tecidual e redução de fadiga.[18]

As correntes bifásicas simétricas são consideradas mais confortáveis quando comparadas às monofásicas,[28] pois nas correntes monofásicas há acúmulo de carga elétrica nos eletrodos pelo fato de não haver alternância de polos, o que pode promover irritação da pele, risco de queimaduras químicas e redução da adesão ao tratamento com EENM,[29] o que pode atrapalhar os resultados de programas que objetivam, por exemplo, fortalecimento muscular e analgesia.

Os parâmetros da estimulação elétrica têm grande influência no desempenho muscular, e alterações nas modulações podem afetar a produção de força e, também, a ocorrência de fadiga neuromuscular. A adequação dos parâmetros físicos deve ser realizada pelo fisioterapeuta no intuito de otimizar a produção e o desempenho da força muscular.[11,19] Os parâmetros da corrente utilizada, assim como a localização dos eletrodos sobre a pele, são imprescindíveis para o sucesso da EENM e para o entendimento das contribuições central e periférica desse tipo de estímulo.

Correntes de média frequência (1.000-10.000 Hz)

Primeiramente, é importante definir o conceito de baixa, média e alta frequência em eletroterapia.

- **Correntes elétricas de baixa frequência:** são aquelas cuja frequência é menor do que 1.000 Hz (1-1.000 Hz), sendo usadas para fins terapêuticos, como estimulação nervosa transcutânea.
- **Correntes elétricas de média frequência:** são aquelas cujas frequências estão entre 1.001 Hz a 10.000 Hz, e são utilizadas para fins terapêuticos, desde que moduladas para a faixa terapêutica (1-200 Hz).[11] As correntes de média frequência mais conhecidas comercialmente são as correntes russa (2.500 Hz), australiana/aussie (1.000 Hz) e interferencial heteródina/vetorial (4.000 Hz).
- **Correntes elétricas de alta frequência:** são aquelas cujas frequências são superiores a 10.000 Hz, e são utilizadas em aplicações clínicas que envolvem a geração de calor profundo, processo conhecido como diatermia, e a geração de radiações eletromagnéticas. Os principais exemplos são a **diatermia por ondas curtas** (OC) e **micro-ondas** (MO).[18,24,30]

Estudos prévios têm buscado estabelecer qual o tipo de corrente, a forma de onda e quais parâmetros de modulação são mais apropriados para otimizar a eficácia do estímulo elétrico. Pelo seu uso comum, dois tipos de corrente são mais investigadas: a corrente alternada (média frequência) e a corrente pulsada (baixa frequência).

A **corrente alternada** caracteriza-se pelo fornecimento do estímulo em *bursts*, sendo cada *burst* constituído por vários pulsos. É modulada com frequência de 1.000 a 10.000 Hz e *bursts* de baixa frequência (1-200 Hz).[18,24,30]

A **corrente pulsada** fornece pulsos intermitentes separados por um intervalo considerável entre cada pulso, cuja frequência varia de 1 a 200 Hz, e cujo estímulo pode ser modulado em monofásico ou bifásico.[18,24,30]

A escolha do tipo de corrente a ser aplicada tem sido feita em função do objetivo almejado. Entretanto, não há consenso sobre qual das duas correntes e quais parâmetros de modulação são mais eficazes para induzir maior produção de força com menor desconforto sensorial. Algumas revisões sistemáticas com meta-análise têm mostrado que não há diferença na geração de torque evocado, conforto sensorial, eficiência de corrente e fatigabilidade quando o paciente é estimulado com correntes de média e baixa frequência.[18,24,30] De fato, há uma revisão sugerindo que as correntes de baixa frequência podem ser mais eficazes no desfecho de fadiga.[24] Parece que, independentemente da escolha entre correntes de média e de baixa frequência, o parâmetro físico mais importante para a geração de força muscular é a duração de pulso da corrente.[23]

Outra revisão sistemática com meta-análise investigou os efeitos da TENS (com corrente de baixa frequência) e da corrente interferencial (média frequência) nas dores agudas e crônicas. Os estudos foram selecionados considerando que a TENS e a corrente interferencial foram usadas como tratamento e o desfecho principal foi a dor, avaliada por uma escala analógica visual. Os resultados secundários foram os questionários Western Ontario Macmaster e Rolland Morris Disability, adicionados após a extração de dados. De forma geral, tanto a TENS quanto a corrente interferencial diminuíram a dor, e os resultados funcionais não tiveram diferença estatística entre essas modalidades.[31]

MODULAÇÕES DE CORRENTE

A modulação de corrente é definida como qualquer alteração que se faça na corrente original. As modulações mais comumente utilizadas na fisioterapia são as do tipo trens de pulso (T_{on}/T_{off}), rampas de subida e de descida, intensidade, frequência, duração de fase/pulso e *burst* ou salva.[8] A modulação em **trem de pulso** (T_{on}/T_{off}) ocorre quando o fisioterapeuta deseja incluir intervalos de passagem (T_{on}) ou de repouso (T_{off}) da corrente na ordem dos segundos. A contração muscular eletricamente induzida é metabolicamente mais desgastante e fatigante do que a contração voluntária.[8] Assim, essa modulação é mandatória em correntes excitomotoras para promover ciclos de contração e relaxamento, minimizando o aparecimento de fadiga muscular.

Quando o fisioterapeuta inclui a modulação T_{on}/T_{off}, existe a necessidade de ajustar a relação de período de contração (T_{on}) e de repouso (T_{off}), também conhecida como **relação T_{on}/T_{off} (Figura 1.6)**. Há diversos protocolos de T_{on}/T_{off}, os quais ainda precisam ser mais bem investigados. Todavia, já se sabe que o mínimo de T_{on} necessário para gerar adaptações de força muscular por meio de estimulação elétrica é de 5 segundos, embora existam protocolos de EENM com estimulação de até 15 segundos.[18,32] É interessante observar que a maior parte dos estudos que objetivam o aumento da força e massa muscular utilizam uma relação T_{on}/T_{off} de 1/3, ou seja, se o fisioterapeuta modulou o T_{on} em 5 segundos, o T_{off} deverá ser ajustado para 15 segundos, sendo que, com a evolução do tratamento, o fisioterapeuta deverá buscar a relação 1:1.[18,32] Finalmente, é importante enfatizar que o ajuste dessa relação dependerá do objetivo de tratamento proposto pelo fisioterapeuta, que pode variar substancialmente em diferentes situações clínicas.

A **modulação do tipo rampa de subida e de descida** manipula o tempo (s) que a corrente levará para atingir a intensidade máxima e/ou retornar à intensidade zero. Essa modulação possibilita uma contração muscular mais fisiológica, uma vez que o número de unidades motoras recrutadas é proporcional ao incremento da amplitude da corrente.[8] Para produzir contrações mais suaves e sequenciadas no tempo e no espaço, rampas de subida e de descida são cada vez mais incluídas na parametrização da corrente elétrica. Busca-se, com isso, reproduzir uma forma mais natural de recrutamento muscular. Entre inúmeras possibilidades, poderia favorecer, também, maior tolerância à fadiga, que será apresentada em breve como uma limitação ao recrutamento artificial eletroestimulado de músculos.[8]

Uma das estratégias empregadas com mais frequência por fisioterapeutas que aplicam correntes elétricas é a modulação em rampa de subida e de descida em ciclos de acionamento (T_{on}) e de desligamento (T_{off}), que se intercalam e se repetem em diferentes ajustes. Ao esta-

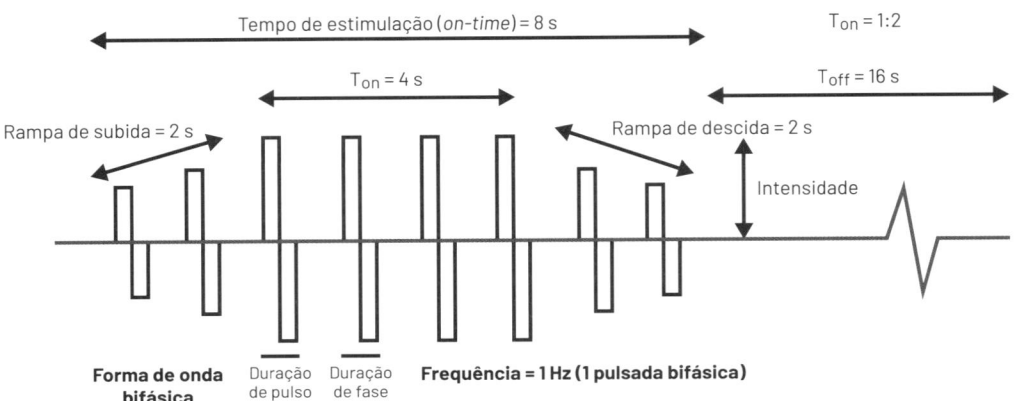

FIGURA 1.6
Modulação T_{on}/T_{off}, na ordem de segundos.
Fonte: Flodin e colaboradores.[33]

belecer uma modulação de rampa que aumenta ou diminui gradativamente a amplitude de corrente elétrica aplicada até atingir um platô de estimulação, configura-se como possibilidade ainda não explorada quanto aos seus reais benefícios e efeitos. Períodos de rampa de 1 a 3 segundos são comuns em programas de reabilitação. Períodos mais longos estão sendo utilizados como estratégia para estimulação elétrica de músculos hipertônicos e espásticos ou em pacientes com sensibilidade aumentada à eletroestimulação. Períodos de rampa de estimulação com intensidades crescentes ou decrescentes estão sendo testados em protocolos que envolvem aplicações com múltiplos grupos musculares, como em transferências funcionais, treinamento de marcha e para a propulsão de ciclos ergômetros.[8]

A **modulação de intensidade** é definida pela **variação automatizada** (sem controle do fisioterapeuta) ou **variação manual** da intensidade em um determinado período. O nível da modulação pode ser ajustado em relação à intensidade (25, 50, 75, 100%).

A percepção da corrente elétrica pelo paciente e a resposta à corrente nos limiares sensorial, motor ou doloroso do paciente vão reduzindo ao longo da terapia, particularmente com o uso de corrente contínua e/ou com frequências ajustadas próximo ou acima de 100 Hz. Esse fenômeno é denominado **habituação sensorial à corrente elétrica**. A modulação em intensidade é utilizada basicamente para reduzir a habituação e alterar o efeito terapêutico das correntes, isto é, para modular as correntes de média frequência para a faixa terapêutica.

A **modulação do tipo de frequência** é definida pela variação automatizada ao longo do tempo, em faixas pré-estabelecidas de 25, 50, 75 ou 100% da frequência da corrente fundamental (**Figura 1.7**). Essa modulação tem sido utilizada para minimizar a habituação sensorial, além de induzir respostas de diferentes fibras musculares ou nível de estimulação na mesma sessão de EENM. De fato, quando o objetivo do fisioterapeuta é reduzir a habituação sensorial, alguns estudos têm indicado a associação das modulações de intensidade e de frequência, que é a modulação que promove a variação em intensidade e frequência (VIF). Nessa modulação, ocorre a variação automática da intensidade da corrente e a frequência do pulso ao longo do tempo. Alguns estudos têm demonstrado que essa modulação promove redução da habituação sensorial.[34,35]

A **modulação de fase/pulso** é definida pela variação automática da duração da fase em um determinado período. Essa modulação é pouco utilizada clinicamente, pois poucos estimuladores clínicos permitem que ela seja controlada pelo fisioterapeuta.

CONCEITOS BÁSICOS EM ELETROTERAPIA, TIPOS DE CORRENTES E PARÂMETROS FÍSICOS

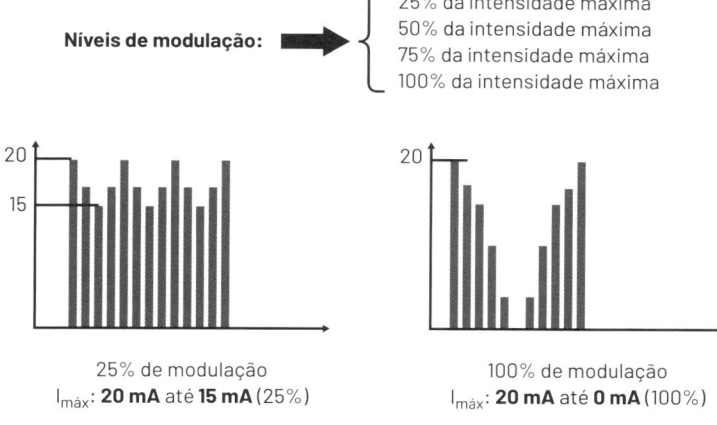

FIGURA 1.7
Modulação de intensidade em 25% e em 100% na ordem de milissegundos.

A **modulação do tipo *burst* ou salva** ocorre quando a frequência da corrente fundamental é recortada em envelopes com frequências menores. Essa modulação tem como objetivo fundamental trazer frequência de média para a baixa frequência, ou para reduzir a frequência da corrente fundamental. Alguns exemplos da utilização da modulação do tipo *burst* podem ser encontrados na corrente russa, australiana/aussie e interferencial heteródina. Destaca-se ainda a utilização dessa modulação em *burst* em alguns equipamentos do tipo TENS que permitem a modulação de frequências de aproximadamente 100 Hz (frequência fundamental) que são recortadas com envelopes de 1 a 4 Hz, dependendo do fabricante.

ELETRODOS

É importante também, neste capítulo, apresentar o conceito de eletrodos. São dispositivos condutores que são colocados sobre a pele para conduzir corrente elétrica para o corpo, ou a partir dele, para fins terapêuticos. Em geral, eles são feitos de materiais condutores, como cobre ou prata, revestidos com borracha ou plástico. A conexão dos eletrodos aos aparelhos de terapia elétrica permite que a corrente flua do equipamento de estimulação elétrica para as áreas de tecido afetadas pelo tratamento. Os eletrodos aplicados por fisioterapeutas para eletroestimulação, devido ao seu caráter não invasivo (eletrodos de superfície), fazem a interface entre o eletroestimulador e a pele do paciente. É possível realizar essa interface com eletrodos de alumínio, silicone-carbono (erroneamente chamados de borracha) e autoadesivos, constituídos por diferentes materiais (**Figura 1.8**). Os eletrodos de alumínio são indicados em correntes polarizadas, particularmente em aplicações de galvanização e iontoforese. Esses eletrodos são pouco utilizados em situações clínicas para ganho de força muscular.[8]

Os eletrodos de silicone-carbono são os mais comumente utilizados na prática clínica em aplicações para ganho de força muscular e analgesia. Eles são os eletrodos mais baratos e têm impedância aceitável para o tipo de aplicação descrito. Já os eletrodos do tipo autoadesivos têm impedância menor do que os eletrodos de silicone-carbono, de modo que o paciente tende a tolerar melhor as correntes elétricas geradas. Porém, esses eletrodos têm a desvantagem do custo – alto para um produto que deve ser descartado após o uso ou reutilizado no

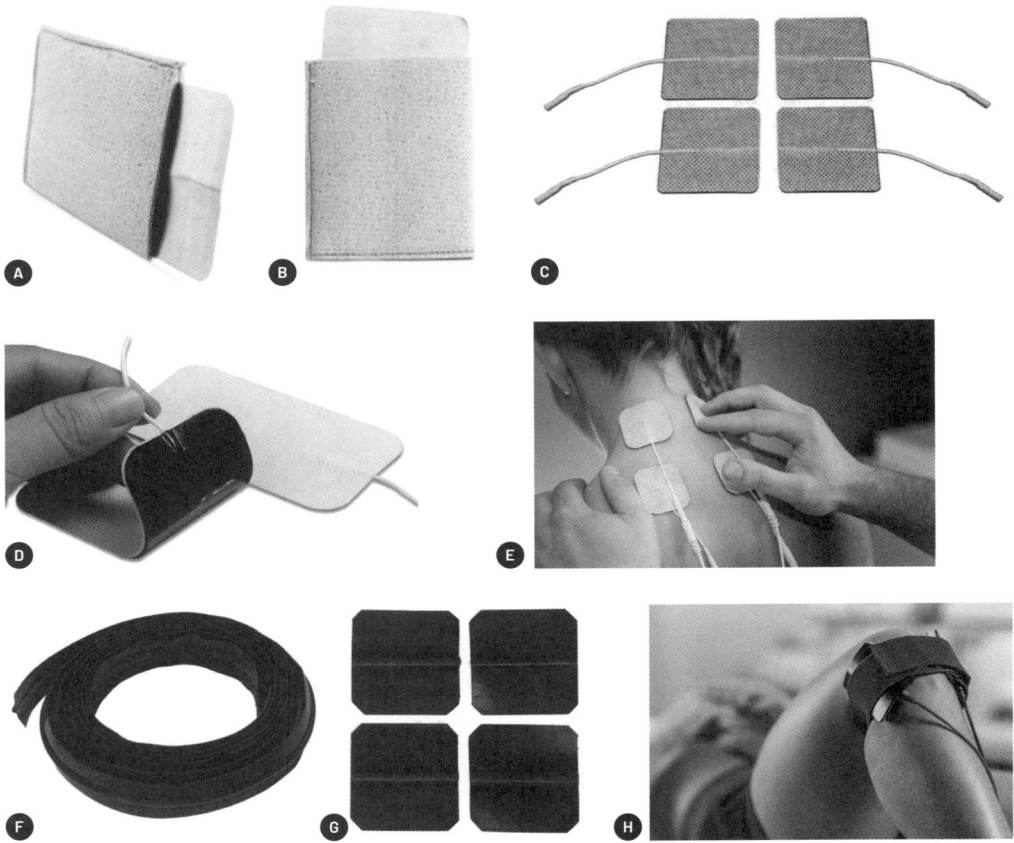

FIGURA 1.8

(**A-B**) Eletrodos de alumínio e esponjas necessárias para acoplamento. (**C-E**) Eletrodos autoadesivos. (**F-H**) Eletrodos de silicone-carbono.

Fonte: (A, B, C, F, G) ISP Saúde;[36,37,39,40] (D) Generalmed;[38] (E) Microgen/Shutterstock; (H) Microgen/Shutterstock.

mesmo paciente. Esses eletrodos são utilizados rotineiramente em ambientes e laboratórios de pesquisa científica, e pouco utilizados em ambientes clínicos devido ao seu elevado custo por unidade.

Apesar de ainda ser muito pouco aplicada na prática clínica, a estimulação sobre os nervos periféricos é uma estratégia muito eficiente para gerar força muscular e reduzir o desconforto sensorial à corrente.[11,19] O material a partir do qual os eletrodos foram fabricados, os tamanhos, formas, meio de acoplamento, sua localização em relação aos tecidos relevantes, orientação de um em relação ao outro devem ser considerados em um plano de tratamento. Durante a descrição dos demais capítulos voltados para a eletroestimulação, essas estratégias serão apresentadas de acordo com a sua aplicação clínica.

REFERÊNCIAS

1. Holcomb HS 3D. Electrotherapy. J Hist Med Allied Sci. 1967;22(2):180-1.
2. Stillings D. Mediterranean origins of electrotherapy. J Bioelectricity. 1983;2(2-3):181-6.
3. Sperati G. Alessandro Volta and first attempts at electrotherapy of deafness. Acta Otorhinolaryngol Ital. 1999;19(4):239-43.
4. Basford JR. A historical perspective of the popular use of electric and magnetic therapy. Arch Phys Med Rehabil. 2001;82(9):1261-9.
5. Tiktinsky R, Chen L, Narayan P. Electrotherapy: yesterday, today and tomorrow. Haemophilia. 2010;16 Suppl 5:126-31.
6. Heidland A, Fazeli G, Klassen A, Sebekova K, Hennemann H, Bahner U, et al. Neuromuscular electrostimulation techniques: historical aspects and current possibilities in treatment of pain and muscle waisting. Clin Nephrol. 2013;79 Suppl 1:S12-23.
7. American Physical Therapy Association. Electrotherapeutic terminology in physical therapy. Alexandria: APTA; 2000.
8. Robinson AJ, Snyder-Mackler L. Clinical electrophysiology: electrotherapy and electrophysiologic testing. 2nd ed. Philadelphia: Lippincott Williams & Wilkins; 1995.
9. Ruston S. The science of life and death in Frankenstein. New York: Oxford University; 2022.
10. Ward AR, Shkuratova N. Russian electrical stimulation: the early experiments. Phys Ther. 2002;82(10):1019-30.
11. Bastos JAI, Martins WR, Cipriano Júnior G, Collins DF, Durigan JLQ. Contraction fatigue, strength adaptations, and discomfort during conventional versus wide-pulse, high-frequency, neuromuscular electrical stimulation: a systematic review. Appl Physiol Nutr Metab. 2021;46(11):1314-21.
12. Modesto KAG, Bastos JAI, Vaz MA, Durigan JLQ. Effects of kilohertz frequency, burst duty cycle, and burst duration on evoked torque, perceived discomfort and muscle fatigue: a systematic review. Am J Phys Med Rehabil. 2023;102(2):175-83.
13. Macdonald AJR. A brief review of the history of electrotherapy and its union with acupuncture. Acupunct Med. 1993;11(2):66-75.
14. Thakral G, Lafontaine J, Najafi B, Talal TK, Kim P, Lavery LA. Electrical stimulation to accelerate wound healing. Diabet Foot Ankle. 2013;4.
15. Robertson V, Ward A, Low J, Reed A. Eletroterapia explicada: princípios e prática. 4. ed. Rio de Janeiro: Elsevier; 2009.
16. Robinson AJ, Snyder-Mackler L. Eletrofisiologia clínica: eletroterapia e teste eletrofisiológico. 3. ed. Porto Alegre: Artmed; 2010.
17. Robinson AJ, Snyder-Mackler L. Clinical electrophysiology: electrotherapy and electrophysiologic testing. 3rd ed. Philadelphia: Lippincott Williams & Wilkins; 2008.
18. Silva VZM, Durigan JLQ, Arena R, Noronha M, Gurney B, Cipriano Jr G. Current evidence demonstrates similar effects of kilohertz-frequency and low-frequency current on quadriceps evoked torque and discomfort in healthy individuals: a systematic review with meta-analysis. Physiother Theory Pract. 2015;31(8):533-9.
19. Bergquist AJ, Clair JM, Lagerquist O, Mang CS, Okuma Y, Collins DF. Neuromuscular electrical stimulation: Implications of the electrically evoked sensory volley. Eur J Appl Physiol. 2011;111(10):2409-26.
20. Alon G, Dedomeico G. High voltage stimulation: an intregrated approach to clinical electrotherapy. Alberta: Chattanooga; 1987.
21. Prentice WE. Modalidades terapêuticas para fisioterapeutas. 4. ed. Porto Alegre: AMGH; 2014.
22. Paternostro-Sluga T, Schuhfried O, Vacariu G, Lang T, Fialka-Moser V. Chronaxie and accommodation index in the diagnosis of muscle denervation. Am J Phys Med Rehabil. 2002;81(4):253-60.
23. Medeiros FV, Bottaro M, Vieira A, Lucas TP, Modesto KA, Bo APL, et al. Kilohertz and low-frequency electrical stimulation with the same pulse duration have similar efficiency for inducing isometric knee extension torque and discomfort. Am J Phys Med Rehabil. 2017;96(6):388-94.
24. Vaz MA, Frasson VB. Low-frequency pulsed current versus kilohertz-frequency alternating current: a scoping literature review. Arch Phys Med Rehabil. 2018;99(4):792-805.
25. Vance CGT, Dailey DL, Chimenti RL, Van Gorp BJ, Crofford LJ, Sluka KA. Using TENS for pain control: update on the state of the evidence. Medicina. 2022;58(10):1332.
26. Kukulka CG. Electrotherapy in rehabilitation. Davis M. R. G. F. A; 1994.
27. Starkey C. Therapeutic modalities. 4th ed. Philadelphia: F. A. Davis Company; 2013.
28. Baker LL, Bowman BR, McNeal DR. Effects of waveform on comfort during neuromuscular electrical stimulation. Clin Orthop Relat Res. 1988;(233):75-85.
29. Fary RE, Briffa NK. Monophasic electrical stimulation produces high rates of adverse skin reactions in healthy subjects. Physiother Theory Pract. 2011;27(3):246-51.
30. Iijima H, Takahashi M, Tashiro Y, Aoyama T. Comparison of the effects of kilohertz- and low-frequency electric stimulations: a systematic review with meta-analysis. PLoS One. 2018;13(4):e0195236.
31. Almeida CC, Silva VZM, Ciprino Júnior G, Liebano RE, Durigan JLQ. Transcutaneous electrical nerve stimulation and interferential current demonstrate similar effects in relieving acute and chronic pain: a systematic review with meta-analysis. Braz J Phys Ther. 2018;22(5):347-54.
32. Blazevich AJ, Collins DF, Millet GY, Vaz MA, Maffiuletti NA. Enhancing adaptations to neuromuscular electrical stimulation training interventions. Exerc Sport Sci Rev. 2021;49(4):244-52.
33. Guirro E, Guirro R. Fisioterapia dermato-funcional: fundamentos, recursos, patologias. 3. ed. Barueri: Manole; 2004.
34. Desantana JM, Santana-Filho VJ, Sluka KA. Modulation between high- and low-frequency transcutaneous electric nerve stimulation delays the development of anal-

gesic tolerance in arthritic rats. Arch Phys Med Rehabil. 2008;89(4):754-60.
35. Lima LV, Cruz KM, Abner TS, Mota CM, Agripino ME, Santana-Filho VJ, et al. Associating high intensity and modulated frequency of TENS delays analgesic tolerance in rats. Eur J Pain. 2015;19(3):369-76.
36. ISP Saúde. Eletrodo de pano vegetal com placa de alumínio Ibramed [Internet]. ISP Saúde; 2023 [capturado em 11 mar. 2024]. Disponível em: https://www.ispsaude.com.br/eletrodo-de-pano-vegetal-com-placa-de-aluminio-ibramed-p-ME00800A.
37. ISP Saúde. Eletrodo autoadesivo valutrode 5x5cm 4un Arktus [Internet]. ISP Saúde; 2023 [capturado em 11 mar. 2024]. Disponível em: https://www.ispsaude.com.br/eletrodo-autoadesivo-valutrode-5x5cm-4un-arktus-p-IP00000A.
38. Generalmed. Eletrodo auto adesivo 5x5 cm para tens fisioterapia com 4 unidades [Internet]. São Paulo: Generalmed; 2023 [capturado em 11 mar. 2024]. Disponível em: https://www.generalmed.com.br/eletrodo-auto-adesivo-5x5-cm-para-tens-fisioterapia-com-4-unidades-pr-2486-371454.htm.
39. ISP Saúde. Eletrodo de silicone condutivo vendido em centímetros ASX [Internet]. ISP Saúde; 2023 [capturado em 11 mar. 2024]. Disponível em: https://www.ispsaude.com.br/eletrodo-de-silicone-condutivo-vendido-em-centimetros-asx-p-01500A.
40. ISP Saúde. Eletrodo de silicone condutivo 5x5cm 4un ASX [Internet]. ISP Saúde; 2023 [capturado em 11 mar. 2024]. Disponível em: https://www.ispsaude.com.br/eletrodo-de-silicone-condutivo-5x5cm-4un-asx-p-ME01189A.

LEITURAS RECOMENDADAS

Baker LL. Neuromuscular electrical stimulation: a practical guide. 4th ed. Downey: Los Amigos Research & Education Institute; 2000.

Barss TS, Ainsley EN, Claveria-Gonzalez FC, Luu MJ, Miller DJ, Wiest MJ, et al. Utilizing physiological principles of motor unit recruitment to reduce fatigability of electrically-evoked contractions: a narrative review. Arch Phys Med Rehabil. 2018;99(4):779-91.

Vanderthommen M, Duchateau J. Electrical stimulation as a modality to improve performance of the neuromuscular system. Exerc Sport Sci Rev. 2007;35(4):180-5.

Vanderthommen M, Duteil S, Wary C, Raynaud JS, Leroy-Willig A, Crielaard JM, et al. A comparison of voluntary and electrically induced contractions by interleaved 1H- and 31P-NMRS in humans. J Appl Physiol. 2003;94(3):1012-24.

2

Correntes polarizadas, correntes diadinâmicas de Bernard, farádicas, de alta voltagem e iontoforese

RODRIGO DELLA MEA PLENTZ
NATIELE CAMPONOGARA RIGHI

RESUMO

A estimulação elétrica é uma ferramenta terapêutica que vem sendo estudada há muitos anos, e diversas são as correntes que podem ser utilizadas. Neste capítulo, serão apresentadas as correntes polarizadas, também conhecidas como correntes galvânicas, as correntes diadinâmicas de Bernard, as correntes farádicas, as correntes de alta voltagem e a iontoforese. Inicialmente, um breve histórico será exposto para a compreensão de como foram descobertas e estudadas as correntes polarizadas, os conceitos fundamentais para o entendimento delas e as evidências científicas de sua utilização.

Palavras-chave: Estimulação elétrica; resposta galvânica da pele; iontoforese.

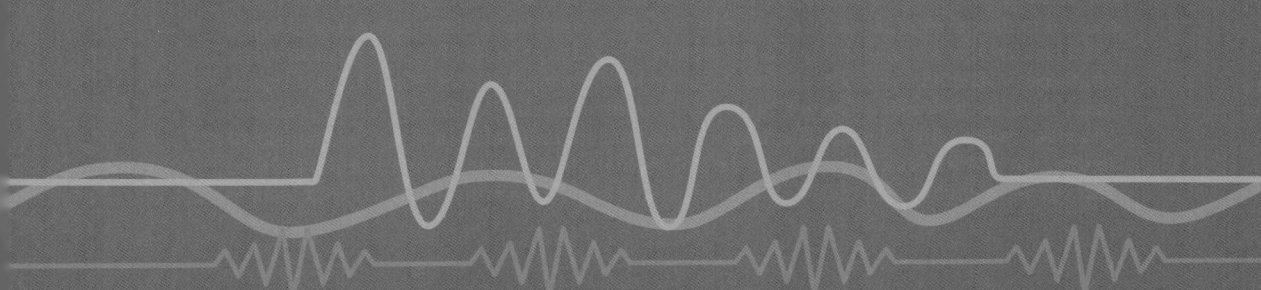

HISTÓRICO

Há centenas de anos, as correntes elétricas têm sido utilizadas como ferramenta terapêutica. Conforme analisado no capítulo anterior, as cargas elétricas podem se mover em direções alternadas, gerando uma corrente alternada/bifásica, ou podem ter fluxo unidirecional, o que caracteriza a corrente contínua/monofásica. Para que o leitor entenda a origem das correntes estudadas neste capítulo, um breve histórico de cada uma delas será descrito a seguir.

Iniciaremos com Luigi Galvani, médico e pesquisador italiano que se dedicou ao estudo da ação da eletricidade sobre o sistema nervoso e muscular. Por volta de 1780, enquanto Galvani dissecava um sapo perto de uma máquina eletrostática, sua esposa acidentalmente tocou a máquina com o bisturi, o que ocasionou faíscas, fazendo os músculos do sapo se contraírem. Depois disso, Galvani começou a fazer experimentos nos quais pendurava o sapo dissecado em um fio partindo de um para-raios, enquanto outro fio ligava as pernas do anfíbio a um poço d'água. Durante as tempestades, os raios faziam com que os músculos do animal morto se contraíssem. Por isso, Galvani passou a acreditar que os músculos do sapo armazenavam a energia (eletricidade animal) e que os metais eram apenas condutores.[1]

Anos depois, Alessandro Volta, professor de física, dedicou seus estudos à "eletricidade animal". Volta, que mais tarde inventaria a primeira pilha elétrica, apresentou uma explicação mais plausível para o que acontecia no experimento de Galvani. Para ele, a eletricidade era produzida pelo contato entre metais diferentes, ou seja, o sapo apenas reagia ao estímulo elétrico.[2] Já em 1820, Michael Faraday, cientista influente das áreas da física e da química, iniciou suas investigações no campo da eletricidade e do magnetismo. Em seus experimentos, ele observou que, ao conectar e desconectar um circuito elétrico em um campo magnético, uma corrente elétrica induzida era gerada. Essas correntes induzidas ficaram conhecidas como correntes farádicas. O princípio dos estudos de Faraday estabeleceu a base para a geração de correntes elétricas por meios não químicos, como as correntes diadinâmicas, idealizadas em 1950 por Pierre Bernard, e, mais tarde, as correntes alternadas.

Os avanços nos estudos sobre a estimulação elétrica possibilitaram o desenvolvimento da corrente pulsada de alta voltagem, além da utilização da corrente elétrica para auxiliar a transferência transdérmica de fármacos ionizáveis de maneira controlada, segura e sem desconforto.[3] O método já havia sido descrito, mas o uso tornou-se popular no início do século XX, quando Leduc introduziu o termo iontoterapia e formulou hipóteses sobre esse processo.[4]

CONCEITOS BÁSICOS DAS CORRENTES POLARIZADAS E SEUS EFEITOS POLARES

As correntes utilizadas para a eletroterapia variam quanto à direção da onda, à forma, à frequência e duração ou ao tempo de pulso, características que geram diferentes efeitos biofísicos, bioquímicos e fisiológicos. Além dessas especificações, parâmetros ajustáveis, como intensidade e tempo de aplicação, conceitos já definidos no capítulo anterior, também irão influenciar nos resultados gerados. A seguir, serão apresentadas as características das correntes polarizadas, bem como seus efeitos.

A forma de onda das correntes elétricas polarizadas pode ser contínua, pulsada monofásica e pulsada bifásica desequilibrada. A corrente contínua (comercialmente denominada galvânica) apresenta fluxo ininterrupto de cargas, com sentido unidirecional. Como efeito dela, os íons dissolvidos nos fluidos corporais se separam, os ânions (−) seguem em direção ao ânodo (+), e os cátions (+) em direção ao cátodo (−). Essa separação promove reações químicas que não ocorreriam naturalmente, processo chamado de eletrólise.

O acúmulo de íons sob os eletrodos pode gerar reações químicas que afetam a homeostase celular e podem modificar o funcionamento celular por meio dos efeitos eletroquímicos, como reações ácidas e alcalinas de acordo com o polo predominante da corrente. Os íons de sódio (Na^+) e hidrogênio (H^+) migram para o cátodo (−), e como o H^+ está abaixo do Na^+ na série eletroquímica, seus íons se neutralizam com mais facilidade. Quando o H^+ se neutraliza, ocorre a formação do gás hidrogênio (H_2), que é liberado na água em forma de borbulhas. Como consequência da liberação de H_2, a concentração de H^+ diminui e a concentração de hidroxila (OH^-) aumenta, gerando uma reação alcalina.

Já os íons cloreto (Cl^-) e OH^- migram para o ânodo. Os íons de Cl^- cedem sua carga mais facilmente que a OH^-, e, quando se neutralizam, geram o ácido clorídrico (HCl). Esse é um ácido forte, pois cede muitos íons de H^+, tornando a reação ácida. No entanto, como a solução é fraca, pode não haver íons Cl^- suficientes, e então são neutralizadas algumas OH^-, gerando H^+ e água (H_2O). Assim, a OH^- diminui e o H^+ aumenta, resultando em uma reação ácida (**Figura 2.1**).

Com relação à frequência, as correntes apresentadas neste capítulo são consideradas correntes de baixa frequência (1-1.000 Hz). Originalmente, elas foram programadas com valores que variavam de 0,1 a 100 Hz, devido aos componentes elétricos disponíveis na época. Hoje, com o avanço dos componentes eletrônicos, os parâmetros elétricos podem ser programados com uma variação muito mais ampla de cada uma das características elétricas fundamentais.

A iontoforese é uma técnica utilizada na fisioterapia e na medicina que aproveita os princípios da eletroterapia para facilitar a introdução tópica de medicamentos através da pele. É importante notar que a iontoforese é uma técnica que deve ser realizada por profissionais de saúde qualificados, como fisioterapeutas e médicos, para transferência transdermal de medicamentos. Os três principais mecanismos envolvidos na iontoforese são a eletromigração, a eletroporação e a eletro-osmose.

- **Eletromigração**: o mecanismo envolve o movimento de íons carregados através da pele em razão da aplicação de uma corrente elétrica. A corrente elétrica ajuda a transportar medica-

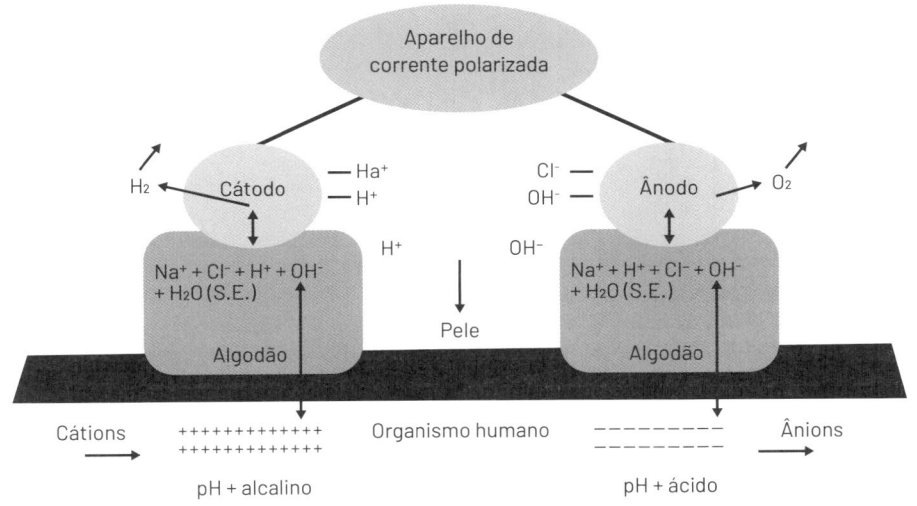

FIGURA 2.1
Eletrólise.
S.E., solução eletrolítica.

mentos carregados positivamente (cátions) ou negativamente (ânions), dependendo da polaridade do eletrodo aplicado.
- **Eletroporação**: refere-se ao aumento temporário da permeabilidade da membrana celular devido à aplicação de um campo elétrico. Isso cria pequenas aberturas nessa membrana, permitindo que os medicamentos penetrem na pele de forma mais eficaz.
- **Eletro-osmose**: o fenômeno implica o transporte de moléculas carregadas através da pele devido à migração de solventes. A polaridade da corrente elétrica influencia o movimento dos solventes e, portanto, ajuda no transporte dos medicamentos. [5]

A corrente farádica trata-se de uma corrente interrompida, ou seja, apresenta o momento em que a intensidade se aproxima do valor zero (**Figura 2.2**), o que permite que sejam gerados estímulos com intervalos e, portanto, com modulação de frequências, que variam entre 50 Hz e 100 Hz. A duração de pulso é de 1 milissegundo, e a forma de onda é triangular. A partir da década de 1960 surgiu a corrente neofarádica, que se distingue pela diminuição da duração do pulso, que é medida por microssegundos. Com o avanço da tecnologia e dos equipamentos, as correntes com formato de onda triangular foram sendo substituídas por correntes com formato de onda quadrado e/ou sinusoidal, que são percebidas pelos pacientes como mais confortáveis. Hoje, a maioria dos equipamentos, independentemente de marca, utilizam somente correntes com esses formatos de onda mais recentes.

As correntes diadinâmicas são correntes alternadas retificadas em ondas completas ou em semiondas, com frequência de 50 e 100 Hz. Podem ser caracterizadas como difásica fixa (100 Hz em ondas completas retificadas), monofásica fixa (50 Hz em semiondas retificadas), de curtos períodos (conexão alternada de correntes monofásica e difásica fixas, sem intervalos), de longos períodos (corrente monofásica fixa mesclada por uma segunda corrente monofásica de amplitude variável por 10 segundos, seguida de 5 segundos de corrente monofásica fixa) e de ritmo sincopado (corrente monofásica fixa, com intervalos). De acordo com o tipo, apresentam um componente polarizado importante, que pode ter o mesmo efeito de uma corrente galvânica, a depender do tempo de aplicação.

A estimulação elétrica de alta voltagem é uma corrente pulsada monofásica, com pulsos de pico duplo com curta duração (5-100 μs) e intervalos interpulsos mais longos (**Figura 2.3**), o que gera uma corrente total baixa (1,5 mA), apesar de produzir uma tensão maior que 150 V. Dessa forma, a corrente atinge áreas profundas, sem gerar dano tecidual ou dor, devido à curta duração dos pulsos. [6]

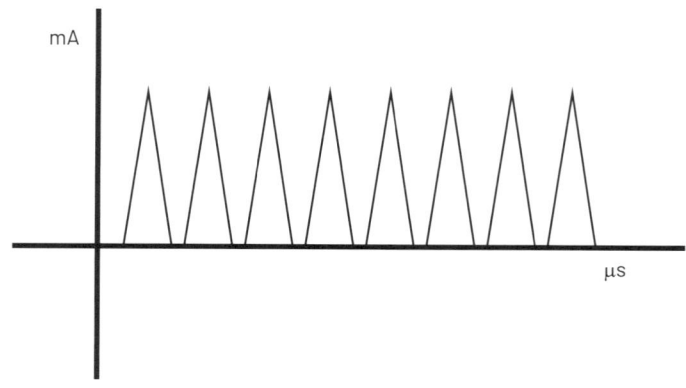

FIGURA 2.2
Corrente farádica.

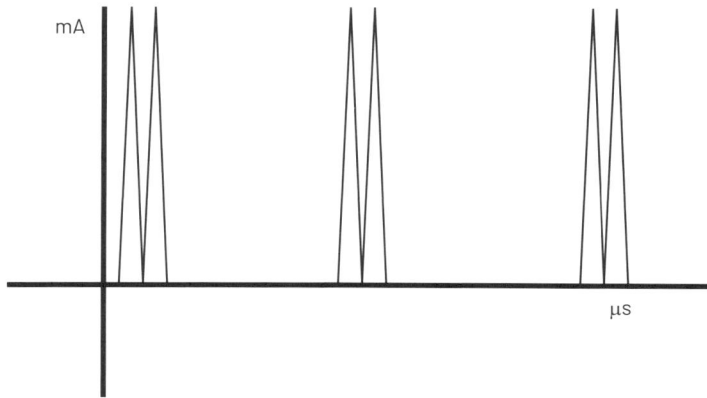

FIGURA 2.3
Corrente pulsada de alta voltagem.

INDICAÇÕES

A estimulação elétrica terapêutica é considerada benéfica para o tratamento de diversas condições clínicas.[7-9] Diferentes correntes podem gerar o mesmo efeito, o que permite que os profissionais que não tenham disponível somente uma ou outra corrente, mas várias, ou em virtude de limitação de equipamentos, consigam escolher a mais indicada e factível a ser aplicada para alcançar o resultado necessário. Isso se deve, em parte, ao avanço dos estudos e das tecnologias, mas pode suscitar dúvidas na escolha de qual corrente utilizar. A fim de melhorar a compreensão do leitor sobre a utilização das correntes elétricas estudadas neste capítulo, evidências científicas acerca do assunto serão abordadas a seguir.

Apesar de pouco difundida, a utilização das correntes polarizadas já demonstrou proporcionar efeitos analgésico e anti-inflamatório, principalmente por meio da iontoforese,[10] além de efeitos vasculares com a utilização das correntes diadinâmicas e da corrente de alta voltagem, que proporcionam a redução de edemas e a aceleração do processo de cicatrização tecidual.[11]

A corrente farádica, por apresentar a forma de onda triangular, gera uma contração muscular de curta duração. O teste farádico inicialmente era utilizado para verificar a capacidade de os músculos responderem ou não ao estímulo elétrico. Caso não houvesse resposta, era necessário fazer um teste com variações de duração, pulso e intensidade das correntes, as denominadas curvas de intensidade e duração (curva I/T), dando origem ao eletrodiagnóstico de estímulo.

Antes, a corrente farádica também era utilizada como forma de tratamento para recuperação da força e de movimentos musculares. No entanto, com o passar dos anos e após avanços tecnológicos, ela foi sendo substituída pelas correntes pulsadas bifásicas com formas de onda mais quadradas ou exponenciais, pois tais formatos promovem menos desconforto sensorial.

Para entender a utilização das correntes diadinâmicas, é importante retomar o período histórico em que elas surgiram e foram mais utilizadas. Na década de 1950, na Europa e nos Estados Unidos, os equipamentos e a tecnologia disponíveis para a eletroterapia eram muito limitados. Nesse contexto, houve a reprodução dessas correntes como alternativas às correntes galvânicas e farádicas. Devido às suas características, já mencionadas neste capítulo, elas manifestam os efeitos das correntes polarizadas, além de excitação e contrações neuromusculares, sendo utilizadas com base nesses efeitos para diversos tratamentos.

A corrente pulsada de alta voltagem, por exemplo, tem sido muito utilizada para cicatrização. A nível celular, a estimulação elétrica contribui para a proliferação e o aumento da expressão de fatores de crescimento.[12] Já na fase inflamatória, ela auxilia no recrutamento de neutrófilos e macrófagos,[12] além de aumentar a proporção de interleucina 10 (IL-10).[13] A fase de proliferação pode ser acelerada pela estimulação elétrica, que também auxilia a migração e a orientação das células.[12] Recentes revisões sistemáticas apontam ainda efeitos benéficos na redução da área de úlceras diabéticas[14] e no tratamento de lesões por pressão.[15]

A avaliação hierárquica de protocolos de estimulação elétrica para o tratamento de feridas crônicas tem sido objeto de investigação ao longo de décadas, buscando esclarecer a magnitude da eficácia e identificar os protocolos mais adequados para a aplicação da estimulação elétrica de alta voltagem. Uma revisão sistemática (RS) apresentou os resultados de uma metanálise e o tamanho do efeito dessa corrente com o objetivo de avaliar a eficácia global da estimulação elétrica no processo de cicatrização de feridas crônicas, comparar a eficiência das diferentes modalidades de estimulação elétrica e determinar se a eficácia varia de acordo com a etiologia, o tamanho e a idade da ferida crônica.[16] A análise consolidou dados provenientes de 29 ensaios clínicos randomizados, envolvendo um total de 1.510 pacientes e 1.753 úlceras crônicas. Os resultados revelaram uma eficácia global da estimulação elétrica na cicatrização de feridas com tamanho de efeito médio a grande. Destaca-se que a corrente elétrica de alta voltagem, aplicada com o eletrodo ativo diretamente sobre a ferida, foi o protocolo mais embasado em evidências para melhorar a cicatrização. No entanto, é importante ressaltar que a avaliação da eficácia da corrente contínua foi limitada devido ao número reduzido de estudos disponíveis.[16]

Além disso, constatou-se que a estimulação elétrica foi mais eficaz no tratamento de úlceras de pressão do que no tratamento de úlceras venosas e diabéticas. A eficácia também apresentou uma tendência inversamente associada ao tamanho e à duração da ferida. Esses achados confirmam a eficácia global da estimulação elétrica para melhorar a cicatrização de feridas crônicas e destacam a superioridade da corrente elétrica de alta voltagem em relação a outras correntes elétricas, particularmente em casos de úlceras de pressão, nas quais sua eficácia é mais pronunciada e inversamente relacionada ao tamanho e à duração da ferida. Esse conjunto de resultados contribui para a possível padronização de práticas futuras relacionadas à estimulação elétrica no contexto do tratamento de feridas crônicas.[16]

É relevante destacar, ainda, que essa metanálise representa o primeiro esforço para reunir todos os dados disponíveis de ensaios clínicos randomizados sobre a estimulação elétrica para a cicatrização de feridas. Os resultados obtidos corroboram a eficácia global da estimulação elétrica, fornecendo uma base sólida para direcionar intervenções clínicas futuras. Adicionalmente, a diferenciação na eficácia da estimulação elétrica conforme a etiologia da ferida, o seu tamanho e a sua duração demonstram a necessidade de investigações adicionais para otimizar os parâmetros de estímulo da corrente elétrica de alta voltagem.[16]

Outra RS recente utilizando metanálise investigou os efeitos da corrente pulsada de alta voltagem no tratamento de úlceras diabéticas, bem como o seu impacto nas lesões cutâneas, considerando os fatores fisiopatológicos potencialmente contribuintes para o desenvolvimento de tais úlceras. Adicionalmente, a revisão teve como objetivos avaliar a segurança dessa corrente e identificar os parâmetros de tratamento associados. Para isso, foram contemplados um total de 32 estudos que atenderam aos critérios de elegibilidade, envolvendo 1.061 pacientes com 1.103 lesões cutâneas de diferentes etiologias. Doze ensaios clínicos randomizados foram incluídos na síntese quantitativa dos resultados. A combinação de corrente pulsada de alta voltagem com cuidados-padrão para feridas demonstrou aumentar a probabilidade de cicatrização completa de úlceras de pressão em comparação com a utilização de tratamento simulado por eletroestimulação associado ao tratamento convencional. Notavelmente, a heterogeneidade entre os estudos foi baixa ($I^2 = 0\%$; $p = 0,61$) em oito estudos que analisaram 358 úlceras.[14]

Embora não tenham sido encontradas evidências conclusivas sobre o efeito da corrente pulsada de alta voltagem em úlceras diabéticas, os resultados sugerem uma possível vantagem terapêutica, respaldada por evidências indiretas. Além disso, a evidência direta, com moderada certeza, apoia a eficácia de tal corrente no tratamento de úlceras diabéticas, bem como seu impacto nas lesões cutâneas, considerando relatos limitados de reações adversas. Outras observações sugerem que essa eficácia pode se estender a outros tipos de úlceras, embora haja aspectos que ainda requerem esclarecimento para garantir a segurança e a eficiência da estimulação elétrica no processo de cicatrização de feridas.[14]

A iontoforese envolve a aplicação de uma corrente elétrica polarizada para facilitar a entrada de medicamentos através da pele. A administração de fármacos por meio da corrente elétrica é fundamentada no princípio de que, em um determinado campo elétrico, os íons dos fármacos carregados positivamente (cátions) são repelidos por um eletrodo positivo (ânodo) e direcionados para o eletrodo negativo (cátodo). Já os fármacos com íons negativos são repelidos pelo eletrodo negativo (cátodo) e direcionados para o eletrodo positivo (ânodo).[17]

Estudos têm sido realizados para esclarecer os efeitos da iontoforese em diferentes condições, principalmente ortopédicas. Em indivíduos com epicondilite lateral e síndrome do impacto subacromial, a técnica já demonstrou reduzir a dor, aumentar a força muscular[18] e melhorar a função.[18,19] Uma recente RS sintetizou os estudos que avaliaram o uso da iontoforese com corticosteroide para o tratamento da síndrome do túnel do carpo; no entanto, ainda são necessárias evidências para recomendações sólidas.[20] Para além das condições ortopédicas, essa técnica foi estudada para o tratamento de enxaqueca,[21] de hiperidrose palmar primária,[22] além de ter sido sugerida como via de administração da nicotina na cessação do tabagismo.[23]

Um ensaio clínico controlado e randomizado teve como objetivo avaliar a eficácia da iontoforese de dexametasona como tratamento para a síndrome do impacto subacromial, uma condição comum que afeta o ombro. Até o momento, não havia investigações que examinassem especificamente os benefícios dessa intervenção nesse contexto. O estudo recrutou um total de 46 pacientes com síndrome do impacto subacromial e os dividiu aleatoriamente em dois grupos – um recebeu iontoforese com aplicação de dexametasona em conjunto com fisioterapia, e outro recebeu apenas fisioterapia. Os pacientes foram submetidos a avaliações clínicas e de imagem e monitorados em relação à dor e à função ao longo do estudo.[19]

Os resultados mostraram que ambos os grupos experimentaram melhorias em termos de alívio da dor e da função nas semanas 2 e 6 do estudo, embora o grupo que recebeu iontoforese com aplicação de dexametasona tenha demonstrado uma melhoria estatisticamente significativa em comparação ao outro grupo em relação à dor durante o repouso e nos escores do Questionário de incapacidade do braço, ombro e mão (DASH, do inglês *disabilities of the arm, shoulder and hand*) na semana 6. Esses achados sugerem que a iontoforese com aplicação de dexametasona pode ser um complemento eficiente à fisioterapia no tratamento da síndrome do impacto subacromial, oferecendo melhorias clínicas e funcionais. Porém, pesquisas adicionais são necessárias para confirmar esses resultados e avaliar a eficácia a longo prazo dessa intervenção.[19]

CONTRAINDICAÇÕES

A utilização de correntes elétricas para fins terapêuticos requer uma avaliação global do paciente pelo fisioterapeuta. Até agora, foram explanadas condições em que as correntes apresentadas neste capítulo são indicadas e apresentam benefícios cientificamente comprovados. Há, entretanto, algumas situações em que a utilização desse recurso não é prudente, como a aplicação de corrente em áreas onde possa causar mau funcionamento de dispositivos eletrônicos, como marca-passos cardíacos, sob o útero gravídico, e em circunstâncias em que os efeitos das correntes polarizadas possam gerar queimadura, como sob área corporal com presença de endoprótese metálica. Além dessas situações, pacientes com algumas condições clínicas como alteração de sensibilidade, tumores ativos e epilepsia exigem cautela do profissional.[24]

CONSIDERAÇÕES FINAIS

A história da eletroterapia é rica e complexa, interligando descobertas acidentais, experimentações intencionais e avanços tecnológicos. Desde as primeiras observações de Luigi Galvani sobre a eletricidade animal até os desenvolvimentos mais recentes na utilização de correntes elétricas para o tratamento e a introdução de medicamentos, o campo da eletroterapia tem sido transformado e ampliado. Estudos de pioneiros como Galvani, Volta e Faraday pavimentaram o caminho para nossa atual compreensão e aplicação de correntes elétricas, seja para terapia direta ou como veículo para administração de medicamentos por meio da iontoforese. A partir de uma compreensão profunda das diferentes características das correntes, como direção, frequência e forma de onda, os profissionais de saúde podem aproveitar seus efeitos biofísicos, bioquímicos e fisiológicos para promover cura e alívio a seus pacientes. Os avanços na tecnologia eletrônica permitiram uma modulação mais precisa dessas correntes, oferecendo uma gama mais ampla de aplicações terapêuticas e garantindo um tratamento mais eficaz e confortável. Essa jornada, desde as primeiras faíscas observadas em laboratório até as sofisticadas aplicações clínicas atuais, reflete a incessante busca da humanidade pela compreensão e pelo aproveitamento do poder da eletricidade em benefício da saúde e do bem-estar dos pacientes, principalmente no contexto da fisioterapia traumato-ortopédica.

REFERÊNCIAS

1. Piccolino M. Animal electricity and the birth of electrophysiology: the legacy of Luigi Galvani. Brain Res Bull. 1998;46(5):381-407.
2. Pancaldi G. Volta: science and culture in the age of enlightenment. Princeton: Princeton University; 2003.
3. Barry BW. Novel mechanisms and devices to enable successful transdermal drug delivery. Eur J Pharm Sci. 2001;14(2):101-14.
4. Leduc S. Introduction des substances medicamenteuses dans la profondeur des tissues par le courant electrique. Ann Electrobiol. 1900;3:545-60.
5. Kalia YN, Naik A, Garrison J, Guy RH. Iontophoretic drug delivery. Adv Drug Deliv Rev. 2004;56(5):619-58.
6. Wong RA. High voltage versus low voltage electrical stimulation: force of induced muscle contraction and perceived discomfort in healthy subjects. Phys Ther. 1986;66(8):1209-14.
7. Girgis B, Duarte JA. Physical therapy for tendinopathy: an umbrella review of systematic reviews and meta-analyses. Phys Ther Sport. 2020;46:30-46.
8. Page MJ, Green S, Mrocki MA, Surace SJ, Deitch J, Mcbain B, et al. Electrotherapy modalities for rotator cuff disease. Cochrane Database Syst Rev. 2016;2016(6):CD012225.
9. Huisstede BM, Hoogvliet P, Franke TP, Randsdorp MS, Koes BW. Carpal tunnel syndrome: effectiveness of physical therapy and electrophysical modalities. an updated systematic review of randomized controlled trials. Arch Phys Med Rehabil. 2018;99(8):1623-34.e23.
10. Guarantini MI, Oliveira AS, Castro CES. A iontoforese na prática fisioterapêutica. Fisioter Bras. 2007;8(6):430-5.
11. Artioli DP, Nascimento ESP, Santos JC, Celeste LFN, Santini L, Andrade Junior MC, et al. O uso da corrente polarizada na Fisioterapia. Rev Soc Bras Clín Méd. 2011;9(6):428-31.
12. Luo R, Dai J, Zhang J, Li Z. Accelerated skin wound healing by electrical stimulation. Adv Healthc Mater. 2021;10(16):e2100557.
13. Polak A, Kloth LC, Paczula M, Nawrat-Szoltysik A, Kucio E, Manasar A, et al. Pressure injuries treated with anodal and cathodal high-voltage electrical stimulation: the effect on blood serum concentration of cytokines and growth factors in patients with neurological injuries. a randomized clinical study. Wound Manag Prev. 2019;65(11):19-32.
14. Girgis B, Carvalho D, Duarte JA. The effect of high-voltage monophasic pulsed current on diabetic ulcers and their potential pathophysiologic factors: a systematic review and meta-analysis. Wound Repair Regen. 2023;31(2):171-86.
15. Szoltys-Brzezowska B, Bańkowska A, Piejko L, Zarzeczny R, Nawrat-Szoltysik A, Kloth LC, et al. Electrical stimulation in the treatment of pressure injuries: a systematic review of clinical trials. Adv Skin Wound Care. 2023;36(6):292-302.

16. Khouri C, Kotzki S, Roustit M, Blaise S, Gueyffier F, Cracowski JL. Hierarchical evaluation of electrical stimulation protocols for chronic wound healing: an effect size meta-analysis. Wound Repair Regen. 2017;25(5):883-91.
17. Dhote V, Bhatnagar P, Mishra PK, Mahajan SC, Mishra DK. Iontophoresis: a potential emergence of a transdermal drug delivery system. Sci Pharm. 2012;80(1):1-28.
18. Luz DC, Borba Y, Ravanello EM, Daitx RB, Döhnert MB. Iontophoresis in lateral epicondylitis: a randomized, double-blind clinical trial. J Shoulder Elbow Surg. 2019;28(9):1743-9.
19. Buyuksireci DE, Turk AC. Evaluation of the effectiveness of dexamethasone iontophoresis in patients with subacromial impingement syndrome. J Orthop Sci. 2021;26(5):786-91.
20. Martin-Vega FJ, Vinolo-Gil MJ, Gonzalez-Medina G, Rodríguez-Huguet M, Carmona-Barrientos I, García-Muñoz C. Use of iontophoresis with corticosteroid in carpal tunnel syndrome: systematic review and meta-analysis. Int J Environ Res Public Health. 2023;20(5):4287.
21. Rapoport AM, Freitag F, Pearlman SH. Innovative delivery systems for migraine the clinical utility of a transdermal patch for the acute treatment of migraine. CNS Drugs. 2010;24(11):929-40.
22. Hosseini SM, Ghandali E, Moghimi HR, Khademi-Kalantari K, Moghaddam ST, Baghban AA, et al. A comparative evaluation of aluminum chloride hexahydrate gel iontophoresis versus tap water iontophoresis in people with primary palmar hyperhidrosis: a randomized clinical trial. Indian J Dermatol Venereol Leprol. 2023;90(1):52-8.
23. Escobar-Chávez J, Merino V, López-Cervantes M, Marlen Rodríguez-Cruz I, Quintanar-Guerrero D, Ganem-Quintanar A. The use of iontophoresis in the administration of nicotine and new non-nicotine drugs through the skin for smoking cessation. Curr Drug Discov Technol. 2009;6(3):171-85.
24. Electrophysical agents contraindications and precautions: an evidence-based approach to clinical decision making in physical therapy. Physiother Can. 2010;62(5):1-80.

3

Aplicações clínicas da estimulação elétrica neuromuscular na reabilitação traumato-ortopédica

JOAO LUIZ QUAGLIOTI DURIGAN
RODRIGO DELLA MEA PLENTZ
MARCO AURÉLIO VAZ

RESUMO

A estimulação elétrica neuromuscular (EENM) refere-se à aplicação de pulsos de corrente elétrica por meio de eletrodos acoplados sobre a pele, e é comumente usada na prática clínica como um recurso terapêutico com o objetivo de recuperação da força e da massa muscular, além de otimização do desempenho neuromuscular. Para sua efetiva aplicação, é imprescindível que o fisioterapeuta tenha conhecimento e compreenda os parâmetros físicos (duração e frequência do pulso, fase da corrente, posicionamento de eletrodos). Neste capítulo, apresentaremos o estado da arte e as aplicações clínicas da EENM que são essenciais para maximizar sua eficácia e segurança na reabilitação e no fortalecimento muscular. Ainda, delinearemos esses parâmetros, enfatizaremos sua relevância no processo de aplicação da corrente e discutiremos os perfis de pacientes "respondedores" e "não respondedores" às correntes específicas, com foco na fatigabilidade. Demonstraremos, também, as evidências mais recentes a respeito do uso da EENM para fortalecimento muscular, compondo uma espécie de guia que poderá ser utilizado por fisioterapeutas ao lançarem mão de programas terapêuticos baseados no uso de correntes elétricas

Palavras-chave: Estimulação elétrica neuromuscular; fortalecimento muscular; ortopedia; duração de pulso; fatigabilidade.

A estimulação elétrica neuromuscular (EENM) é definida como a aplicação de corrente elétrica através da superfície da pele[1] com a finalidade de despolarizar os neurônios motores e, consequentemente, provocar contrações musculares involuntárias[2] evocadas pela EENM. É amplamente empregada na prática clínica como um recurso terapêutico de grande relevância em diversas populações, com o propósito de prevenção, reabilitação, treinamento e recuperação,[3,4] e é usada para melhorar a força muscular e diminuir a perda ou a redução da capacidade de produzir força e de quadros de atrofia.[5,6,7] Mais especificamente, os objetivos da aplicação clínica da EENM na fisioterapia traumato-ortopédica englobam:[8]

- Preservar ou manter a função neuromuscular durante períodos de redução do uso muscular (p. ex., repouso no leito, imobilização, redução da descarga de peso) causados por lesões ortopédicas, doenças ou pelo processo de envelhecimento.
- Restaurar a função neuromuscular após sua redução ter sido provocada por lesões, repouso no leito por problemas clínicos ou intervenções cirúrgicas.
- Aprimorar a função neuromuscular em indivíduos com doenças e também nos aparentemente saudáveis, inclusive atletas.

No período após a Segunda Guerra Mundial, presenciamos avanços científicos e tecnológicos sem precedentes em várias áreas, especialmente na eletroterapia e na aplicação da EENM. A reabilitação tornou-se uma prioridade incontestável após o conflito, em razão da vasta quantidade de soldados lesionados e amputados. Nesse cenário, a EENM se estabeleceu como uma técnica primordial, contribuindo significativamente para a rápida recuperação dos combatentes e facilitando sua readequação e retorno à sociedade.[9,10]

A EENM para o aumento da força tornou-se ainda mais conhecida na década de 1970, após Yakov Kots realizar um estudo em que foi utilizada uma corrente alternada como forma de treinamento muscular em um grupo de atletas de elite.[11,12] Esse treinamento era composto por sessões com duração de 10 minutos, por vários dias consecutivos. Ao final do estudo, observou-se um ganho de 30 a 40% de força em relação à força isométrica voluntária máxima desses atletas.[11] Posteriormente, a corrente utilizada nesse estudo ficou conhecida como "corrente russa", tornando-se popular e amplamente utilizada na prática clínica, com base na crença de que essa corrente alternada seria mais efetiva e mais confortável do que a corrente pulsada.[13]

Durante esse período, a EENM tornou-se amplamente reconhecida, sobretudo nas pesquisas soviéticas que advogavam fortemente em favor de sua eficácia no fortalecimento muscular em comparação aos exercícios voluntários. No entanto, havia uma escassez de estudos que corroborassem essa perspectiva, pois pesquisas realizadas fora da União Soviética tendiam a favorecer o exercício voluntário como meio mais efetivo para aumentar a força muscular. Por isso, os resultados de estudos com atletas de elite soviéticos[9,11] legitimaram o uso da EENM ao sugerir que ela poderia oferecer ganhos de força em um intervalo de tempo mais curto quando comparada ao treinamento tradicional. Além disso, acredita-se que essa técnica induza uma contração muscular máxima, minimizando o "déficit" de força associado à contração voluntária.[14] Essa abordagem impulsionou a investigação de outros estudos em que a EENM foi empregada para potencializar a força muscular. Porém, sua implementação encontrou obstáculos, principalmente porque o método proposto por Kots não foi amplamente divulgado.[15] A divulgação da metodologia ocorreu apenas oralmente em um congresso, o que restringiu sua replicação por outros cientistas e profissionais da área. Contudo, as percepções oriundas desse estudo catalisaram novas pesquisas sobre o impacto da EENM na plasticidade muscular.

Ward e Shkuratova[9] forneceram detalhes dos estudos originais realizados por Kots e colaboradores e concluíram que existiam dados na literatura russa que apoiavam o uso da EENM, mas que algumas questões permaneciam sem resposta. Assim, a corrente russa ficou caracterizada como uma corrente alternada com 2.500 Hz, modulada em *bursts* de 50 Hz (duração de 10 µs e intervalo de 10 µs) e duração de pulso de 200 µs. Isso despertou maior interesse para a realização de estudos utilizando correntes alternadas, buscando assemelhar os parâmetros utilizados anteriormente por Kots e, posteriormente, comparar a corrente russa com outros tipos de correntes, como será descrito neste capítulo. Tal ênfase reforçou uma compreensão ampliada acerca de condições como o desconforto sensorial durante a estimulação, parâmetros cruciais para o aumento da força e uma visão mais clara sobre os benefícios e limitações da estimulação elétrica. Portanto, coletivamente, a EENM ganhou popularidade na década de 1970 com a introdução da chamada "corrente russa", que prometia aumentos substanciais de força muscular em um curto período. Contudo, houve debates acerca de sua eficácia quando comparada aos exercícios voluntários, e a escassez de detalhes metodológicos tornou desafiadora a replicação dos estudos. Essa discussão impulsionou investigações adicionais sobre os impactos da EENM na adaptação muscular. Atualmente, há um esforço contínuo para determinar os parâmetros ideais, buscando compreender as sensações de desconforto e a intensidade da força gerada pela EENM, bem como identificar os fatores cruciais para o aumento de força e massa muscular.

PREPARAÇÃO DO PACIENTE PARA A EENM

Outro aspecto que requer consideração pelo fisioterapeuta, especialmente na fisioterapia traumato-ortopédica, é a preparação e a avaliação do paciente antes da aplicação da EENM. É imprescindível realizar um planejamento prévio que leve em consideração o controle da amplitude ou a intensidade da corrente, o número de contrações, o período em que a corrente permanece ligada e desligada (T_{on} e T_{off}), a frequência da corrente, a largura de fase e se a musculatura do paciente está gerando contração muscular em nível adequado. O fisioterapeuta deve, de fato, documentar todos os parâmetros físicos da EENM intra e intersessões, a fim de garantir o controle desses parâmetros durante os protocolos de fortalecimento muscular.

Na literatura científica, há um consenso de que a sensação de desconforto sensorial pode impedir os pacientes de realizarem contrações máximas. O incômodo causado pela EENM frequentemente limita a aplicação de correntes de alta amplitude, o que, por sua vez, restringe a capacidade de gerar torques articulares intensos ou de estimular um vasto conjunto de fibras sensoriais com fins analgésicos ou de recuperação tecidual.[8,16] Para atenuar o desconforto associado à EENM, a literatura sugere estratégias específicas, como a adequação do tamanho e do posicionamento dos eletrodos conforme a região muscular em tratamento. Adicionalmente, diversos estudos indicam que variações anatômicas podem impactar diretamente a efetividade da EENM. Por exemplo, certos pacientes podem apresentar uma maior concentração de motoneurônios na superfície cutânea, o que pode tornar a estimulação elétrica não apenas mais confortável, mas também mais eficiente.[8]

Em relação ao sítio ou ao local de aplicação, a EENM pode ser aplicada sobre o tronco nervoso dos nervos periféricos ou diretamente no nível do ventre muscular (**Figura 3.1**), ou seja, sobre os ramos terminais dos motoneurônios.[17-21] No contexto muscular, a EENM é frequentemente aplicada no ventre muscular ou no ponto motor. Este último é caracterizado como a região da pele sobreposta ao músculo em que a aplicação transcutânea de um pulso elétrico provoca a máxima contração muscular com a menor quantidade de corrente. Em outras palavras, é a área da pele acima do músculo onde o limiar motor é o mínimo para uma corrente elétrica específica.[22] Dada uma intensidade constante de corrente, o ponto motor é o local onde a corrente elétrica induz a maior contração resultante de um único pulso ou estímulo elétrico. A aplicação da EENM nesse ponto otimiza a superação da impedância, potencializa o recrutamento de unidades motoras e a intensidade da força muscular, ao mesmo tempo em que diminui o desconforto.[22,23] Por essas razões, o ponto motor é frequentemente priorizado como estratégia para a aplicação clínica da EENM.

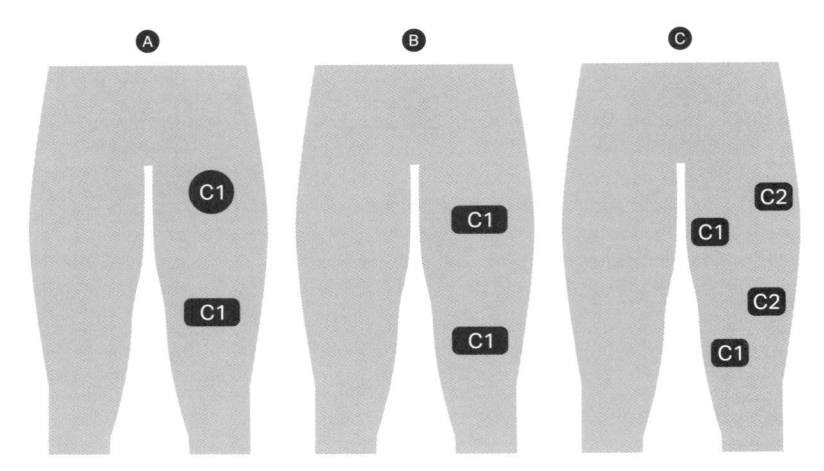

FIGURA 3.1
Aplicação dos eletrodos para EENM. (**A**) Estimulação no nervo femoral com eletrodo ativo (C1) posicionado sobre o nervo e o eletrodo passivo (C2) posicionado sobre o ventre muscular do quadríceps femoral. (**B**) Estimulação no músculo quadríceps femoral com um posicionamento de dois eletrodos (1 canal) sobre o ventre muscular. (**C**) Estimulação no músculo quadríceps femoral com um posicionamento de quatro eletrodos (2 canais) sobre o ventre muscular.
C1, canal 1; C2, canal 2.
Fonte: Bastos e colaboradores.[24]

Portanto, é de suma importância que o fisioterapeuta identifique os pontos motores. Isso é realizado por meio de uma técnica rápida e segura usando um eletrodo tipo caneta (**Figura 3.2**). O fisioterapeuta deve se basear em trabalhos de referência, como o estudo de Gobbo e colaboradores,[22] que mapeia esses pontos motores em vários músculos. A técnica envolve o uso de um eletrodo tipo caneta na região de interesse, ajustando o eletroestimulador para uma largura de fase de 500 microssegundos e uma frequência de 1 Hz para melhor visualização da contração. A intensidade é aumentada até atingir o limiar motor, e os pontos onde a contração é mais intensa representam um conjunto de pontos motores (**Figura 3.3**). O eletrodo para EENM deve ser posicionado sobre esses pontos (**Figuras 3.2C e 3.2D**) para minimizar o desconforto sensorial e maximizar o torque evocado. Na **Figura 3.4**, é demonstrado o método de localização do ponto motor em um cenário de laboratório de pesquisa científica, pelo controle do torque evocado, que deve ser avaliado por meio de um dinamômetro isocinético como padrão-ouro.

A espessura do tecido adiposo subcutâneo, a hidratação da pele e o tipo de pele são fatores que podem influenciar a intensidade máxima de corrente da EENM, o torque gerado por ela e o nível de desconforto percebido pelo paciente. Em estudos já conduzidos, observou-se que o torque produzido pela EENM foi consideravelmente reduzido em indivíduos com uma camada mais espessa de tecido adiposo subcutâneo. Por outro lado, a intensidade máxima de corrente se mostrou menor em participantes com menor espessura desse tecido.[27] Essas descobertas sugerem que a espessura do tecido adiposo subcutâneo pode alterar o torque gerado pela EENM, mas não parece afetar diretamente a sensação de desconforto. Essa compreensão é vital para fisioterapeutas, pois pode orientá-los no ajuste das estratégias de estimulação para que estas sejam mais eficientes e adaptadas a cada paciente.

Por fim, é de suma importância monitorar o posicionamento articular do paciente durante a EENM. Pesquisas recentes conduzidas em nosso laboratório evidenciaram que a posição menos favorável para a geração de torque muscular é aquela em que o paciente está deitado,

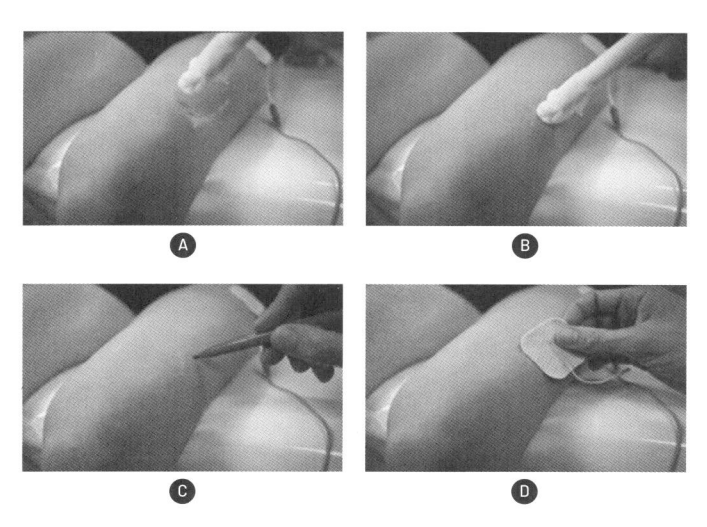

FIGURA 3.2
(**A**) Demonstração de localização do ponto motor do músculo vasto lateral com um eletrodo tipo caneta; o outro eletrodo está localizado na região proximal do músculo quadríceps femoral. (**B**) Eletrodo tipo caneta é posicionado sobre o gel condutor e deslizado sobre o ventre até a localização do ponto em que a força evocada é maior. (**C**) Após a localização do ponto motor do vasto lateral, pode-se usar uma caneta demográfica para fazer a marcação do ponto onde foi observada maior contração muscular induzida pela EENM. (**D**) Após a marcação demográfica, deve-se colocar o eletrodo de estimulação sobre a marcação previamente realizada.

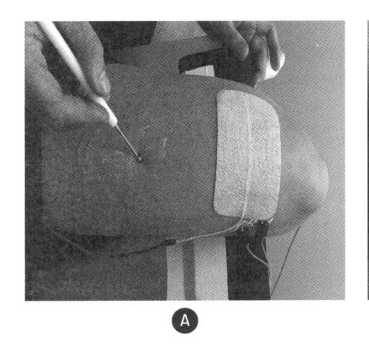

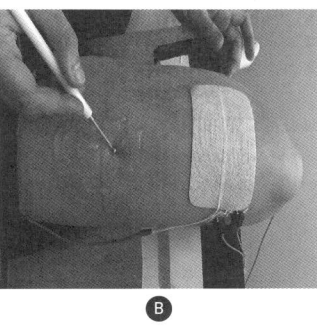

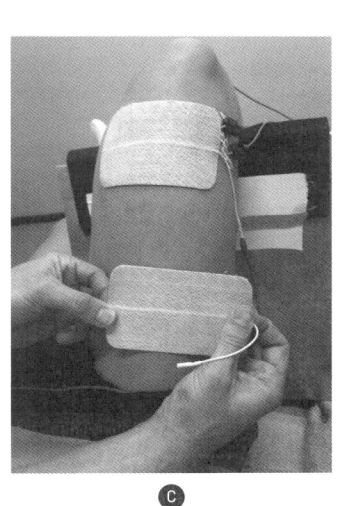

FIGURA 3.3
(**A** e **B**) Localização do ponto motor. Observe que o músculo está relaxado em (**A**) e contraído em (**B**). (**C**) O eletrodo proximal foi colocado sobre o ponto motor.
Fonte: Fröhlich.[25]

com o joelho flexionado a 20 graus. O posicionamento ideal se encontra em um meio-termo, em que o joelho é colocado em uma posição que não estire excessivamente nem encurte demasiadamente o músculo quadríceps (em torno de 60 graus), a fim de otimizar a geração de torque muscular.[28] Esse ângulo é preconizado como o ângulo ótimo de produção de força dos extensores do joelho segundo a relação força-comprimento muscular.[29]

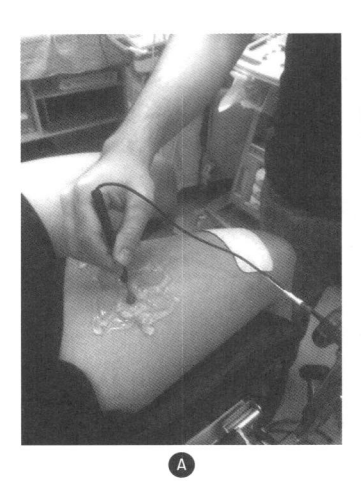

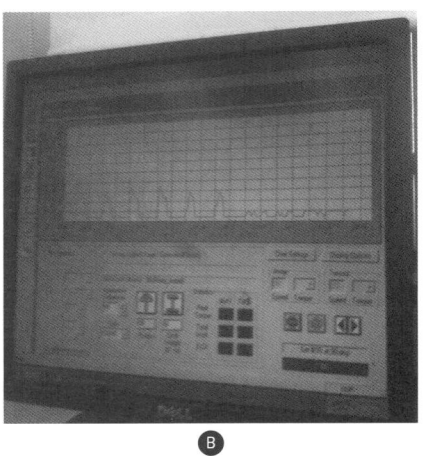

FIGURA 3.4
(**A**) Eletrodo tipo caneta e posição para identificação do ponto motor. (**B**) Controle do torque extensor evocado com 1 Hz ou abalo simples no dinamômetro isocinético.
Fonte: Paz.[26]

Além disso, também tem sido utilizada a posição sentada em uma cadeira, com o joelho em 90 graus de flexão (**Figura 3.5**), uma vez que é fácil realizá-la no domicílio do paciente ou em qualquer ambiente clínico.[30,31] No caso de pacientes acamados, o ideal é a utilização de algum dispositivo que possibilite realizar a intervenção com EENM com o joelho flexionado (**Figura 3.6**).[32]

A hipotrofia geralmente envolve tanto a perda de massa muscular pelo encurtamento dos fascículos musculares (perda de sarcômeros em série) quanto pela perda de miofibrilas e redução da área de secção transversa das fibras musculares que sofrem redução de uso (perda

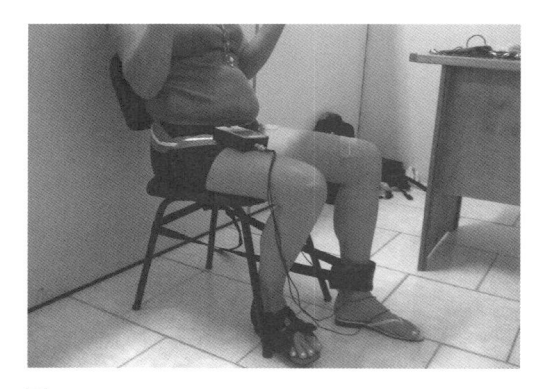

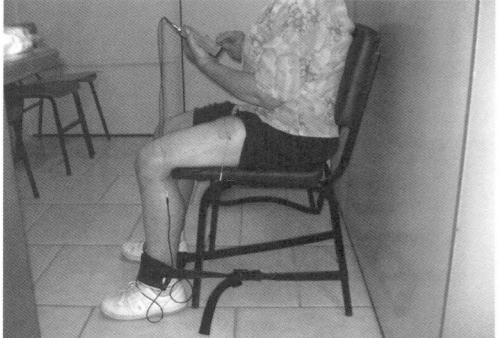

FIGURA 3.5
Exemplos de uso da EENM na posição sentada, com o joelho em 90 graus de flexão, e a perna fixa por faixa inelástica na cadeira.
Fonte: Vaz e colaboradores.[30]

FIGURA 3.6
Exemplo de uso da EENM na posição deitada, com o joelho em 90 graus de flexão, e a perna fixa em um dinamômetro para avaliação da força evocada em decúbito dorsal.
Fonte: Vaz e colaboradores.[32]

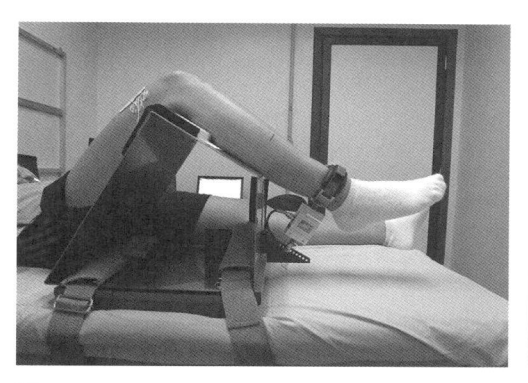

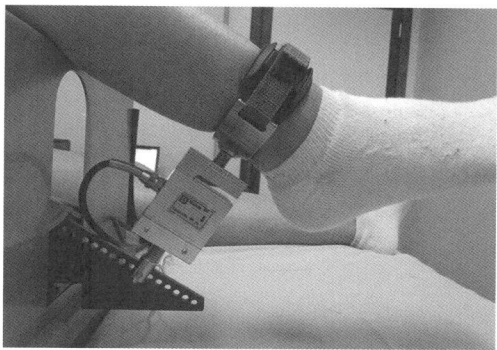

em paralelo). Por isso o manejo de comprimentos musculares maiores pode ser indicado a fim de estimular o ganho de sarcômeros não apenas em paralelo, mas também em série, com o intuito de garantir o retorno da capacidade de produção de força em uma amplitude fisiológica e funcional.

PARÂMETROS FÍSICOS PARA A EENM

A precisão na definição dos parâmetros físicos na EENM é crucial, visto que eles determinam diretamente a eficácia e a segurança da técnica. Ajustes corretos em características como amplitude da corrente, duração do pulso e frequência são determinantes para alcançar a contração muscular desejada, potencializando os benefícios da EENM. É imperativo entender o impacto desses parâmetros na resposta muscular e neurológica para maximizar os resultados clínicos e assegurar o bem-estar e a proteção dos pacientes. A partir desse escopo, focaremos na relevância desses parâmetros físicos e em como sua personalização pode ser alinhada às demandas individuais e às metas terapêuticas.

AMPLITUDE DA CORRENTE

A amplitude da corrente (ou intensidade da corrente) é a quantidade de energia entregue ao tecido, medida clinicamente na faixa de miliampères (mA). No fortalecimento muscular, é necessário gerar uma grande tensão muscular para produzir força. Portanto, para alcançar uma maior tensão muscular, são necessários valores elevados de amplitude de corrente, já que uma maior amplitude gera um campo elétrico extenso, permitindo o recrutamento de um vasto número de fibras musculares.[33,34] No entanto, a amplitude da corrente considerada depende do paciente, uma vez que está diretamente relacionada com o nível de desconforto relatado por ele, devendo ser ajustada durante a terapia.[8] Por outro lado, o desconforto sensorial percebido pelo paciente limita o aumento da intensidade até o limiar doloroso. Sendo assim, a literatura recomenda que a intensidade deve ser aumentada até o limite máximo de desconforto do paciente, desde que seja visível a geração de uma contração muscular vigorosa e o desenvolvimento de torque articular.[8] Na prática clínica, o desconforto sensorial extremo servirá como referência para determinar a intensidade máxima que o paciente poderá ser submetido durante uma sessão de EENM.

De modo geral, a eficiência da EENM é expressa como uma fração da contração voluntária máxima e é determinada pela magnitude do torque evocado.[35] Assim, os ganhos em força muscular induzidos pelo treinamento de força com o estímulo elétrico estão diretamente relacionados com o grau de tensão imposto à musculatura pela EENM. O grau de tensão nas miofibrilas é dependente da amplitude de corrente aplicada, ou seja, quanto maior a amplitude da corrente aplicada, maior o torque articular evocado.[23] Entretanto, a amplitude de corrente aplicada está positivamente relacionada ao nível de desconforto provocado pelo estímulo elétrico. Portanto, quanto maior a intensidade da corrente, maior o nível de desconforto causado.[16,23,36] Desse modo, teoricamente, a maior eficácia da corrente é alcançada quando a intensidade de corrente aplicada é a mais alta possível para gerar o maior nível de torque evocado, sendo o nível de desconforto o mais baixo possível. Outra forma de pensar sobre a eficiência da EENM considera que a corrente mais eficaz é a que produz o maior torque evocado possível com a menor intensidade de corrente, quando aplicada a força máxima tolerada pelo paciente.[37]

DURAÇÃO DO PULSO

A duração do pulso é definida como o tempo que a corrente leva para fluir para os eletrodos que são conectados ao paciente, sendo medida na faixa de microssegundos (µs) e milissegundos (ms). Esse parâmetro está diretamente relacionado com a amplitude da corrente. Quando são utilizados pulsos de curta duração, é necessário fornecer mais energia ao tecido (maior amplitude de corrente) para que ocorra uma contração muscular efetiva. Por outro lado, pulsos mais longos aproximam os limiares sensorial e doloroso, tornando o estímulo mais desconfortável. Assim sendo, valores entre 200 e 500 µs são os mais utilizados no fortalecimento muscular, visto que valores acima de 500 µs podem gerar maior desconforto para os pacientes.[16] Para mais informações, favor consultar o Capítulo 1 desta obra.

Entretanto, nas últimas três décadas, tem sido sugerido que contrações evocadas pela EENM são geradas tanto por mecanismos periféricos (i.e., pela ativação direta dos axônios dos motoneurônios localizados abaixo dos eletrodos) quanto centrais (pela despolarização de nervos sensitivos que produzem uma resposta reflexa).[38] O mecanismo central aparentemente contribui para o recrutamento de unidades motoras quando a EENM é aplicada com pulsos mais longos do que aqueles utilizados convencionalmente, possibilitando realizar uma estimulação com intensidades de correntes mais baixas.[39] O uso de durações de pulso relativamente longas (500-1.000 µs) aumenta o recrutamento de ramos de nervos sensitivos em função de seus limiares de ativação mais baixos comparados aos limiares dos axônios motores.[40] É interessante observar que o uso de durações longas de pulso (1 ms), com altas frequências (> 80 Hz) e baixas intensidades de corrente, tem produzido forças isométricas mais elevadas do que a EENM com duração de pulso convencional,[38,41] dando suporte à ideia de uma relação entre a largura ou duração de pulso longa e o mecanismo central reflexo de recrutamento de unidades motoras, aumentando, assim, a força evocada pela EENM e a carga mecânica muscular. Por outro lado, correntes com durações de pulso acima de 800 µs não parecem aumentar o mecanismo central,[25,42] ou seja, o aumento da duração de pulso parece gerar a contribuição central somente entre durações de 200 e 800 a 1.000 µs.

FREQUÊNCIA DE ESTIMULAÇÃO

A frequência de uma corrente pode ser definida como o número de ocorrências por segundo, e a unidade de medida utilizada é o hertz (Hz). A corrente pulsada é caracterizada por ter uma frequência geralmente entre 1 e 200 Hz.[1,9,43] Já as correntes alternadas são caracterizadas por ter frequências entre 1 e 10 kHz (correntes de média frequência), muitas vezes moduladas dentro de uma faixa biológica de 10 a 200 Hz.[9,16] A corrente alternada apresenta dois tipos de frequências, a frequência carreada (também denominada frequência do pulso, frequência portadora ou frequência fundamental) e a frequência do *burst*. A primeira está relacionada com o número de pulsos que ocorrem em 1 segundo, enquanto a segunda é o número de trens de pulsos (*burst*) que ocorrem em 1 segundo.

É de extrema importância que o fisioterapeuta ajuste a frequência de acordo com o condicionamento muscular prévio de seu paciente. A frequência está diretamente relacionada com o tipo de contração desejada no músculo – não tetânica ou tetânica. Contrações não tetânicas são obtidas com frequências abaixo de ~20 Hz, enquanto contrações tetânicas podem ser obtidas com frequências acima de ~20 Hz. Para o fortalecimento muscular, é necessário que ocorram contrações tetânicas do músculo, portanto, frequências entre 20 e 100 Hz são as mais indicadas. Entretanto, quando a frequência está entre 60 e 100 Hz, o aumento de força por somação de pulsos ou estímulos elétricos atinge um platô, segundo demonstrado pela relação força-frequência. A relação força-frequência para o músculo quadríceps de indivíduos jovens saudáveis indica que frequências entre 80 e 100 Hz produzem um pico de força mais alto do que frequências de estimulação mais baixas.[44] Porém, elevadas frequências de EENM estão relacionadas com uma maior fadiga evocada.

A força muscular gerada pela EENM depende da intensidade da corrente, da duração dos impulsos elétricos e da capacidade do músculo em contrair em resposta ao estímulo.[8] Quanto maiores a intensidade da corrente e a duração dos pulsos, mais intensa será a força muscular produzida. No entanto, também já está bem claro na literatura que, quanto mais elevada for a frequência do pulso, maior será a força muscular eliciada pela corrente, porém também será maior a fatigabilidade muscular. A fadiga muscular pode ocorrer durante a estimulação elétrica de forma mais rápida do que na contração voluntária, especialmente com correntes de alta frequência e intensidade. A fadiga pode ser causada pelo acúmulo de metabólitos no músculo, como o ácido láctico, e pelo esgotamento das reservas de glicogênio. Dessa forma, a escolha da frequência do pulso depende do condicionamento muscular do paciente. Por exemplo, se você está tratando um paciente com desuso muscular, é aconselhável começar com contrações tetânicas, ou seja, acima de 20 Hz, e aumentar gradualmente a frequência ao longo das sessões. Se você iniciar com frequências muito altas, como 50 Hz ou até 100 Hz, pode ocorrer uma fadiga muito precoce no paciente, uma vez que o condicionamento muscular devido ao desuso é inadequado para o uso de correntes com frequências mais elevadas, e o fisioterapeuta não conseguirá gerar contrações suficientes para promover os ganhos de força e a hipertrofia muscular desejados nesse paciente.

CORRENTES DE BAIXA E MÉDIA FREQUÊNCIA

Na prática clínica, as correntes de baixa frequência (1-999 Hz) e média frequência (1.000-10.000 Hz) são comumente utilizadas para o fortalecimento muscular. As correntes pulsadas ou de baixa frequência entregam pulsos monofásicos ou bifásicos. As correntes de média frequência normalmente entregam pulsos bifásicos com ondas simétricas e frequências mais elevadas, ou seja, acima de 1.000 Hz (moduladas em uma faixa biológica de 1-200 Hz).[1,9,16,37,43] Em comparação com as correntes de baixa frequência, teoricamente as correntes de média frequência possibilitariam menor impedância da pele, dissipando menos energia e gerando, assim, maior força.[1,9,43] Essa teoria pode explicar o fato do uso disseminado na prática clínica de correntes de média frequência, como a corrente russa, desde a década de 1970. Porém, estudos agudos comparando correntes de média e baixa frequência quanto à geração de força e ao desconforto sensorial demonstraram resultados discordantes em relação a esse raciocínio teórico.[1,9,43] Grande parte desses estudos demonstrou claramente que não há diferença na geração de torque e na percepção do desconforto quando comparadas as correntes de média e baixa frequência.[16,37] Dado que esse é um recurso amplamente utilizado, é necessário compreender alguns aspectos para a sua aplicação mais eficiente na prática clínica, visando alcançar o melhor prognóstico para os pacientes.

Além da corrente russa, muito popular no Brasil, uma série de estudos conduzidos pelo pesquisador australiano Alex Ward deu origem ao desenvolvimento de uma corrente denominada australiana. Esta corrente possui dois tipos de modulação: uma com frequência de 1 kHz, modulada com *bursts* de 50 Hz (com duração do *burst* de 2 ms e intervalo *interburst* de 18 ms), e outra com 4 kHz, modulada com *bursts* de 50 Hz (com duração do *burst* de 4 ms e intervalo *interburst* de 16 ms). Ward e colaboradores[45] compararam duas correntes pulsadas monofásicas com as correntes russa e australiana, em relação à geração de torque extensor de punho e ao desconforto associado. A corrente russa apresentou uma menor geração de torque, enquanto a corrente australiana apresentou um menor desconforto. Os autores concluíram que, ao relacionar força e desconforto, a corrente australiana foi considerada mais efetiva. O desconforto sensorial mostrou ser uma variável de grande importância na aplicabilidade da EENM, visto que limita a capacidade de entrega de intensidades maiores de corrente nos tecidos.

No estudo conduzido por Dantas e colaboradores,[46] foram investigados os impactos da EENM após sessões agudas de sua aplicação. O experimento empregou diferentes correntes de EENM, incluindo correntes alternadas de 2 kHz (russas e australianas) e duas correntes pulsadas (baixa frequência), para analisar o torque isométrico de extensão do joelho e o nível de desconforto em mulheres saudáveis. Essas aplicações foram realizadas tanto de forma isolada quanto em combinação com contração voluntária máxima. Os resultados revelaram que as correntes australiana e pulsada foram mais eficazes do que a corrente russa na indução de torque isométrico de extensão do joelho. Além disso, não foi identificada distinção notável no desconforto sensorial entre as diferentes correntes. Curiosamente, a combinação da EENM com a contração voluntária máxima não apresentou benefícios adicionais em comparação com a aplicação exclusiva da EENM.

Em concordância com essa perspectiva, Medeiros e colaboradores[47] conduziram um estudo que contrastou duas correntes pulsadas (50 Hz com 500 µs e 50 Hz com 250 µs) com duas correntes australianas de média frequência (1 kHz com 500 µs e 4 kHz com 250 µs, ambas moduladas em *bursts* de 50 Hz). Observou-se que todas as correntes com idênticas durações de pulso apresentaram resultados comparáveis tanto na geração de torque isométrico de extensão do joelho quanto na sensação de desconforto. Contudo, a pesquisa destacou que, independentemente da frequência portadora, as correntes com durações de pulso mais extensas resultaram em um torque mais significativo quando evocado pela EENM. Assim, fica evidente a relevância da duração do pulso como fator determinante para otimizar a aplicação da EENM em contextos clínicos.

Um estudo recente[48] comparou correntes de média frequência e correntes pulsadas de baixa frequência com durações de fase curtas (200 µs) ou largas (500 µs), em diferentes intensidades de estimulação. Os resultados revelaram que a duração da fase de 500 µs aumentou significativamente o torque em todas as intensidades de estimulação, enquanto a duração da fase de 200 µs aumentou o torque apenas após 40% da intensidade máxima de estimulação. A duração da fase de 500 µs produziu maior torque, mas também causou maior desconforto em comparação com a fase de 200 µs. Esse estudo mostrou claramente que correntes de média frequência e baixa frequência pulsada com a mesma duração de fase induzem níveis semelhantes de torque relativo submáximo e máximo, eficiência e desconforto percebido, sendo que as correntes com 500 µs resultaram em aumento desses níveis.

Com base nessas ideias, alguns autores buscaram melhor entender a variável chamada "duração de pulso" em estudos com correntes de média frequência após treinamento de força com EENM. Oliveira e colaboradores[49] compararam os efeitos de dois programas de treinamento com EENM em atletas, utilizando a corrente pulsada (100 Hz com 500 µs) e a corrente australiana (1 kHz com 500 µs – modulada em *burst* de 100 Hz) após um período de seis semanas. Observou-se que os dois programas, com a mesma duração de pulso, apresentaram resultados semelhantes em relação à adaptação da arquitetura muscular e às condições neuromusculares. Modesto e colaboradores[50] seguiram esse mesmo raciocínio e compararam os efeitos de dois programas de treinamento com EENM exclusivamente em jogadores de futebol, tendo como protagonista a corrente russa, que foi comparada com uma corrente pulsada de mesma duração de pulso (100 Hz com 200 μs). Os autores constataram que os efeitos causados pelos protocolos foram semelhantes em todas as adaptações neuromusculares, exceto no desconforto sensorial, em que a corrente pulsada mostrou ser mais tolerável para os participantes.

Silva e colaboradores,[16] em sua revisão sistemática com metanálise, investigaram os efeitos das correntes alternadas de média frequência e das correntes pulsadas de baixa frequência no torque evocado pelo quadríceps e no desconforto relatado pelos pacientes, indicando que as correntes têm efeitos semelhantes em ambos aspectos. No entanto, observou-se que o número de estudos é limitado e a qualidade metodológica geral dos que estão disponíveis nesse contexto indica a necessidade de novos ensaios clínicos para melhor determinar os parâmetros ideais do tratamento com EENM.

Vaz e Frasson,[37] em sua revisão de escopo, compararam a eficácia da corrente pulsada de baixa frequência e da corrente alternada de média frequência em termos de força evocada, nível de desconforto, intensidade de corrente e fadiga muscular. Os resultados dos 15 artigos analisados indicam que a corrente alternada de média frequência não oferece vantagens significativas em relação à corrente pulsada de baixa frequência para treinamento de força e reabilitação. A corrente alternada de média frequência gerou força similar ou menor, causou desconforto semelhante, exigiu intensidade de corrente equivalente para estimulação máxima tolerada e induziu mais fadiga muscular em comparação com a corrente pulsada de baixa frequência. Além disso, níveis submáximos de força evocada com corrente alternada de média frequência resultaram em maior desconforto e intensidade de corrente. Os autores concluíram que as evidências disponíveis sugerem que não há uma clara superioridade da corrente alternada de média frequência sobre a corrente pulsada de baixa frequência para tratamento clínico e fortalecimento muscular. De fato, é possível inferir que, independentemente do tipo de corrente utilizada, seja de baixa ou média frequência, a variável duração do pulso parece ser o parâmetro ao qual os profissionais que utilizam a EENM devem prestar atenção, juntamente com a amplitude da corrente. Para ganhos de força, a corrente deve apresentar uma maior duração de pulso (i.e., até uma duração máxima de 1 ms) e os maiores valores de amplitude de corrente possíveis até atingir o nível máximo de desconforto tolerado pelo indivíduo.[37]

Com relação ao ciclo de trabalho e à largura do *burst* das correntes de média frequência, Ward e colaboradores[51] conduziram uma análise sobre o ciclo de trabalho do torque articular dos extensores do punho induzido por uma corrente alternada, com frequências variando entre 0,5 e 20 kHz. Eles observaram que, quando o objetivo principal é alcançar a máxima geração de torque articular, a frequência de 1 kHz com um ciclo de trabalho de 20% é a mais indicada. No entanto, quando se leva em consideração o desconforto sensorial, frequências de 2,5 kHz proporcionam uma estimulação mais confortável. Relatos subjetivos de desconforto foram minimizados em 4 kHz com ciclos de trabalho no intervalo de 20 a 25%.

De fato, uma recente revisão sistemática[52] demonstrou claramente a relação do impacto da frequência portadora, dos ciclos de trabalho e da duração do *burst* na força evocada, no desconforto percebido e na fadiga muscular. Os resultados da maioria dos estudos indicam que frequências portadoras de até 1 kHz tendem a gerar maior força, enquanto as que variam de 2,5 a 5 kHz estão associadas a um menor desconforto percebido. Além disso, ciclos de trabalho com *bursts* mais curtos (variando de 10-50%) foram relacionados com indução de maior força evocada e menor desconforto percebido. Em sua conclusão, essa revisão sugere que as correntes de média frequência devolvem maior força evocada ao usar frequências portadoras entre 1 e 2,5 kHz e ciclos de trabalho menores de 50%. Uma percepção menor de desconforto pode ser alcançada com frequências entre 2,5 e 5 kHz e ciclos de trabalho abaixo de 50%.

Os estudos dessa revisão[52] indicam que, quanto menor a frequência portadora, maior o torque evocado. Isso pode estar associado com a relação inversa entre as frequências portadoras e a duração do pulso, pois, quanto menor a frequência portadora, maior a duração do pulso, e pulsos de maior duração têm maior efeito no recrutamento neuronal. Os músculos esqueléticos são constituídos por várias unidades motoras de diferentes tamanhos. Os motoneurônios que inervam as fibras musculares esqueléticas têm variados diâmetros axonais, que estão relacionados com o número de fibras inervadas por cada motoneurônio. Essa variação de diâmetro influencia o grau de excitabilidade dos mesmos, como demonstra o gráfico de resistência-duração das fibras nervosas. Correntes alternadas de média frequência com pulsos mais curtos podem não atingir o limiar de excitabilidade para a deflagração do potencial de ação nos axônios motores. Já as correntes com pulsos mais longos podem atingir esse limiar, recrutando, assim, um número maior de unidades motoras do músculo estimulado. Dessa forma, parece que a largura do pulso novamente se torna o parâmetro físico mais importante ao utilizar correntes de média frequência para o fortalecimento muscular. A frequência da corrente portadora deve ser ajustada para a maior largura de pulso possível, ou seja, frequências da corrente portadora de 1 kHz terão maiores larguras de pulso e devem ser selecionadas com o objetivo de gerar um maior torque evocado.[52]

ASPECTOS TÉCNICOS PARA O USO DA EENM

Com base no arcabouço conceitual desenvolvido para a implementação da EENM e nas evidências que sustentam seu uso como um método de fortalecimento muscular, resultando em benefícios na melhora da ativação voluntária e na recuperação funcional, é evidente que a EENM ainda não é completamente explorada na prática clínica.[53] Para otimizar sua eficácia nesse contexto clínico, é essencial considerar e cumprir cuidadosamente alguns aspectos técnicos durante sua aplicação. A seguir, destacaremos aspectos cruciais para maximizar a aplicação da EENM.

POSICIONAMENTO DOS ELETRODOS

Um dos aspectos técnicos a ser observado inclui o posicionamento, a quantidade e o tamanho dos eletrodos utilizados na EENM. Conforme mencionado anteriormente, o posicionamento dos eletrodos deve ser orientado pela localização do ponto motor do músculo a ser treinado. O ponto motor é o local onde a placa motora está mais próxima da superfície, permitindo a visualização da contração muscular com a menor amplitude da corrente elétrica. Identificar o ponto motor é fundamental, uma vez que permite que o músculo produza uma contração mais eficaz com uma amplitude menor, minimizando, assim, o desconforto do paciente.[22,54]

No contexto do fortalecimento muscular com EENM, é interessante utilizar correntes despolarizadas, o que torna o posicionamento do ânodo e do cátodo indiferente sobre a pele. A quantidade e o tamanho dos eletrodos devem ser selecionados com base na área do músculo a ser fortalecido. Músculos grandes, como o quadríceps, exigem eletrodos maiores e em mais quantidade devido à sua extensa área. É importante observar que eletrodos menores aumentam a quantidade de energia aplicada, o que pode resultar em maior desconforto e diminuição da tolerância do paciente ao estímulo. Em contrapartida, músculos menores, como o bíceps braquial, requerem menos eletrodos devido à sua área reduzida. Deve-se tomar precauções para evitar a estimulação dos músculos agonistas e antagonistas em virtude da escolha inadequada do tamanho dos eletrodos, o que pode levar à ocorrência de contrações paradoxais indesejadas. Portanto, a seleção cuidadosa do posicionamento e do tamanho dos eletrodos desempenha um papel fundamental na eficácia e no conforto da EENM.[31]

RECRUTAMENTO NEUROMUSCULAR

Durante a contração voluntária, o recrutamento muscular obedece ao princípio do tamanho de Henneman.[55-57] Segundo esse princípio, motoneurônios de menor calibre apresentam um menor limiar de excitabilidade e, dessa forma, são primeiramente recrutadas as unidades motoras de axônio de menor calibre, enquanto os de maior calibre necessitarão de um aumento na quantidade de neurotransmissores para que esse limiar de excitabilidade seja atingido e a unidade motora seja recrutada. Outro aspecto importante é que fibras nervosas de maior calibre apresentam menor resistência para a transmissão do potencial elétrico e maior velocidade de condução dos potenciais de ação. Em função disso, apesar de os motoneurônios de menor calibre serem recrutados primeiro, a menor velocidade de condução dos potenciais de ação devido a uma maior resistência elétrica pelo menor diâmetro dos axônios faz o número máximo de potenciais de ação por unidade de tempo. Ou seja, a frequência máxima de disparo [e menor do que a de motoneurônios de maior calibre em unidades motoras maiores. Essa diferença no número de potenciais de ação que podem ser entregues por motoneurônios de diferentes calibres tem um impacto importante sobre as características mecânicas das fibras musculares inervadas por esses motoneurônios.

Ao analisarmos as fibras musculares, dois tipos principais foram encontrados em termos de velocidade de contração: fibras de contração lenta resistentes à fadiga e fibras de contração rápida e mais fatigáveis. Essas características mecânicas de contratilidade parecem ter relação direta com as características dos motoneurônios que as inervam. Portanto, segundo o princípio do tamanho de Henneman, as fibras nervosas são recrutadas "ordenadamente" das menores (que inervam as fibras musculares menos fatigáveis, ou fibras tipo I) para as de maior calibre (que inervam fibras mais fatigáveis, ou fibras tipo II). Essa ordem de recrutamento se originou para reduzir o quadro de fadiga.[58-60]

Essa diferente fatigabilidade pode ser explicada pela distinta estrutura das fibras de contração lenta e rápida. Mais especificamente, fibras de contração lenta possuem maior quantidade de mitocôndrias em seu citoplasma, e conseguem, desse modo, gerar mais compostos energéticos (trifosfato de adenosina [ATP, do inglês *adenosine triphosphate*]) pela via chamada de aeróbica, uma vez que as mitocôndrias necessitam de oxigênio para gerar esses compostos. Entretanto, essa via é mais demorada devido à corrente de reações químicas necessárias para a geração do ATP. Além disso, tais fibras também possuem uma proteína acoplada às proteínas contráteis geradoras de força (i.e., a miosina) responsáveis pela quebra de ATP (miosina ATPase) e liberação de energia para que a força possa ser gerada pelas miosinas e transmitida para os filamentos finos.[58-60]

Já as fibras de contração rápida possuem menor quantidade de mitocôndrias por utilizarem as vias de geração de energia chamadas de anaeróbicas. Apesar de essas vias gerarem ATPs mais rapidamente, não conseguem gerar uma grande quantidade de ATPs, o que limita a ação dessas fibras e explica a sua maior fatigabilidade. Por outro lado, as fibras de contração rápida possuem maior número de miofibrilas, de modo que as fibras de contração rápida geram maior força do que as de contração lenta. Isso também significa que as unidades motoras menores, que inervam fibras de contração lenta, geram menor força, mas podem ser ativadas por mais tempo, de modo que conseguimos, por exemplo, realizar uma caminhada durante muitas horas. Já as unidades motoras maiores conseguem gerar elevados níveis de força, mas por um período curto, o que explica porque não conseguimos correr em grandes velocidades por muito tempo.[58-60]

Apesar de o princípio do tamanho de Henneman nos permitir entender o que se verifica durante o esforço voluntário, ele não ocorre durante as contrações evocadas por EENM. Elas não obedecem a esse princípio, visto que as fibras musculares são recrutadas predominantemente pela despolarização de axônios motores sob o (ou mais próximos do) eletrodo posicionado na superfície da pele.[23] Tal processo torna a contração por EENM mais fatigável quando comparada ao exercício voluntário, pois tanto as unidades motoras de contração lenta quanto as de contração rápida serão recrutadas.[23,60] Portanto, apesar de a EENM ser um componente essencial na reabilitação, a desvantagem mais comumente aceita de seu uso é o rápido início da fadiga muscular devido ao recrutamento randômico, espacialmente fixo e temporalmente sincrônico das unidades motoras.[23,61,62] No contexto em questão, torna-se imperativo realizar ajustes nos parâmetros físicos com o intuito de minimizar ou controlar a fadiga neuromuscular durante as sessões de EENM. Um método fundamental a ser adotado consiste na adaptação da frequência da corrente para um valor próximo de 20 Hz, visando à redução da fadiga neuromuscular. Ao longo das sessões de terapia, recomenda-se um aumento gradual da frequência com o propósito de intensificar a força de contração por meio do efeito de somação da força das unidades motoras resultante do aumento da frequência de estimulação, mas evitando uma fatigabilidade precoce, característica intrínseca à EENM, como anteriormente mencionado.

FAMILIARIZAÇÃO COM A EENM

A amplitude da corrente elétrica é uma variável altamente individualizada, o que torna o desconforto sensorial um fator limitante no uso da EENM. Para mitigar essa limitação, a realização de sessões de familiarização é de grande importância. Essas sessões servem não apenas para familiarizar o paciente com o tipo de estímulo, mas também para identificar a amplitude máxima tolerada por ele. Isso é fundamental no contexto do fortalecimento com EENM, uma vez que as sessões devem ser conduzidas sempre na amplitude máxima tolerada pelo paciente, a fim de manter a maior tensão muscular possível.[53]

Outro aspecto de extrema importância a ser considerado durante o processo de familiarização é a escolha da terminologia apropriada. É aconselhável evitar o uso de termos como "choquinho" ou "choque" para descrever a sensação que o paciente experimentará. Em vez disso, recomenda-se utilizar terminologia mais adequada, como "estimulação elétrica" ou "formigamento". Isso pode proporcionar uma experiência mais confortável e agradável para o paciente durante o procedimento, evitando que a palavra "choquinho" promova uma aversão do paciente à corrente elétrica utilizada na EENM.

"CARGA" OU DOSIMETRIA DE TREINAMENTO NA EENM

A "carga" dentro de um protocolo de EENM deve ser compreendida como a quantidade de energia fornecida ao sistema musculoesquelético. Nesse contexto, o parâmetro diretamente relacionado a essa "carga" é a amplitude da corrente elétrica. A modificação da amplitude da corrente deve ocorrer tanto durante uma sessão de EENM quanto entre sessões realizadas. Isso ocorre porque a amplitude é considerada a "carga" do treinamento empregado na EENM. Expandindo progressivamente a amplitude da corrente elétrica, aumentamos o campo elétrico e, consequentemente, recrutamos um maior número de unidades motoras, possibilitando, assim, a progressão do treinamento.

Primeiramente, o treinamento com EENM deve ocorrer sempre em isometria para que a dosagem do estímulo possa ser medida. Esse controle pode ser realizado por meio de dinamômetros isocinéticos, células de carga ou, de forma mais acessível na prática clínica, por um dinamômetro manual. Cada sessão de EENM deve ser iniciada pela medição da contração isométrica voluntária máxima (CIVM), com base na qual a amplitude da corrente elétrica deve ser gradualmente aumentada até atingir pelo menos 15 a 50% da CIVM. É importante mencionar que alguns estudos mostraram que a dosagem da corrente pode variar, dependendo da população em questão. Por exemplo, em pacientes ortopédicos, os valores podem variar de 15 a 50% da CIVM. Entretanto, em pacientes em unidades de terapia intensiva (UTI), as dosagens podem ser diferentes, uma vez que esses pacientes apresentam um quadro inflamatório sistêmico, e a EENM gera microlesões nas fibras musculares (também conhecidas como dano muscular), o que pode ampliar esse quadro inflamatório devido à liberação dos componentes musculares celulares (íons intracelulares, mioglobina, creatina cinase e uratos) na circulação, e estes, ao serem filtrados no glomérulo renal, podem levar à disfunção renal e a um quadro clínico de rabdomiólise. Embora poucos estudos relatem o controle da dosimetria aplicada nos protocolos de EENM, o método de registro da dosagem deve ser seguido e aplicado na prática clínica para maximizar os benefícios da EENM.[6,8]

VOLUME DE TREINAMENTO COM EENM

Por fim, é crucial prestar atenção ao número de contrações e ao volume de treinamento na utilização da EENM. Recomenda-se que, em cada sessão de fortalecimento, sejam realizadas entre 20 e 40 contrações induzidas pela EENM. Isso ocorre porque, no contexto do fortalecimento com EENM, o foco deve estar no número de contrações em vez de no tempo de terapia, uma vez que a ação da EENM produz efeitos semelhantes em nível biomolecular e morfológico em comparação ao exercício voluntário. O volume de treinamento, ou seja, o número de sessões por semana, segue a mesma linha de raciocínio. Portanto, recomenda-se a realização de três a quatro sessões por semana para otimizar o fortalecimento muscular em contexto ortopédico.[8]

Outro aspecto importante em relação ao volume de treinamento é que este volume também pode ser alterado por meio de modificações nos tempos de ativação (T_{ON}) e repouso (T_{OFF}). Uma abordagem viável é começar com contrações evocadas de maior duração e intervalos mais longos entre elas, reduzindo gradualmente esses tempos. Isso resulta no aumento do número de contrações por sessão. Nesse cenário, o volume de treinamento está diretamente relacionado com a soma do tempo total das contrações durante a sessão, conforme ilustrado no exemplo da **Tabela 3.1**.

MODULAÇÃO EM ALTA FREQUÊNCIA E PULSO LARGO E O POSICIONAMENTO DE ELETRODOS

Conforme mencionado anteriormente, a EENM é comumente realizada por meio da aplicação de eletrodos na superfície de um músculo, com a evocação de contrações musculares pelo recrutamento de unidades motoras por meio da despolarização dos axônios motores.[63-65] A ativação elétrica desses axônios pela via periférica resulta no recrutamento randômico, espacialmente fixo e temporalmente sincrônico das unidades motoras.[23,61,62] Isso significa que tanto unidades motoras pequenas quanto grandes são recrutadas. Entretanto, é importante lembrar que as fibras musculares maiores, de contração rápida e altamente fatigáveis, são recrutadas com a EENM, diferentemente do recrutamento voluntário pelo princípio do tamanho de Henneman, quando essas unidades motoras maiores são recrutadas mais tardiamente ou quando há um aumento da necessidade de geração de força voluntária. Portanto, no recrutamento voluntário, as unidades motoras resistentes à fadiga são acionadas primeiro, seguidas por unidades motoras progressivamente mais fatigáveis, à medida que a amplitude da contração aumenta.[62] Esse recrutamento organizado reduz a fatigabilidade, assegurando que as unidades motoras resistentes à fadiga produzam a maior parte do torque necessário para atividades diárias.[60] Assim, a EENM aplicada superficialmente sobre o ponto motor do músculo pode resultar em um menor recrutamento de fibras musculares resistentes à fadiga,[65] aumentando-a nas fibras musculares ativadas durante a contração evocada.[23]

Para que um programa de EENM produza contrações com uma significativa contribuição central, é necessário que a estimulação seja realizada com baixas amplitudes de pulso (em torno de 20% da contração voluntária máxima), durações de pulso longas e altas frequências aplicadas diretamente no nervo (p. ex., 100 Hz e 1.000 μs).[66] Notavelmente, quando a EENM é aplicada diretamente sobre um nervo, as contrações geradas apresentam uma considerável contribuição central, mesmo em frequências relativamente baixas.[66] Assim, a aplicação não invasiva da EENM sobre o nervo tem sido considerada uma possível solução para mitigar a

TABELA 3.1
EXEMPLO DE UM PROGRAMA DE TREINAMENTO DE EENM COM AUMENTO DO VOLUME DE TREINAMENTO POR REDUÇÃO DOS $T_{ON}:T_{OFF}$ E AUMENTO DO TEMPO TOTAL DA SESSÃO

Dia	Rampa de subida (s)	T_{ON} (s)	Rampa de descida (s)	T_{OFF} (s)	Contração/membro (min)	Contração/membro (sessão)	Tempo total de sessão (s)	Tempo total de sessão (min)	Tempo total de contração (s)
01	2	5	1	22	1,00	11,00	660	11	88,0
02	2	5	1	22	1,00	13,00	780	13	104,0
03	2	5	1	22	1,00	15,00	900	15	120,0
04	2	5	1	20	1,07	17,14	960	16	137,0
05	2	4	1	18	1,20	20,40	1020	17	142,8
06	2	4	1	16	1,30	23,47	1080	18	164,3
07	2	3	1	14	1,50	28,50	1140	19	171,0
08	2	3	1	12	1,66	33,33	1200	20	200,0
09	2	2	1	10	2,00	42,00	1260	21	210,0
10	2	2	1	08	2,30	50,76	1320	22	253,0
11	2	1	1	06	3,00	69,00	1380	23	276,0
12	2	1	1	04	3,75	90,00	1440	24	360,0
13	2	1	1	04	3,75	93,75	1500	25	391,0
14	2	1	1	02	5,00	130,00	1560	26	520,0
15	2	1	1	02	5,00	135,00	1620	27	540,0
16	2	1	1	01	6,00	168,00	1680	28	672,0

fadiga induzida pela EENM. Isso se deve ao fato de que o recrutamento de unidades motoras ocorre de forma reflexa, preferencialmente pela via central, assemelhando-se ao recrutamento voluntário, seguindo o princípio de tamanho de Henneman.[66-69]

Essa ordem de recrutamento potencialmente benéfica na utilização da EENM ocorre quando são necessárias contrações musculares prolongadas para a realização de tarefas funcionais, o que pode apresentar vantagens significativas para fins de reabilitação.[65,70] Além disso, comparado ao recrutamento por vias periféricas, o recrutamento de fibras musculares por meio de vias centrais é mais organizado e assíncrono, ocorrendo de maneira mais difusa e com uma melhor distribuição espacial.[66] Nas contrações musculares voluntárias, a descarga assíncrona das unidades motoras produz forças constantes com estímulos relativamente baixos. A estratégia de estimulação visando atingir esse comportamento assíncrono é supostamente alcançada por meio da EENM, com eletrodos aplicados sobre vários locais em um único músculo, o que resulta em uma contração combinada com taxas de estimulação relativamente baixas e retardo no início da fadiga.[71-73]

Conforme mencionado acima, resultados sugerem que a contribuição central para o recrutamento de unidades motoras poderia ser intensificada ao fornecer a estimulação elétrica em baixas intensidades de corrente (20% da CVIM) e com duração de pulso longa (cerca de 1 ms).[74] A EENM com longa duração de pulso e alta frequência (em torno de 100 Hz) é conhecida como estimulação de pulso largo e de alta frequência. Ela tem sido proposta para reduzir a fadiga por contrações evocadas e para melhorar os resultados de programas baseados em EENM para aumento de força muscular, com redução da sensação de desconforto, gerando contrações por meio de vias centrais (em somação às vias periféricas) de uma maneira mais fisiologicamente relevante em comparação à EENM convencional. Interessantemente, a EENM com pulso largo (cerca de 1 ms) gera contrações por meio das vias periféricas e centrais, sendo que os estímulos gerados por vias reflexas sensoriais são enviados ao sistema nervoso central (SNC), gerando o recrutamento pelo princípio do tamanho de Henneman, ao passo que a EENM com pulso mais curto tem um recrutamento neuromuscular com padrão periférico, ou seja, o recrutamento randômico, espacialmente fixo e temporalmente sincrônico das unidades motoras.[23,61,62] As correntes com duração de pulso mais larga ativam mais axônios sensoriais do que axônios motores, porque os axônios sensoriais têm uma curva de despolarização mais longa, isto é, pulsos mais largos são necessários para levar os axônios sensoriais ao limiar, enquanto os axônios motores têm um limiar mais curto.[75-77]

Com relação ao estado da arte dessa metodologia, é importante destacar que uma revisão sistemática recente do nosso grupo de pesquisa[4] comparou os efeitos da corrente convencional com correntes de pulso largo na fadiga causada pela contração evocada, nas adaptações de força e no desconforto percebido em populações clínicas e não clínicas em estudos de curto e longo prazos. Concluiu-se que correntes com pulso largo reduzem a fadiga apenas a curto prazo e em participantes não clínicos considerados respondedores a essa corrente, podendo exacerbar a fadiga em pacientes não respondedores. No entanto, de acordo com as recomendações GRADE (do inglês *Grading of recommendations assessment, development and evaluation* – diretrizes para avaliar a qualidade das evidências disponíveis), a qualidade das evidências foi muito baixa nos quesitos fatigabilidade e adaptações de força. Portanto, novos estudos podem alterar as conclusões apresentadas nesta revisão, e os achados atuais devem ser interpretados com cautela.

ASPECTOS PRÁTICOS E EVIDÊNCIAS CIENTÍFICAS SOBRE A EENM

A EENM apresenta desafios e limitações que devem ser considerados por pesquisadores, profissionais clínicos e pacientes, a saber:[23]

- Desconforto excessivo: é comumente relatado pelos pacientes um nível significativo de desconforto durante a aplicação da EENM, o que pode impactar negativamente a aderência ao tratamento.
- Recrutamento muscular limitado: a técnica de aplicação da EENM geralmente é limitada na capacidade de recrutar todas as unidades motoras e respectivas fibras musculares desejadas.
- Fadiga precoce: a fadiga muscular pode se instaurar rapidamente durante a EENM, restringindo sua eficácia terapêutica.

- Escolha inadequada dos parâmetros físicos da EENM: a seleção inadequada de parâmetros, como a forma e duração do pulso e a frequência e intensidade da corrente elétrica, pode prejudicar os resultados.

Uma estratégia para atenuar essas limitações reside na otimização dos parâmetros de estimulação. Isso envolve a consideração cuidadosa da forma e duração do pulso e da frequência e intensidade da corrente elétrica aplicada, adaptando-as de acordo com as necessidades individuais e as especificidades de diferentes populações. Além disso, a tensão muscular intrínseca gerada pela corrente, conhecida como força evocada, desempenha um papel crítico no êxito dos programas de EENM.[8] A influência do tipo, do tamanho e da localização dos eletrodos no desconforto percebido e na força evocada deve ser avaliada individualmente, uma vez que há uma notável variabilidade entre os indivíduos em relação à localização dos pontos motores.[22,54]

Muitos estudos têm explorado o uso da EENM para o ganho de força, seja em indivíduos saudáveis, com disfunções musculares ou mesmo em atletas de alto rendimento.[46,78,79] Entre as condições nas quais a EENM tem sido utilizada, destaca-se a redução do uso muscular, que pode ocorrer em casos pós-cirúrgicos e em pacientes críticos. Um exemplo de condição pós-cirúrgica frequentemente abordada é a lesão do ligamento cruzado anterior no joelho, uma das lesões ortopédicas mais comuns. Essa lesão pode levar a uma redução na capacidade de realizar contrações voluntárias no músculo quadríceps femoral, mesmo sem haver uma lesão direta do músculo ou do nervo. Esse fenômeno é conhecido como inibição artrogênica e pode resultar em hipotrofia e fraqueza muscular. A EENM surge como uma opção de tratamento para essas condições. Hauger e colaboradores,[80] em uma revisão sistemática, demonstraram que a adição de um programa de EENM à fisioterapia convencional parece aumentar significativamente a força do quadríceps em comparação com a realização exclusiva da fisioterapia convencional. É importante notar que o ganho inicial de força proporcionado pela EENM desempenha um papel fundamental na prevenção da inibição artrogênica e da hipotrofia muscular devido ao desuso. No entanto, os autores ressaltam a necessidade de realizar mais estudos para determinar se esses ganhos de força oferecem vantagens a longo prazo no tratamento dessas condições.

Spector e colaboradores[53] desenvolveram um algoritmo para o uso da EENM em pacientes submetidos à cirurgia ortopédica de joelho. Esse algoritmo é composto pelas seguintes estratégias:

1 **Fase de educação e familiarização (pré-cirúrgica)**: antes da cirurgia, os pacientes passam por um período de educação e familiarização com a EENM. A educação inclui o aprendizado sobre o equipamento e seu manuseio. Já a familiarização está relacionada com o tipo de estímulo, protocolo e dosagem mais adequados para o paciente.
2 **Primeira fase de tratamento (pós-cirúrgica – três semanas)**: após a cirurgia, os pacientes entram na primeira fase de tratamento, que dura três semanas. Nesta fase, são utilizados altos níveis de intensidade e volume de EENM. Os pacientes são encorajados a usar amplitudes de estimulação ajustadas ao nível mais tolerável e a realizar sessões diárias (2-3 vezes por dia), com aproximadamente 15 contrações por sessão, totalizando 10 minutos de duração. Os pacientes devem estar posicionados com o joelho flexionado entre 60° e 75°. Os parâmetros utilizados incluem durações de pulso entre 400 e 600 μs, frequências mais baixas entre 50 e 100 Hz para maximizar a produção de força, enquanto limitam a fadiga muscular precoce (relação T_{ON}:T_{OFF} de 10:30 minutos).
3 **Avaliação intermediária**: após a primeira fase, é realizada uma avaliação do paciente para determinar se a EENM está proporcionando benefícios. Caso os critérios de evolução não sejam atingidos, outras estratégias terapêuticas podem ser consideradas. No entanto, se o paciente estiver progredindo de forma satisfatória, a segunda fase do algoritmo é seguida.
4 **Segunda fase de tratamento**: esta fase é caracterizada pela aplicação de alta amplitude de corrente associada a baixo volume de treinamento. As configurações gerais permanecem

inalteradas em relação à primeira fase, mas a duração de cada sessão é aumentada para aproximadamente 15 minutos, e a frequência das sessões é reduzida para 4 a 6 vezes por semana.

Essa estratégia foi desenvolvida devido à relutância de muitos profissionais em utilizarem a EENM no pós-operatório de cirurgias ortopédicas, dificultando a sua avaliação clínica universal. Portanto, o algoritmo busca fornecer um guia estruturado para a aplicação da EENM em pacientes pós-cirúrgicos de joelho, visando otimizar os resultados do tratamento.[53]

A EENM possui uma ampla aplicação na prática clínica da fisioterapia traumato-ortopédica e é considerada um padrão-ouro quando comparada à inatividade ou ao exercício em situações de redução do uso muscular significativo ou déficit de controle motor.[81] Várias revisões sistemáticas com metanálise destacaram as vantagens da EENM em desfechos funcionais em diversas situações clínicas dentro da fisioterapia traumato-ortopédica. Alguns dos principais cenários de aplicação da EENM incluem:

- **Pós-cirurgia ligamentar e meniscal do joelho**: a EENM é eficaz para minimizar a fraqueza muscular e melhorar a funcionalidade em pacientes que passaram por cirurgias ligamentares e meniscais no joelho.[80,82]
- **Hipotrofia ou atrofia muscular progressiva**: em doenças que causam hipo ou atrofia muscular progressiva, a EENM pode preservar a massa muscular e melhorar a funcionalidade.[81,83]
- **Osteoartrite de joelho em idosos**: a EENM demonstrou benefícios na melhora da força muscular em idosos com osteoartrose de joelho.[31,84]
- **Pacientes críticos**: estudos mostraram que a EENM pode ser aplicada em pacientes críticos para reduzir a dor e melhorar a recuperação funcional.[5,85]
- **Inibição artrogênica**: a EENM é usada para aumentar a ativação muscular voluntária durante a inibição artrogênica.[86]

Um estudo notável realizado por Dirks e colaboradores[6] avaliou indivíduos submetidos a imobilização de curto prazo no joelho e acompanhados por sessões de EENM. O grupo-controle experimentou redução na área de secção transversa do quadríceps e na força muscular, enquanto o grupo que recebeu EENM não apresentou perda significativa de massa muscular. No entanto, ambos os grupos experimentaram uma redução na força muscular. Assim sendo, a EENM a curto prazo pode prevenir a perda de massa muscular, mas a preservação da força muscular pode ser mais eficaz em pacientes que usaram EENM durante o período de redução do uso muscular.

Davison e colaboradores[87] conduziram uma revisão sistemática com o objetivo de avaliar a eficácia da EENM na promoção de resultados após fraturas de quadril. Embora a evidência tenha sido limitada devido à quantidade restrita de estudos incluídos, os autores concluíram que a EENM auxilia na redução da dor, no aumento da amplitude de movimento e na intensificação da recuperação funcional após fraturas de quadril.

Hauger e colaboradores[80] realizaram uma revisão sistemática com metanálise e observaram que a EENM, quando combinada com fisioterapia padrão, resultou em um efeito significativamente maior em pacientes após reconstrução de ligamento cruzado anterior (LCA) em comparação com a fisioterapia padrão isolada. Outra revisão sistemática[88] analisou as evidências mais recentes relacionadas aos protocolos de reabilitação após cirurgia de LCA e sugeriu que o uso prolongado da EENM parece ser mais benéfico do que o seu uso a curto prazo. Além disso, Novak e colaboradores[89] forneceram novas diretrizes para os parâmetros de tratamento com EENM em pacientes com osteoartrite de joelho, destacando a importância da combinação da EENM com a ativação voluntária e a frequência, a duração de pulso e o tempo de tratamento ideais.

Uma recente revisão sistemática com metanálise[90] concluiu que a EENM no pós-operatório, quando utilizada como tratamento complementar após uma artroplastia total do joelho, pode melhorar a força muscular do quadríceps a curto e longo prazo, reduzir a dor e melhorar os resultados funcionais a médio prazo após a cirurgia. No entanto, o estudo também observou que alguns resultados não alcançaram mudanças clinicamente significativas, sugerindo a necessidade de mais pesquisas para confirmar os benefícios clínicos completos da EENM nesse contexto.

Outra recente revisão sistemática teve como objetivo investigar o impacto dos parâmetros de EENM na recuperação da força do quadríceps após cirurgia no joelho.[91] Com base nos resultados disponíveis, a revisão concluiu que existe evidência de grau B para apoiar o uso de EENM no auxílio à recuperação da força do quadríceps após cirurgia no joelho. Para alcançar efeitos de tratamento almejados, recomenda-se implementar o tratamento com EENM durante as duas primeiras semanas após a cirurgia, usando uma frequência de ≥ 50 Hz, na intensidade máxima tolerável, com uma corrente bifásica, eletrodos grandes e uma proporção de ciclo de trabalho de 1:2 a 1:3 (com rampa de 2-3 segundos de subida). No entanto, é importante observar que as evidências entre os estudos foram inconsistentes, e mais estudos de alta qualidade metodológica são necessários para fornecer orientações adicionais sobre os parâmetros de EENM para a recuperação da força do quadríceps após cirurgia no joelho.

O conjunto de investigações documentadas ao longo da exposição deste capítulo oferece fundamentos de importância substancial no que tange à aplicação da EENM para o aprimoramento da força muscular e a elevação do desempenho funcional. Esses achados devem ser considerados como alicerce crucial na decisão do protocolo a ser adotado no âmbito da prática clínica.

CONTRAINDICAÇÕES PARA O USO DA EENM

As principais contraindicações para o uso da EENM incluem:[10,34]

1. **Pacientes hipertensos e hipotensos sem controle da pressão arterial**: a EENM pode afetar o ritmo cardíaco, não sendo recomendada para pacientes cuja pressão arterial não esteja sob controle, pois pode levar a respostas cardiovasculares adversas.
2. **Pacientes obesos**: em pacientes com obesidade severa, a EENM pode não atingir a contração muscular adequada, que é geralmente definida como pelo menos 20% da contração voluntária máxima, em função da camada adiposa subcutânea de grande espessura.
3. **Região torácica**: a aplicação da EENM na região torácica pode interferir nas funções vitais dos órgãos internos, como o coração, devendo ser evitada.
4. **Pacientes com marca-passo**: a EENM pode interferir no funcionamento de marca-passos cardíacos, podendo provocar potencialmente problemas graves, como a assistolia ou fibrilação ventricular.
5. **Seios carotídeos**: a aplicação da EENM perto dos seios carotídeos pode alterar a regulação da pressão arterial e a contratilidade cardíaca, podendo causar bradicardia ou arritmias cardíacas.
6. **Áreas com distúrbios vasculares periféricos, trombose venosa profunda ou tromboflebite**: a EENM pode movimentar trombos em pacientes com distúrbios vasculares periféricos, representando um risco à saúde.
7. **Regiões com neoplasmas ou infecções**: a ação circulatória da EENM pode disseminar neoplasias ou infecções existentes na área, sendo contraindicada nessas situações.
8. **Pacientes incapazes de fornecer *feedback***: pacientes que não conseguem se comunicar ou fornecer informações sobre o estímulo recebido não são candidatos adequados para a EENM, pois a terapia requer acompanhamento e ajustes com base no *feedback* do paciente.
9. **Lesões cutâneas que abram com facilidade**: lesões cutâneas que são propensas a abrir ou romper com facilidade podem ser agravadas pela EENM, e, portanto, esta técnica deve ser evitada nessas áreas.
10. **Pacientes com problemas renais ou com processo inflamatório sistêmico e generalizado**: a EENM, principalmente quando utilizada na intensidade máxima tolerada, gera

dano muscular, com aumento de substâncias na corrente sanguínea, causando uma sobrecarga nos rins e podendo levar esses pacientes a um processo de rabdomiólise.

CONSIDERAÇÕES FINAIS

A utilização da EENM para o fortalecimento muscular é recomendada para pacientes que exibem atrofia muscular (hipotrofia) e redução do controle motor. Alguns aspectos críticos a serem considerados ao empregar esse método incluem:

- **Ajuste da intensidade da corrente elétrica**: a intensidade da corrente elétrica deve ser ajustada de forma a manter o nível de contração (limiar motor) ao longo de toda a estimulação. Idealmente, deve ser configurada para o nível de máxima percepção de desconforto tolerável pelo paciente, com a produção de contrações musculares visíveis e fortes.
- **Duração do pulso**: a duração do pulso deve ser configurada de acordo com as necessidades do paciente e preferencialmente determinada pelo eletrodiagnóstico de estímulo com o estabelecimento de valores de cronaxia, uma vez que existe uma relação direta entre esse parâmetro e a capacidade de geração de força muscular.
- **Pulsos largos e frequências na eletroestimulação neuromuscular**: estudos recentes indicam que o uso de correntes com pulsos largos pode ser benéfico na minimização da fadiga muscular. Contudo, é crucial considerar a análise sistemática detalhada que revelou que, enquanto sessões de EENM com pulsos largos e altas frequências podem diminuir a fatigabilidade muscular em indivíduos "respondedores" da população não clínica, essas mesmas condições podem intensificar a fatigabilidade em indivíduos classificados como "não respondedores".
- **Frequência da corrente**: existem certas diferenças entre correntes de baixa frequência (geralmente conhecidas como estimulação elétrica funcional [FES, do inglês *functional electrical stimulation*) e algumas correntes de média frequência (como a corrente russa e a interferencial bipolar, mas não a australiana) em termos de geração de força muscular, desconforto sensorial e adaptações musculares. Estudos recentes mostram evidências e apontam desvantagens das correntes de média frequência quando comparadas com as de baixa frequência em termos de fatigabilidade, torque evocado e eficiência neuromuscular,[37,84,92] sugerindo que a corrente pulsada é melhor do que a corrente alternada na prática clínica.
- **Localização dos pontos motores**: a localização precisa dos pontos motores é fundamental para aumentar a eficácia da EENM. O fisioterapeuta deve identificar os pontos motores corretos para estimular os músculos-alvo de forma eficaz.
- **Controle do torque isométrico**: é **obrigatório** que a EENM gere torque isométrico durante a sessão, e o fisioterapeuta deve controlar essa geração, mantendo-a geralmente entre 15 e 50% da contração máxima do paciente (**Figura 3.7**).
- **Volume de treinamento**: um programa de EENM deve, sempre que possível, utilizar uma progressão na carga mecânica gerada pelas contrações evocadas a fim de gerar as adaptações neuromusculares desejadas. Entretanto, o volume de treinamento deve ser adequado a cada condição clínica e às respostas observadas em cada paciente, ou seja, o programa de reabilitação com EENM é sempre individual.

Essas diretrizes são essenciais para garantir que o fortalecimento muscular por meio de correntes elétricas seja realizado de forma eficiente e segura. Elas contribuem significativamente para a reabilitação e o aumento da força muscular em pacientes que sofrem de atrofia muscular e déficits de controle motor. É imprescindível que um profissional de saúde qualificado faça uma avaliação minuciosa de cada paciente antes de iniciar qualquer terapia de

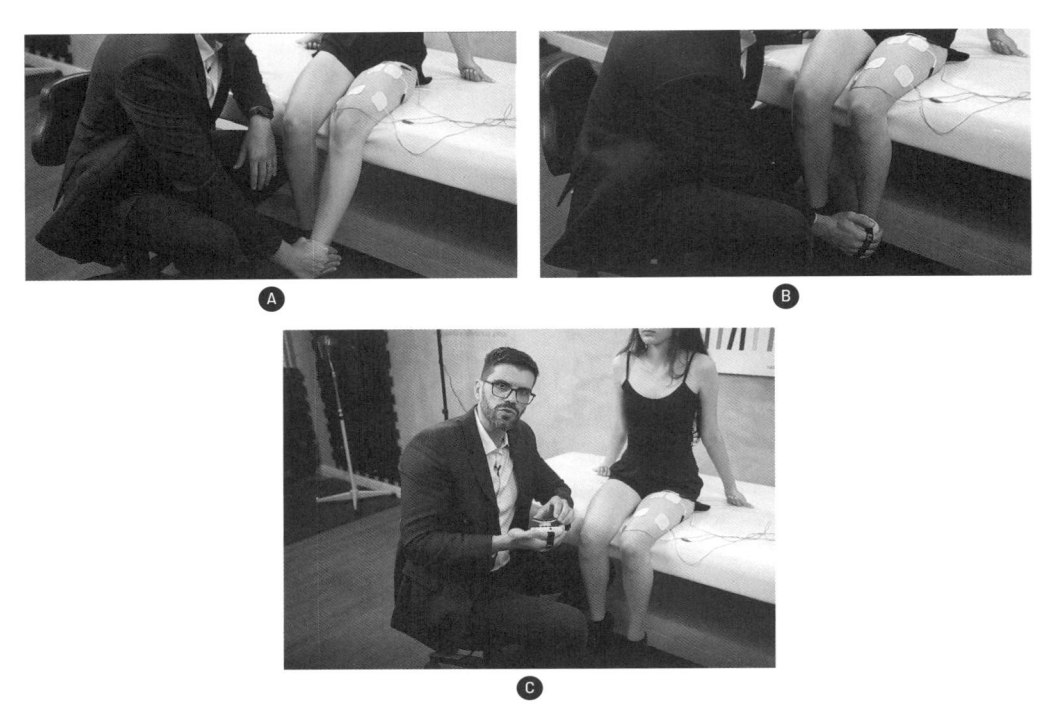

FIGURA 3.7
(**A**) Demonstração de mensuração de torque extensor da articulação do joelho pela resistência manual, com o objetivo de quantificar a CVIM e o torque evocado pela EENM. (**B**) Demonstração de mensuração de torque extensor da articulação do joelho por meio de dinamometria manual (que fornece dados quantitativos de torque), com o objetivo de quantificar a CVIM e o torque evocado pela EENM. (**C**) Demonstração dos valores mensurados durante o torque evocado.

EENM. Esta avaliação deve incluir a consideração de possíveis contraindicações, assegurando não apenas a eficácia, mas também a segurança do tratamento.

Concluímos que, neste capítulo, o objetivo primordial foi aprofundar a compreensão da base de conhecimento subjacente à aplicação da EENM, incluindo a análise da parametrização desse recurso e a elaboração de um protocolo para o fortalecimento muscular, com a finalidade de otimizar a utilização da EENM e reduzir sua subutilização na prática clínica. Para maximizar o ganho de força e o aumento da massa muscular em populações clínicas submetidas à EENM, é de extrema importância que os profissionais levem em consideração a configuração adequada dos parâmetros físicos de estimulação, bem como a preparação do paciente, incluindo a colocação dos eletrodos e o volume de treinamento. Além disso, é fundamental monitorar a geração de torque evocado durante as sessões de EENM para assegurar adaptações significativas em termos de força e massa muscular. Embora a EENM seja uma técnica amplamente empregada na prática clínica da ortopedia e traumatologia, ainda é imperativo conduzir mais estudos com uma elevada qualidade metodológica para consolidar de maneira mais robusta a sua fundamentação teórica e prática nessa área de grande relevância para a fisioterapia.

REFERÊNCIAS

1. Ward AR, Robertson VJ. The Variation in fatigue rate with frequency using KHz frequency alternating current. Med Eng Phys. 2000;22(9):637-46.
2. Veldman MP, Gondin J, Place N, Maffiuletti NA. Effects of neuromuscular electrical stimulation training on endurance performance. Front Physiol. 2016;7:544.
3. Babault N, Cometti C, Maffiuletti NA, Deley G. Does electrical stimulation enhance post-exercise performance recovery? Eur J Appl Physiol. 2011;111(10):2501-7.
4. Bastos JAI, Martins WR, Cipriano G Júnior, Collins DF, Durigan JLQ. Contraction fatigue, strength adaptations, and discomfort during conventional versus wide-pulse, high-frequency, neuromuscular electrical stimulation: a systematic review. Appl Physiol Nutr Metab. 2021;46(11):1314-21.
5. Maffiuletti NA, Roig M, Karatzanos E, Nanas S. Neuromuscular electrical stimulation for preventing skeletal-muscle weakness and wasting in critically ill patients: a systematic review. BMC Med. 2013;11:137.
6. Dirks ML, Hansen D, Van Assche A, Dendale P, Van Loon LJC. Neuromuscular electrical stimulation prevents muscle wasting in critically ill comatose patients. Clin Sci. 2015;128(6):357-65.
7. Hashida R, Matsuse H, Takano Y, Omoto M, Nago T, Shiba N. Walking exercise combined with neuromuscular electrical stimulation of antagonist resistance improved muscle strength and physical function for elderly people: a pilot study. J Phys Fitness Sport Med. 2016;5(2):195-203.
8. Maffiuletti NA, Gondin J, Place N, Stevens-Lapsley J, Vivodtzev I, Minetto MA. Clinical use of neuromuscular electrical stimulation for neuromuscular rehabilitation: what are we overlooking? Arch Phys Med Rehabil. 2018;99(4):806-12.
9. Ward AR, Shkuratova N. Russian electrical stimulation: the early experiments. Phys Ther. 2002;82(10):1019-30.
10. Robinson AJ. Clinical electrophysiology: electrotherapy and electrophysiologic testing point. Philadelphia: Lippincott Williams & Wilkins; 2008.
11. Selkowitz DM. High frequency electrical stimulation in muscle strengthening: a review and discussion. Am J Sports Med. 1989;17(1):103-11.
12. Ward AR. Electrical stimulation using kilohertz-frequency alternating current. Phys Ther. 2009;89(2):181-90.
13. Ward AR, Lucas-Toumbourou S. Lowering of sensory, motor, and pain-tolerance thresholds with burst duration using kilohertz-frequency alternating current electric stimulation. Arch Phys Med Rehabil. 2007;88(8):1036-41.
14. Halback J, Straus D. Comparison of electro-myo stimulation to Isokinetic training in increasing-power of the knee extensor mechanism. J Orthop Sports Phys Ther. 1980;2(1):20-4.
15. Kramer JF, Mendrysk SW. Electrical stimulation as a strength improvement technique: a review. J Orthop Sports Phys Ther. 1982;4(2):91-8.
16. Silva VZM, Durigan JLQ, Arena R, Noronha M, Gurney B, Cipriano G Jr. Current evidence demonstrates similar effects of kilohertz-frequency and low-frequency current on quadriceps evoked torque and discomfort in healthy individuals: a systematic review with meta-analysis. Physiother Theory Pract. 2015;31(8):533-9.
17. Okuma Y, Bergquist AJ, Hong M, Chan KM, Collins DF. Electrical stimulation site influences the spatial distribution of motor units recruited in tibialis anterior. Clin Neurophysiol. 2013;124(11):2257-63.
18. Bergquist AJ, Wiest MJ, Okuma Y, Collins DF. Interleaved neuromuscular electrical stimulation after spinal cord injury. Muscle Nerve. 2017;56(5):989-93.
19. Wiest MJ, Bergquist AJ, Collins DF. Torque, current, and discomfort during 3 types of neuromuscular electrical stimulation of tibialis anterior. Phys Ther. 2017;97(8):790-89.
20. Ainsley EN, Barss TS, Collins DF. Contraction fatigability during interleaved neuromuscular electrical stimulation of the ankle dorsiflexors does not depend on contraction amplitude. Appl Physiol Nutr Metab. 2020;45(9):948-56.
21. Carbonaro M, Seynnes O, Maffiuletti NA, Busso C, Minetto MA, Botter A. Architectural changes in superficial and deep compartments of the tibialis anterior during electrical stimulation over different sites. IEEE Trans Neural Syst Rehabil Eng. 2020;28(11):2557-65.
22. Gobbo M, Maffiuletti NA, Orizio C, Minetto MA. Muscle motor point identification is essential for optimizing neuromuscular electrical stimulation use. J Neuroeng Rehabil. 2014;11:17.
23. Maffiuletti NA. Physiological and methodological considerations for the use of neuromuscular electrical stimulation. Eur J Appl Physiol. 2010;110(2):223-34.
24. Bastos JAI, Santos AO, Santana JM, Durigan JLQ. Recomendações práticas sobre prescrição de correntes elétricas para fortalecimento muscular. In: Associação Brasileira de Fisioterapia Traumato-Ortopédica; Silva MF, Barbosa RI, organizadores. PROFISIO Programa de Atualização em Fisioterapia Traumato-Ortopédica: Ciclo 5. Porto Alegre: Artmed Panamericana; 2022. p. 137-55. (Sistema de Educação Continuada a Distância, v. 4).
25. Fröhlich M. Estimulação elétrica neuromuscular: parâmetros de corrente e reprodutibilidade de medidas para avaliação e reabilitação de pacientes críticos em unidades de terapia intensiva [Doutorado]. Porto Alegre: Universidade Federal do Rio Grande do Sul; 2018.
26. Paz IA. Is alternated current really more efficient than pulsed current in terms of neuromuscular parameters, current intensity and discomfort level? [dissertação]. Porto Alegre: Universidade Federal do Rio Grande do Sul; 2019.
27. Medeiros FV, Vieira A, Carregaro RL, Bottaro M, Maffiuletti NA, Durigan JLQ. Skinfold thickness affects the isometric knee extension torque evoked by neuromuscular electrical stimulation. Braz J Phys Ther. 2015;19(6):466-72.
28. Cavalcante JGT, Marqueti RC, Geremia JM, Sousa Neto IV, Baroni BM, Silbernagel KG, et al. The effect of quadriceps muscle length on maximum neuromuscular electrical stimulation evoked contraction, muscle architecture, and tendon-aponeurosis stiffness. Front Physiol. 2021;12:633589.
29. Kulig K, Andrews JG, Hay JG. Human strength curves. Exerc Sport Sci Rev. 1984;12(1):417-66.

30. Vaz MA, Silva Júnior DP, Arampatzis A, Herzog W. Chamada pública MCT/FINEP/Ação Transversal: Tecnologias Assistivas: 09/2005. Diagnóstico e tratamento da inibição muscular dos músculos extensores de joelho em idosos. Rio de Janeiro: FINEP; 2005.
31. Vaz MA, Baroni BM, Geremia JM, Lanferdini FJ, Mayer A, Arampatzis A, et al. Neuromuscular electrical stimulation (NMES) reduces structural and functional losses of quadriceps muscle and improves health status in patients with knee osteoarthritis. J Orthop Res. 2013;31(4):511-6.
32. Vaz MA, Fröhlich M, Silva Júnior DP, Schildt A, Thomé PRO, Muller AF, et al. Development and reliability of a new system for bedside evaluation of non-volitional knee extension force. Med Eng Phys. 2021;98:28-35.
33. Alon G, Dedomeico G. High voltage stimulation: an integrated approach to clinical electrotherapy. Chattanooga: Chattanooga Corp; 1987.
34. Robertson V, Ward A, Low J, Reed A. Eletroterapia explicada: princípios e prática. 4. ed. Rio de Janeiro: Elsevier; 2009.
35. Maffiuletti NA, Minetto MA, Farina D, Bottinelli R. Electrical stimulation for neuromuscular testing and training: state-of-the art and unresolved issues. Eur J Appl Physiol. 2011;111(10):2391-7.
36. Delitto A, Strube MJ, Shulman AD, Minor SD. A study of discomfort with electrical stimulation. Phys Ther. 1992;72(6):410-21.
37. Vaz MA, Frasson VB. Low-frequency pulsed current versus kilohertz-frequency alternating current: a scoping literature review. Arch Phys Med Rehabil. 2018;99(4):792-805.
38. Collins DF, Burke D, Gandevia SC. Sustained contractions produced by plateau-like behaviour in human motoneurones. J Physiol. 2022;538(Pt 1):289-301.
39. Collins DF. Central contributions to contractions evoked by tetanic neuromuscular electrical stimulation. Exerc Sport Sci Rev. 2007;35(3):102-9.
40. Veale JL, Mark RF, Rees S. Differential sensitivity of motor and sensory fibres in human ulnar nerve. J Neurol Neurosurg Psychiatry. 1973;36(1):75-86.
41. Lagerquist O, Walsh LD, Blouin JS, Collins DF, Gandevia SC. Effect of a peripheral nerve block on torque produced by repetitive electrical stimulation. J Appl Physiol. 2009;107(1):161-7.
42. Liebano RE, Rodrigues TA, Murazawa MT, Ward AR. The influence of stimulus phase duration on discomfort and electrically induced torque of quadriceps femoris. Braz J Phys Ther. 2013;17(5):479-86.
43. Ward AR, Chuen WLH. Lowering of sensory, motor and pain-tolerance thresholds with burst duration using kilohertz-frequency alternating current electric stimulation: part II. Arch Phys Med Rehabil. 2009;90(9):1619-27.
44. Lee SCK, Russ DW, Binder-MacLeod SA. Force-frequency relation of skeletal muscle. In: Binder MD, Hirokawa N, Windhorst U, editors. Encyclopedia of neuroscience. Berlin: Springer; 2009. p. 1608-11.
45. Ward AR, Oliver WG, Buccella D. Wrist extensor torque production and discomfort associated with low-frequency and burst-modulated kilohertz-frequency currents. Phys Ther. 2006;86(10):1360-7.
46. Dantas LO, Vieira A, Siqueira AL Jr., Salvini TF, Durigan JLQ. Comparison between the effects of 4 different electrical stimulation current waveforms on isometric knee extension torque and perceived discomfort in healthy women. Muscle Nerve. 2015;51(1):76-82.
47. Medeiros FV, Bottaro M, Vieira A, Lucas TP, Modesto KA, Bo APL, et al. Kilohertz and low-frequency electrical stimulation with the same pulse duration have similar efficiency for inducing isometric knee extension torque and discomfort. Am J Phys Med Rehabil. 2017;96(6):388-94.
48. Damo NLP, Modesto KA, Sousa Neto IV, Bottaro M, Babault N, Durigan JLQ. Effects of different electrical stimulation currents and phase durations on submaximal and maximum torque, efficiency, and discomfort: a randomized crossover trial. Braz J Phys Ther. 2021;25(5):593-600.
49. Oliveira PFA, Durigan JLQ, Modesto KAG, Bottaro M, Babault N. Neuromuscular fatigue after low- and medium-frequency electrical stimulation in healthy adults. Muscle Nerve. 2018;58(2):293-9.
50. Modesto KAG, Oliveira PFA, Fonseca HG, Azevedo KP, Guzzoni V, Bottaro M, et al. Russian and low-frequency currents induced similar neuromuscular adaptations in soccer players: a randomized controlled trial. J Sport Rehabil. 2019;29(5):594-601.
51. Ward AR, Robertson VJ, Ioannou H. The effect of duty cycle and frequency on muscle torque production using kilohertz-frequency range alternating current. Med Eng Phys. 2004;26(7):569-79.
52. Modesto KAG, Bastos JAI, Vaz MA, Durigan JLQ. Effects of kilohertz frequency, burst duty cycle, and burst duration on evoked torque, perceived discomfort and muscle fatigue: a systematic review. Am J Phys Med Rehabil. 2023;102(2):175-83.
53. Spector P, Laufer Y, Gabyzon ME, Kittelson A, Lapsley JS, Maffiuletti NA. Neuromuscular electrical stimulation therapy to restore quadriceps muscle function in patients after orthopaedic surgery: a novel structured approach. J Bone Joint Surg Am. 2016;98(23):2017-24.
54. Botter A, Oprandi G, Lanfranco F, Allasia S, Maffiuletti NA, Minetto MA. Atlas of the muscle motor points for the lower limb: implications for electrical stimulation procedures and electrode positioning. Eur J Appl Physiol. 2011;111(10):2461-71.
55. Henneman E. Relation between size of neurons and their susceptibility to discharge. Science. 1957;126(3287):1345-7.
56. Henneman E, Somjen G, Carpenter DO. Excitability and inhibitability of motoneurons of different sizes. J Neurophysiol. 1965;28(3):599-620.
57. Henneman E, Somjen G, Carpenter DO. Functional significance of cell size in spinal motoneurons. J Neurophysiol. 1965;28:560-80.
58. Calancie B, Bawa P. Recruitment order of motor units during the stretch reflex in man. Brain Res. 1984;292(1):176-8.
59. Contessa P, De Luca CJ. Neural control of muscle force: indications from a simulation model. J Neurophysiol. 2013;109(6):1548-70.
60. Barss TS, Ainsley EN, Claveria-Gonzalez FC, Luu MJ, Miller DJ, Wiest MJ, et al. Utilizing physiological principles of motor unit recruitment to reduce fatigability of electrically-evoked contractions: a narrative review. Arch Phys Med Rehabil. 2018;99(4):779-91.

61. Vanderthommen M, Depresseux JC, Dauchat L, Degueldre C, Croisier JL, Crielaard JM. Spatial distribution of blood flow in electrically stimulated human muscle: a positron emission tomography study. Muscle Nerve. 2000;23(4):482-9.
62. Gregory CM, Bickel CS. Recruitment patterns in human skeletal muscle during electrical stimulation. Phys Ther. 2005;85(4):358-64.
63. Kukulka CG. Electrophysiological testing and electrical stimulation in neurological rehabilitation. In: Gersh MR, editor. Electrotherapy in rehabilitation. Philadelphia: Davis; 1994.
64. Baker LL. Neuromuscular electrical stimulation: a practical guide. Downey: Los Amigos Research & Education Institute; 2000.
65. Bergquist AJ, Clair JM, Collins DF. Motor unit recruitment when neuromuscular electrical stimulation is applied over a nerve trunk compared with a muscle belly: triceps surae. J Appl Physiol. 2011;110(3):627-37.
66. Bergquist AJ, Clair JM, Lagerquist O, Mang CS, Okuma Y, Collins DF. Neuromuscular electrical stimulation: implications of the electrically evoked sensory volley. Eur J Appl Physiol. 2011;111(10):2409-26.
67. Henneman E, Olson CB. Relations between structure and function in the design of skeletal muscles. J Neurophysiol. 1965;28:581-98.
68. Buchthal F, Schmalbruch H. Contraction times of twitches evoked by H-reflexes. Acta Physiol Scand. 1970;80(3):378-82.
69. Trimble MH, Enoka RM. Mechanisms underlying the training effects associated with neuromuscular electrical stimulation. Phys Ther. 1991;71(4):273-82.
70. Collins DF, Burke D, Gandevia SC. Large involuntary forces consistent with plateau-like behavior of human motoneurons. J Neurosci. 2001;21(11):4059-65.
71. Popovic LZ, Malesevic NM. Muscle fatigue of quadriceps in paraplegics: comparison between single vs. multi-pad electrode surface stimulation. Annu Int Conf IEEE Eng Med Biol Soc. 2009;2009:6785-8.
72. Hughes AC, Guo L, DeWeerth SP. Interleaved multichannel epimysial stimulation for eliciting smooth contraction of muscle with reduced fatigue. Annu Int Conf IEEE Eng Med Biol Soc. 2010:6226-9.
73. Malešević NM, Popović LZ, Schwirtlich L, Popović DB. Distributed low-frequency functional electrical stimulation delays muscle fatigue compared to conventional stimulation. Muscle Nerve. 2010;42(4):556-62.
74. Bickel CS, Gregory CM, Dean J. C. Motor unit recruitment during neuromuscular electrical stimulation: a critical appraisal. Eur J Appl Physiol. 2011;111(10):2399-407.
75. Gondin J, Duclay J, Martin A. Soleus- and gastrocnemii-evoked V-wave responses increase after neuromuscular electrical stimulation training. J Neurophysiol. 2006;95(6):3328-35.
76. Theurel J, Lepers R, Pardon L, Maffiuletti NA. Differences in cardiorespiratory and neuromuscular responses between voluntary and stimulated contractions of the quadriceps femoris muscle. Respir Physiol Neurobiol. 2007;157 (2-3):341-7.
77. Neyroud D, Dodd D, Gondin J, Maffiuletti NA, Kayser B, Place N. Wide-pulse-high-frequency neuromuscular stimulation of triceps surae induces greater muscle fatigue compared with conventional stimulation. J Appl Physiol. 2014;116(10):1281-9.
78. Maffiuletti NA, Cometti G, Amiridis IG, Martin A, Pousson M, Chatard JC. The effects of electromyostimulation training and basketball practice on muscle strength and jumping ability. Int J Sports Med. 2000;21(6):437-43.
79. Billot M, Martin A, Paizis C, Cometti C, Babault N. Effects of an electrostimulation training program on strength, jumping, and kicking capacities in soccer players. J Strength Cond Res. 2010;24(5):1407-13.
80. Hauger AV, Reiman MP, Bjordal JM, Sheets C, Ledbetter L, Goode AP. Neuromuscular electrical stimulation is effective in strengthening the quadriceps muscle after anterior cruciate ligament surgery. Knee Surg Sports Traumatol Arthrosc. 2018;26(2):399-410.
81. Jones S, Man WDC, Gao W, Higginson IJ, Wilcock A, Maddocks M. Neuromuscular electrical stimulation for muscle weakness in adults with advanced disease. The Cochrane Database Syst Rev. 2016;10(10):CD009419.
82. Kim KM, Croy T, Hertel J, Saliba S. Effects of neuromuscular electrical stimulation after anterior cruciate ligament reconstruction on quadriceps strength, function, and patient-oriented outcomes: a systematic review. J Orthop Sports Phys Ther. 2010;40(7):383-91.
83. Hill K, Cavalheri V, Mathur S, Roig M, Janaudis-Ferreira T, Robles P, et al. Neuromuscular electrostimulation for adults with chronic obstructive pulmonary disease. Cochrane Database Syst Rev. 2018;5(5):CD010821.
84. Bispo VA, Bastos JAI, Almeida CC, Modesto KAG, Dantas LO, Cipriano G Jr, et al. The effects of neuromuscular electrical stimulation on strength, pain, and function in individuals with knee osteoarthritis: a systematic review with meta-analysis. Fisioter Pesqui. 2021;28(4):416-26.
85. García-Pérez-de-Sevilla G, Sánchez-Pinto Pinto B. Effectiveness of physical exercise and neuromuscular electrical stimulation interventions for preventing and treating intensive care unit-acquired weakness: a systematic review of randomized controlled trials. Intensive Crit Care Nurs. 2023;74:103333.
86. Harkey MS, Gribble PA, Pietrosimone BG. Disinhibitory interventions and voluntary quadriceps activation: a systematic review. J Athl Train. 2014;49(3):411-21.
87. Davison P, Wilkinson R, Miller J, Auais M. A systematic review of using electrical stimulation to improve clinical outcomes after hip fractures. Physiother Theory Pract. 2022;38(12):1857-75.
88. Nelson C, Rajan L, Day J, Hinton R, Bodendorfer BM. Postoperative rehabilitation of anterior cruciate ligament reconstruction: a systematic review. Sports Med Arthrosc Rev. 2021;29(2):63-80.
89. Novak S, Guerron G, Zou Z, Cheung G, Berteau JP. New guidelines for electrical stimulation parameters in adult patients with knee osteoarthritis based on a systematic review of the current literature. Am J Phys Med Rehabil. 2020;99(8):682-8.
90. Peng L, Wang K, Zeng Y, Wu Y, Si H, Shen B. Effect of neuromuscular electrical stimulation after total knee arthroplasty: a systematic review and meta-analysis of randomized controlled trials. Front Med. 2021;8:779019.
91. Conley CEW, Mattacola CG, Jochimsen KN, Dressler EV, Lattermann C, Howard JS. A comparison of neuromuscular electrical stimulation parameters for postoperative

quadriceps strength in patients after knee surgery: a systematic review. Sports Health. 2021;13(2):116-27.

92. Paz IA, Sonda FC, Fröhlich M, Durigan JLQ, Vaz, MA. Kilohertz-frequency alternating current induces less evoked torque and less neuromuscular efficiency than pulsed current in healthy people: a randomized crossover trial. J Sport Rehabil. 2023;32(5):540-8.

4

Estimulação elétrica nervosa transcutânea para alívio da dor

JOSIMARI MELO DESANTANA
KATHLEEN ANN SLUKA

RESUMO

A estimulação elétrica nervosa transcutânea (TENS, do inglês *transcutaneous electrical nerve stimulation*) é uma corrente elétrica para alívio de dores agudas e crônicas de forma não invasiva, de simples uso, baixo custo e com poucos efeitos adversos. A TENS promove analgesia por meio da ativação de diferentes estruturas nos sistemas nervosos central (córtex, substância cinzenta periaquedutal, bulbo, medula espinal), nervoso periférico e autônomo; de vias ascendentes e descentes no sistema nervoso; de vias opioidérgicas em estruturas neurais periféricas e centrais; de vias não opioidérgicas (serotoninérgica, noradrenérgica, muscarínicas); bem como controla mecanismos inflamatórios. Dessa forma, a TENS reduz hiperalgesia primária e secundária, como também alodinia, promovendo redução de sensibilização periférica e central. Clinicamente, a adequação de parâmetros como frequência e intensidade de estimulação é imprescindível. Alta e baixa frequências ativam receptores opioides delta (δ) e mi (μ), respectivamente, e podem ser utilizadas tanto para tratamento de dores agudas como crônicas. Intensidade de estimulação mais alta promove maior magnitude de efeito analgésico. Quando tais parâmetros de estimulação são mantidos constantes, ocorre o desenvolvimento de tolerância analgésica após administrações repetidas. Porém, a variação de frequência e intensidade otimiza o efeito analgésico e retarda a perda de eficácia. Melhores efeitos terapêuticos para alívio da dor são observados quando a TENS é aplicada simultaneamente ao movimento. Evidências científicas mostram eficácia da TENS para redução de dor e melhora de função em uma série de condições de dor aguda e crônica, com efeitos controversos e inconclusivos em alguns casos, geralmente atribuídos a inadequações metodológicas e de interpretação de dados.

Palavras-chave: Estimulação elétrica nervosa transcutânea; dor; ortopedia; prática clínica baseada em evidências.

HISTÓRICO DA TENS

Os seres humanos têm feito uso da energia elétrica para fins terapêuticos há milênios. Os primeiros relatos datam de 2.750 a.C., quando os egípcios usavam peixe-elétrico para alívio da dor. Alguns séculos mais tarde, Aristóteles (384 a.C.-322 a.C.) também experimentou a técnica e descreveu a sensação resultante como "dormência",[1] já que o termo analgesia ainda não existia.

A TENS é uma intervenção não farmacológica, não invasiva, segura e de baixo custo, com mínimos efeitos adversos comprovados e contraindicações. Por meio dela é realizada a aplicação de corrente elétrica de baixa voltagem na pele para alívio da dor, podendo ser feita pelo paciente ou por fisioterapeutas.

Os primeiros protótipos disponíveis de TENS datam dos anos 1800,[2] porém a fundamentação teórica emergiu apenas em 1965, quando Melzack e Wall publicaram a teoria das comportas da dor.[3] Embora muitos médicos ainda se embasem nessa teoria para justificar os mecanismos de ação da TENS, alguns resultados de estudos experimentais refutam sua total credibilidade para respaldar tais mecanismos, como: a permanência do efeito analgésico da TENS após cessação do estímulo elétrico; o efeito analgésico da TENS como parcialmente prevenido pela espinalização; e a TENS na redução da hiperalgesia secundária.

Interessantemente, Shealy e Maurer[4] começaram a usar a TENS para tratar seus pacientes com dor crônica que recebiam tratamento por meio de estimulação da medula espinal (EME), mostrando que eles responderam melhor à TENS e ressaltando, assim, seu potencial como uma modalidade viável para manejo clínico da dor. Um equipamento com parâmetros físicos de TENS geralmente disponibiliza controles como frequência, duração e amplitude de pulso, e tipo de saída da corrente. A frequência é o número de pulsos elétricos liberados por segundo, sendo registrada em Hertz (Hz). A duração de pulso é a duração de cada pulso, registrada em microssegundos ou milissegundos (μs ou ms). Já a amplitude de pulso se refere à força de saída da corrente elétrica, registrada em miliampères (mA) ou voltagem (V), se o aparelho produzir corrente constante ou voltagem constante, respectivamente. O tipo de saída, contudo, se refere ao padrão físico pelo qual a corrente elétrica é liberada. O padrão constante produz pulsos constantes ao longo do tempo. O padrão *burst* produz trens (*burst*) de pulso. O padrão modulado significa que os pulsos são liberados de forma que um ou diversos parâmetros são variados de forma cíclica (ver mais detalhes sobre correntes elétricas no Capítulo 1).

A consideração da frequência é de primordial importância na busca pela obtenção de uma dose terapêutica adequada. No entanto, deve-se destacar que a percepção do estímulo pelo paciente, resultante da variação na amplitude do pulso, desempenha um papel igualmente relevante. Adicionalmente, é importante observar que, apesar da ampla discussão na literatura científica sobre frequência e intensidade, diversos outros parâmetros também se revelam essenciais no contexto da dose terapêutica, sobretudo o tempo de estimulação e a duração do pulso. Os modos de frequência anteriormente chamados de TENS convencional e de TENS acupuntural mais recentemente são reconhecidos como TENS de alta (> 50 Hz) e de baixa (1-10 Hz) frequência, respectivamente. Acreditava-se que a TENS convencional (atualmente chamada de TENS de alta frequência) promovia analgesia por meio da teoria das comportas, enquanto a TENS acupuntural (atualmente denominada TENS de baixa frequência) produzia alívio da dor por meio da ativação de mecanismos opioidérgicos. Ademais, há muitos anos, entendia-se que a TENS de alta e de baixa frequência deveria ser prescrita, respectivamente, para dores agudas e crônicas. Porém, evidências científicas das últimas três décadas modificaram consideravelmente a compreensão sobre o assunto.

Ao contrário das concepções que alguns fisioterapeutas podem ter adquirido durante sua formação acadêmica e prática clínica, é importante destacar que a determinação da intensidade sensorial ideal não se restringe a alcançar a sensação máxima de conforto percebida pelo paciente somente no início do tratamento ou a manter uma intensidade fixa ao longo de todo o atendimento. Em vez disso, é aconselhável regular a intensidade da corrente a cada intervalo de 5 minutos, com o propósito de evitar que o paciente se habitue ao estímulo. Quando o paciente relata atingir a sensação máxima suportável, o fisioterapeuta deve interromper o aumento da intensidade. No entanto, em intervalos regulares de tempo, geralmente a cada 5 minutos, é necessário solicitar novamente o *feedback* do paciente. Caso seja necessário, a intensidade deve ser ajustada, permitindo, desse modo, a determinação da dose terapêutica em cada sessão de tratamento.

MECANISMOS DE AÇÃO DA TENS

A teoria das comportas da dor e a da liberação de opioides endógenos têm sido constantemente utilizadas como teorias para justificar o efeito analgésico da TENS. A teoria do portão espinal ainda é a mais comumente utilizada entre médicos para explicar a inibição da dor, em que a estimulação de fibras de largo diâmetro na periferia inibiria respostas evocadas e fibras nociceptivas no corno dorsal da medula. Entretanto, em animais que foram espinalizados para remover as vias inibitórias descendentes, a inibição de hiperalgesia mediada pela TENS de alta frequência ainda ocorre, mas é reduzida em 50%,[5] sugerindo que tanto a inibição segmentar quanto a descendente estão envolvidas na analgesia produzida pela TENS.

De forma muito relevante, os estudos pré-clínicos e clínicos para identificação dos mecanismos de ação analgésica da TENS têm evoluído bastante nos últimos 30 anos e comprovam ação da TENS tanto no sistema nervoso periférico como no central, em níveis espinal e encefálico. Estudos em modelos animais de dor revelaram estruturas anatômicas e vias farmacológicas que medeiam a analgesia produzida pela TENS.[6] Os dados de pesquisas produzidas nas últimas décadas mostram que diferentes frequências de TENS promovem analgesia por meio de ações em distintas vias, neurotransmissores e receptores (tanto opioidérgicos como não opioidérgicos, a exemplo dos sistemas serotoninérgico, muscarínico e adrenérgico), assim como a ocorrência da redução de neurotransmissores excitatórios, como glutamato, aspartato e substância P, e aumento de neurotransmissores inibitórios, como ácido gama-aminobutírico (GABA, do inglês *gamma-aminobutyric acid*) e dopamina. A síntese dos principais mecanismos de ação está apresentada na **Tabela 4.1**.

ATIVIDADE NEURONAL PRODUZIDA PELA TENS

Pesquisas robustas sobre mecanismos de ação da TENS têm sido desenvolvidas nos últimos 30 anos, evidenciando que ela promove analgesia por meio da ativação de vias neuronais ascendentes e descendentes inibitórias, envolvendo a participação de diferentes estruturas nos sistemas nervosos central, periférico e autônomo, receptores e neurotransmissores. Além disso, a TENS ativa fibras aferentes primárias cutâneas (pele) e profundas (articulação) de largo diâmetro (Aβ), as quais mandam informações sensoriais via corno dorsal da medula espinal para ativar áreas envolvidas na via inibitória descendente da dor. O bloqueio de atividade em estruturas como córtex, substância cinzenta periaquedutal, bulbo e medula espinal está envolvido no alívio da dor promovida pela TENS.

A TENS reduz a resposta a estímulos nocivos periféricos e diminui a excitabilidade neuronal espinal. Em animais sem lesão tissular, TENS de alta ou de baixa frequência promove aumento da latência térmica, elevando a capacidade de responder a estímulos térmicos nocivos,[7] e a atividade dos neurônios no corno dorsal na medula espinal é reduzida.[8-12] Ambas as frequências de TENS também promovem redução de hiperalgesia em diversos modelos

TABELA 4.1
SÍNTESE DOS PRINCIPAIS MECANISMOS DE AÇÃO DA TENS DE ALTA E DE BAIXA FREQUÊNCIA ENVOLVENDO ESTRUTURAS ANATÔMICAS, RECEPTORES E NEUROTRANSMISSORES

Mecanismo		TENS de baixa frequência		TENS de alta frequência	
		Ação	Local	Ação	Local
Ação biológica	Reduz hiperalgesia primária	+		+	
	Reduz hiperalgesia secundária	+		+	
	Reduz alodinia				
	Reduz sensibilização periférica	+		+	
	Reduz sensibilização central	+		+	
	Reduz somação temporal	+		+	
	Restaura modulação condicionada da dor	+		+	
Estruturas	Ativa fibras aferentes	+		+	
	Ativa córtex	+		−	
	Ativa SCP	+		+	
	Ativa bulbo	+		+	
	Inibição espinal	+		+	
	Inibição periférica	+		+	
	LCS	+β-endorfina e metionina--encefalina		NT	
	Sangue	+	S	NT	
	Ativa SNA	+	P	+	P

[Continua]

TABELA 4.1
SÍNTESE DOS PRINCIPAIS MECANISMOS DE AÇÃO DA TENS DE ALTA E DE BAIXA FREQUÊNCIA ENVOLVENDO ESTRUTURAS ANATÔMICAS, RECEPTORES E NEUROTRANSMISSORES

Mecanismo		TENS de baixa frequência		TENS de alta frequência	
		Ação	Local	Ação	Local
Receptores	Ativa receptor opioide	+μ	C/B/ME/P	+δ	B/ME
	Ativa receptor de serotonina	+5-HT2 e 5-HT3	–		
	Ativa receptor de noradrenalina central	–	ME	–	ME
		+α_2-adrenérgico	P	+α_2-adrenérgico	P
	Ativa acetilcolina	+M1, M3	ME	+M1, M3	ME
Neurotransmissores	Ativa GABAA	+	ME	+	ME
	Reduz glutamato	+	ME	–	
	Reduz SP	NT		+	ME/P
	Reduz aspartato	–		+	ME
Proteínas	Reduz citocinas pró-inflamatórias e PGE2	NT		+	ME
	Reduz fosforilação de ERK	NT		+	ME

TENS, estimulação elétrica nervosa transcutânea; SCP, substância cinzenta periaquedutal; LCS, líquido cerebrospinal; SNA, sistema nervoso autônomo; GABA$_A$, receptor de ácido aminobutírico A; SP, substância P; PGE2, prostaglandina E2; ERK, proteína regulada por sinais extracelulares; 5-HT, receptor de serotonina ou 5-hidroxitriptamina; M, receptor muscarínico; C, córtex; B, bulbo; ME, medula espinal; P, periferia; NT, não testado.

animais de dor, tal como aqueles que produzem inflamação na pele, na articulação ou no músculo, mimetizando dor nociceptiva inflamatória; incisão local reproduzindo dor pós-operatória; lesão nervosa periférica mimetizando dor neuropática.[13-21] Tanto a alta quanto a baixa frequência de TENS promovem redução de hiperalgesia mecânica primária e secundária, hiperalgesia térmica e alodinia.[13-21]

A aplicação da TENS atenua a resposta a estímulos nocivos periféricos e diminui a excitabilidade neuronal na medula espinal.[7] Em experimentos com animais que não apresentavam lesões teciduais, tanto a TENS de alta frequência quanto a de baixa frequência resultaram em aumento da latência térmica, o que, por sua vez, melhorou a capacidade de resposta a estímulos térmicos nocivos. Além disso, a atividade neuronal no corno dorsal da medula espinal foi reduzida.[8-12] Ambas as frequências de TENS também se revelaram eficazes na redução da hiperalgesia em diversos modelos animais de dor, os quais incluem aqueles que induzem inflamação na pele, na articulação ou no músculo, simulando a dor nociceptiva inflamatória, bem como modelos que reproduzem a dor pós-operatória após incisão local e dor neuropática causada por lesão nervosa periférica.[13-21] Tanto a TENS de alta frequência quanto a de baixa frequência demonstraram a capacidade de reduzir a hiperalgesia mecânica primária e secundária, a hiperalgesia térmica e a alodinia.[13-21]

A TENS produz efeitos difusos ou sistêmicos ao reduzir hiperalgesia secundária em modelo de dor nociceptiva por meio de inflamação muscular crônica que se alastra para a região contralateral, onde a aplicação dela, seja no músculo inflamado ou no contralateral, produz aumento do limiar nociceptivo. Ambas as frequências de TENS também reduzem a excitabilidade espinal a estímulos inócuos ou nocivos após inflamação periférica.[22] Em modelo de dor neuropática, similarmente, ambas as faixas de frequência diminuem hiperalgesia, alodinia e excitabilidade neuronal espinais características nesses modelos.[16,23] Dessa forma, verifica-se que a TENS tem efeito analgésico em animais não expostos a modelos de dor, reduz hiperalgesia primária e secundária, assim como alodinia em animais em diferentes modelos de dor nociceptiva e neuropática, e reduz a sensibilização central.

Um complexo circuito neural é ativado em resposta às TENS de alta e de baixa frequência que usam a via opioidérgica descendente inibitória (que inclui a substância cinzenta periaquedutal, o bulbo e a medula espinal) por meio da redução da liberação de glutamato, aumento de GABA, opioides endógenos e acetilcolina, resultando em redução da nocicepção e, consequentemente, diminuição da dor. A TENS ativa a via inibitória descendente, reduz a liberação de neurotransmissores excitatórios, citocinas e potencializa a sinalização intracelular. Pelo menos em parte, o efeito analgésico da TENS também é mediado por ações das fibras aferentes primárias e por modulação da atividade autonômica periférica. A TENS pode envolver mudanças na atividade simpática utilizando receptores α_2-adrenérgicos locais e receptores opioides µ.

ATIVAÇÃO DE FIBRAS AFERENTES PELA TENS

Estudos com animais e humanos estimulados com TENS revelaram ativação de fibras nervosas aferentes primárias. Em humanos, o registro da atividade de nervo mediano mostrou que alta (100 Hz) e baixa (4 Hz) frequências em intensidade sensorial máxima estimula somente fibras Aβ. Entretanto, baixa frequência pode estimular fibras Aδ em intensidade acima da máxima tolerável.[24] Em animais, tanto a alta como a baixa frequência em intensidade sensorial ou motora estimulam somente fibras Aβ.[25]

Alternativamente ao que se pensava sobre o papel das fibras aferentes cutâneas, um estudo pré-clínico com animais com inflamação no joelho sugere que a TENS pode ser aplicada em intensidade sensorial alta o suficiente para ativar fibras aferentes Aβ profundas a fim de promover analgesia. Anestésico local (lidocaína) foi aplicado na pele sob os eletrodos ou na articulação do joelho antes da TENS de alta ou de baixa frequência e intensidade sensorial. A TENS foi eficaz (comparada ao controle do anestésico) quando os animais tiveram fibras cutâneas anestesiadas com lidocaína, mas foi ineficaz quando os aferentes mais profundos foram anestesiados no joelho, sugestionando um papel das fibras aferentes primárias profundas na analgesia mediada pela TENS.[25]

MECANISMOS DE AÇÃO SUPRAESPINAL DA TENS

Em macacos, imagens de tomografia por emissão de pósitrons (PET, do inglês *positron emission tomography*) mostram aumento do receptor opioide µ em distintas regiões do córtex envolvidas no processamento da dor após eletroestimulação com TENS de baixa frequência apenas, como córtex somatossensorial, córtex cingulado anterior, amígdala, núcleo caudado e putâmen.[26] Em concordância com esses achados, estudos com humanos mostram que baixas doses de naloxona impedem o efeito analgésico da TENS de baixa frequência.[27]

Estudos mostram que o efeito da TENS de alta e de baixa frequência foi prevenido pelo bloqueio de receptores opioides δ e μ, respectivamente, na região rostroventromedial do bulbo,[28] como também pelo bloqueio da transmissão sináptica na substância cinzenta periaquedutal,[29] suportando o papel de vias supraespinais na analgesia mediada pela TENS. Em animais com inflamação no joelho, mimetizando artrite reumatoide, o bloqueio de receptores opioides δ ou μ na região rostroventromedial do bulbo reverte a analgesia produzida pela TENS de alta ou de baixa frequência, respectivamente.[28] Aplicação diariamente repetida de TENS de alta ou de baixa frequência em intensidade motora produz tolerância analgésica (redução de eficácia analgésica) à TENS usando receptores opioides δ ou μ.[30] Essa participação do sistema opioidérgico na analgesia promovida pela TENS já foi confirmada em ensaios clínicos em pacientes submetidos a procedimento cirúrgico de laminectomia.[31] Além disso, em indivíduos com dor crônica, altas doses de naloxona (antagonista de receptor opioide) impediram o alívio da dor produzido pela TENS de alta frequência.[32] Dessa forma, fica evidente que a TENS ativa vias inibitórias clássicas no sistema nervoso central com base em seletividade de ativação de receptores opioides δ e μ.

Está bem estabelecido que o efeito da TENS de alta frequência também tem sido associado à regulação de peptídeos opioides em seres humanos. Essa modalidade de TENS mostrou aumento das concentrações de β-endorfina no sangue e no líquido cerebrospinal, além de elevar os níveis de encefalina-metionina no líquido cerebroespinal.[33,34]

MECANISMOS DE AÇÃO ESPINAL DA TENS

A literatura tem mostrado claramente como os receptores muscarínicos, GABAérgicos, serotoninérgicos e noradrenérgicos estão envolvidos na analgesia mediada pela TENS de maneira dependente de frequência. Em animais com inflamação no joelho, o bloqueio de receptores opioides δ ou μ na medula espinal reverte a analgesia produzida pela TENS de alta ou de baixa frequência, respectivamente.[35] TENS de alta e baixa frequências liberam o neurotransmissor inibitório GABA na medula espinal, e a sua analgesia é diminuída pelo bloqueio de receptores espinais $GABA_A$.[36] A analgesia produzida pela TENS de alta e baixa frequências é reduzida pelo bloqueio de receptores muscarínicos espinais M1 e M3.[37] Entretanto, o bloqueio de receptores serotoninérgicos e noradrenérgicos espinais é promovido apenas pela TENS de baixa frequência.[38] A analgesia produzida pela TENS de baixa frequência em intensidade sensorial é reduzida pelo bloqueio de receptores serotoninérgicos 5-HT2A e 5-HT3.[38] Além disso, serotonina é liberada durante a TENS de baixa frequência em animais com inflamação no joelho.[39]

Em animais com lesão tissular, a TENS de alta frequência reduz a liberação e a expressão de neurotransmissores excitatórios, como glutamato,[40] aspartato[39] e substância P (neuropeptídeo aferente primário).[41] Há uma relação entre efeitos da TENS na liberação de neurotransmissores excitatórios e na ativação de vias inibitórias, uma vez que a redução de glutamato é impedida pelo bloqueio de receptores opioides δ.

Além disso, foi mostrado que a TENS de alta frequência também reduz a concentração de citocinas pró-inflamatórias que são aumentadas na medula espinal após lesão tissular, além de reduzir alodinia.[15] Uma frequência mista de TENS (2-100 Hz) reduz a liberação espinal de mediadores inflamatórios como a prostaglandina E2, assim como também reduz a expressão da enzima ciclooxigenase 2 (envolvida na produção de prostaglandina E2) e a fosforilação de cinase relacionada ao sinal extracelular, proteína de sinalização intracelular envolvida na transmissão nociceptiva.[17]

MECANISMOS DE AÇÃO PERIFÉRICA DA TENS

As TENS de alta e de baixa frequência também ativam o sistema nervoso periférico. O bloqueio de receptores opioides periféricos com naloxona no local da aplicação impede o efeito analgésico da TENS de baixa frequência, mas não aquele da de alta frequência.[42] Em animais com lesão induzida por formalina, o aumento da liberação de substância P é reduzido no corno dorsal da medula espinal pela TENS de alta frequência.[14,41]

Receptores adrenérgicos também exercem papel na modulação analgésica pela TENS. A analgesia comumente desenvolvida pela TENS de alta frequência não acontece em camundongos nocaute (nulo para determinado gene) para receptores α_2-adrenérgicos.[43] O bloqueio de receptores α_2-adrenérgicos apenas na periferia, não centralmente, impede o desenvolvimento da analgesia produzida pela TENS de alta frequência. A administração de fentolamina sistêmica para bloquear receptores α_2-adrenérgicos inibe o efeito da TENS de baixa frequência para controle de alodinia ao frio.[42]

Além disso, a TENS também tem efeito no sistema nervoso autônomo e no fluxo sanguíneo perifericamente, uma vez que há algumas modificações nesse fluxo – como uma medida de atividade autonômica – durante a aplicação da TENS de alta frequência com intensidade sensorial.[44-46] A TENS de baixa frequência também promove pequenas alterações de fluxo sanguíneo com intensidade abaixo ou logo acima do limiar motor. Entretanto, aumentos mais pronunciados ocorrem com contrações motoras mais fortes acima de 25% do limiar motor gerado por elevadas amplitudes de corrente.[44-47] Os mecanismos expostos até aqui estão representados esquematicamente na **Figura 4.1**.

MECANISMO DE TOLERÂNCIA ANALGÉSICA A TENS

Considerando o mecanismo opioidérgico da TENS, sucessivas aplicações da corrente com manutenção da frequência e da intensidade constantes durante a eletroestimulação desenvolvem o mecanismo de tolerância analgésica, o que significa perda de eficácia para alívio da dor. Assim sendo, seria possível promover eletroestimulação sem gerar tolerância?

Para responder a essa pergunta, alguns autores evidenciaram que a eletroestimulação com TENS, com uma aplicação diária de alta ou de baixa frequência e intensidade constante, em animais com inflamação articular teve perda de eficácia por volta do quarto dia consecutivo,[30] cuja tolerância está associada também à tolerância cruzada e à ativação de receptores opioides espinais por meio de fármacos. De forma bastante interessante, outros estudos em animais mostram que, farmacologicamente, a tolerância à TENS de alta ou de baixa frequência pode ser prevenida pelo bloqueio de receptores glutamatérgicos N-metil-D-aspartato (NMDA)[48] ou receptores de colecistocinina.[49] Dessa forma, é plausível pensar biologicamente que, em pacientes em terapia multimodal com TENS associada a bloqueadores de receptores glutamatérgicos (p. ex., cetamina e dextrometorfano) ou receptores de colecistocinina (p. ex., proglumida), haverá menor chance de desenvolver tolerância analgésica.

Porém, considerando a parametrização da própria estimulação com TENS, é possível otimizar o período de eficácia, reduzindo os malefícios do desenvolvimento da tolerância por meio do ajuste de frequência e intensidade. A administração mista (4 e 100 Hz ciclados no mesmo dia) ou alternada (4 e 100 Hz em dias alternados) de TENS de baixa e de alta frequência atrasa o desenvolvimento da tolerância.[50] O aumento da intensidade (em cerca de 10% a cada dia de estimulação) também retarda a tolerância à TENS.[51] Surpreendentemente, a associação entre TENS mista e uma intensidade motora tolerável acelera ainda mais o tempo para o desenvolvimento da tolerância analgésica.[52]

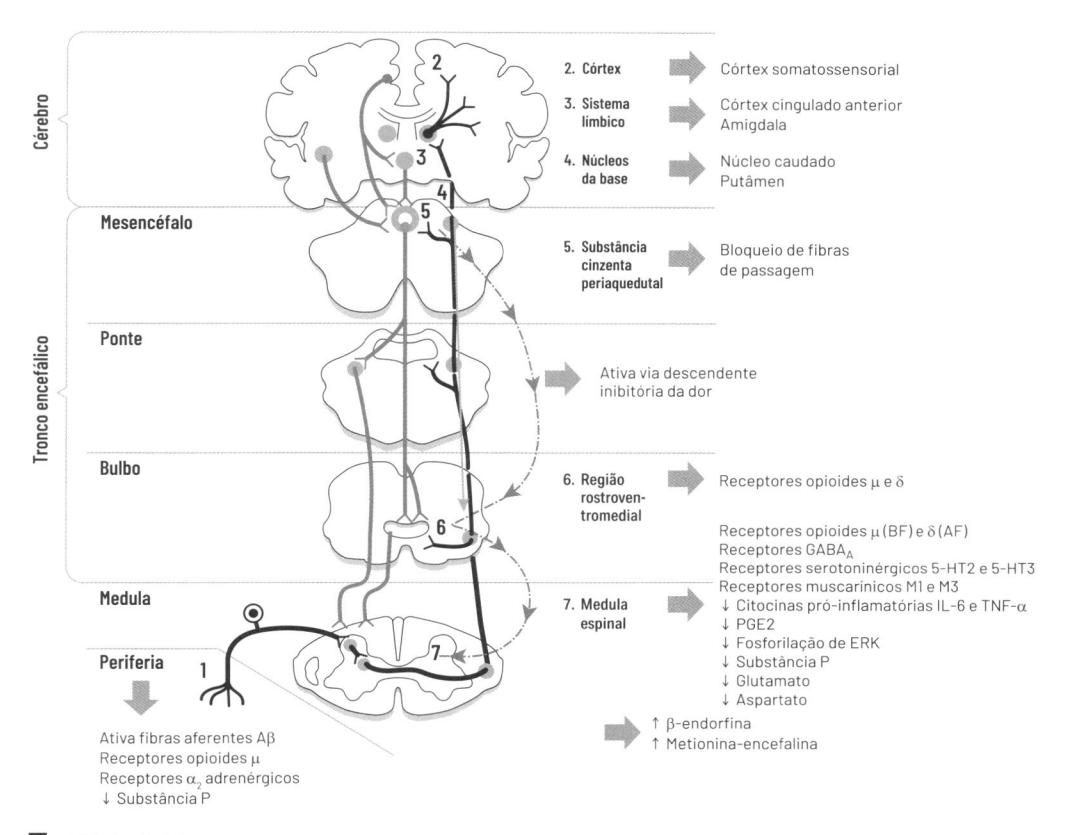

FIGURA 4.1
Representação esquemática de estruturas neuroanatômicas, receptores e neurotransmissores envolvidos nos mecanismos de ação da TENS nos três níveis do sistema nervoso. Linhas pontilhadas demonstram que a TENS promove ativação de vias inibitórias descentes da dor por meio de projeções de neurônios entre as estruturas neurais, mediada pela ação de opioides endógenos.
BF, TENS de baixa frequência; AF, TENS de alta frequência; $GABA_A$, receptor gama-aminobutírico A; 5-HT, receptor de serotonina ou 5-hidroxitriptamina; M, receptor muscarínico; IL-6, interleucina-6; TNF-α, fator de necrose tumoral alfa; ERK, proteína regulada por sinais extracelulares; PGE2, prostaglandina E2.

Solomon e colaboradores[31] analisaram, ainda, pacientes submetidos a cirurgia de coluna que receberam a TENS por meio de eletrodos colocados próximos à incisão cirúrgica, e o estimulador permaneceu funcionando durante 48 horas após a cirurgia. Nesse caso, a TENS foi eficaz para reduzir a intensidade de dor no grupo de pacientes que não fizeram uso de fármacos opioides por mais de duas semanas nos seis meses anteriores, mas foi ineficaz para pacientes que tinham feito uso contínuo desses fármacos antes da cirurgia.

O efeito da TENS de alta e de baixa frequência entre um grupo de pacientes tratados com opioides e um grupo controle sem opioides foi testado para analisar a tolerância cruzada em humanos em um ensaio clínico cruzado. A TENS de alta frequência promoveu redução da dor em ambos os grupos, mas analgesia foi produzida pela TENS de baixa frequência apenas no grupo sem tratamento com fármacos que ativam receptores opioides μ, achado coerente com estudos pré-clínicos que sugerem que a TENS de alta frequência deve ser a escolhida para pacientes que fazem uso de fármacos opioides de forma regular.[32]

ELETRODOS

Fisioterapeutas que trabalham com agentes eletrofísicos estão cientes da ampla diversidade de tipos, formatos e tamanhos de eletrodos disponíveis no mercado. Os primeiros eletrodos, conhecidos como "eletrodos de borracha", ainda são utilizados e estão em circulação, oferecendo diversas opções de formatos. Esses eletrodos demandam a aplicação de um gel condutor específico para correntes, que deve ser uniformemente distribuído sobre toda a área que entrará em contato com a pele e, em seguida, fixado por meio de um material isolante, como esparadrapo ou fita adesiva. É observado, no entanto, um aumento na preferência por eletrodos autoadesivos devido à sua praticidade, já que eliminam a necessidade de aplicação de gel condutor, pois têm uma superfície autoadesiva que adere diretamente à pele do paciente. Tal desenvolvimento simplificou o processo de aplicação, contribuindo para uma experiência mais conveniente tanto para os profissionais quanto para os pacientes.

Com a mesma variância de tamanho e formatos dos eletrodos de borracha, esse tipo de membrana autoadesiva permite homogeneidade na entrega do sinal elétrico. No entanto, um tipo não descarta o outro. Os eletrodos autoadesivos são de silicone e têm um fio condutor em sua base, com adaptação para ligação com as fontes do eletroestimulador. Nesse caso, o próprio eletrodo conduz o impulso elétrico. Nos eletrodos de borracha, o que realiza essa condução é o gel condutor, já que a borracha é um isolante elétrico.[53]

Discute-se se a variação que ocorre quanto ao formato e ao tamanho dos eletrodos está diretamente ligada à área que se deseja ofertar à corrente, ou seja, se "quanto maior o eletrodo, maior será o efeito analgésico naquela área" ou se "eletrodos de formato redondo ou quadrado geram efeitos diferentes". Na verdade, não existem evidências científicas em relação ao tipo ou ao formato dos eletrodos para incremento da analgesia mediada pela TENS. Porém, um aspecto crucial a ser considerado é a distribuição adequada da corrente de estimulação de acordo com a área a ser tratada. Em casos de dor focal, é apropriado utilizar eletrodos de menor tamanho, enquanto áreas de dor mais extensas requerem eletrodos maiores. É importante notar que a energia da corrente não se dispersa ou se perde ao ampliar a área do eletrodo. Em termos físicos, o terapeuta deve focar na qualidade da interface de condução com a pele, e não na tentativa de concentrar a corrente em uma superfície de eletrodo menor, uma vez que isso não otimiza o efeito analgésico. A eficiência reside na garantia de uma aderência adequada e na distribuição uniforme da corrente, garantindo, assim, um tratamento eficaz.

No contexto da aplicação de estimulação elétrica transcutânea, diversas nomenclaturas são utilizadas para descrever a disposição dos eletrodos sobre a pele, incluindo configurações bipolar, tetrapolar e em série. Pesquisas científicas têm mostrado a eficácia de todas essas abordagens, embora a escolha ideal dependa da natureza da dor em questão, dos objetivos do tratamento e de fatores que inviabilizem a aplicação local dos eletrodos (p. ex., feridas, alergias, alodinia). Na **Figura 4.2**, são apresentadas algumas possibilidades de configuração diferentes para disposição dos eletrodos em casos de dores lombares com e/ou sem irradiação para a região posterior da perna.

É de extrema importância ressaltar que, independentemente da configuração, a estimulação elétrica é transmitida através da pele, ou seja, é transcutânea. Do ponto de vista físico, quando um sinal elétrico se propaga pela superfície do eletrodo e penetra na pele, ele se expande em redes, resultando em um aumento da área de distribuição à medida que ele se difunde pelos tecidos adjacentes. Em outras palavras, a área de atuação da corrente se expande conforme a proximidade dos eletrodos, o que pode resultar em uma sobreposição dos sinais

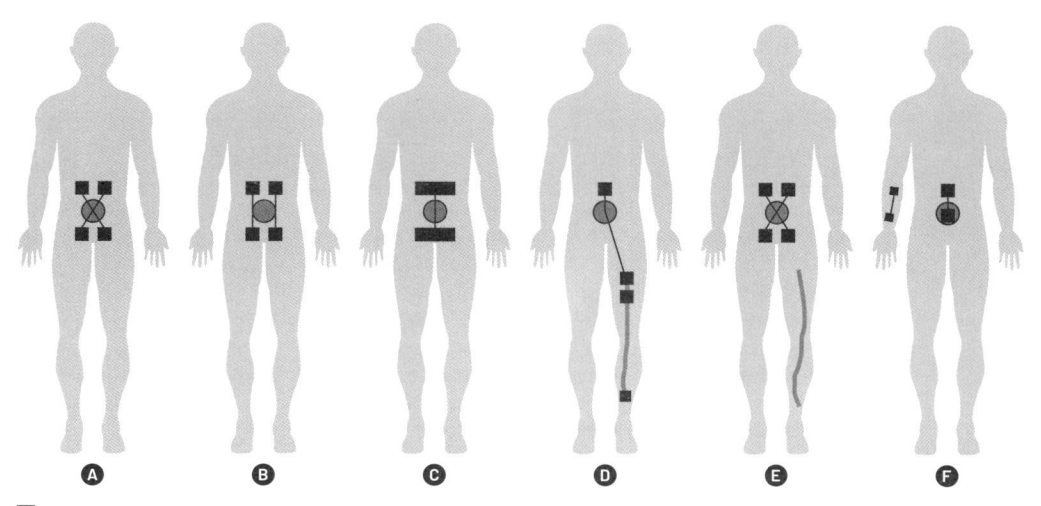

FIGURA 4.2
Representação esquemática de formas de aplicação dos eletrodos. *Círculos*: local de dor na região lombar. *Linhas cinzas*: local de irradiação da dor no trajeto do nervo na região posterior de perna. *Quadrados pretos*: eletrodos. *Linhas pretas*: cabos conectores. (**A**) Aplicação quadripolar cruzada na região lombar (dermátomo). (**B**) Aplicação quadripolar paralela na região lombar (dermátomo). (**C**) Aplicação bipolar na região lombar com eletrodos maiores (dermátomo). (**D**) Aplicação em série na região da irradiação da dor (dermátomo + trajeto nervoso). (**E**) Aplicação quadripolar cruzada na região lombar para dor irradiada com presença de alodinia, que gera desconforto para a aplicação local de eletrodos. (**F**) Aplicação em pontos de acupuntura VG4 na região mediana da coluna lombar e IG4 na região dorsolateral da mão.

elétricos. No entanto, é importante observar que o alcance máximo dessa área de propagação ainda não é completamente compreendido. A escolha da configuração de eletrodos e a compreensão de como a corrente se dispersa são fatores críticos para otimizar os resultados terapêuticos, levando em consideração o tipo de dor a ser tratada e os objetivos específicos de cada sessão de estimulação elétrica.

Durante algumas décadas, houve discussões na literatura acerca da profundidade das ondas de eletroanalgesia nos tecidos.[54,55] Existe a teoria de que associar dois canais operando em modo tetrapolar leva a um cruzamento do sinal elétrico na região central deles, ou seja, quatro eletrodos formando um quadrado teriam como área de eletroestimulação a intersecção entre eles. Atualmente, aceita-se que, ao contrário do que se acreditava antes, o impulso nos quatro pontos não é atraído para um convergente (pois esse tipo de corrente não tem polos definidos), mas que o sinal se propaga em uma determinada área sob a pele em formato curvilíneo, com maior potência na interface de contato do eletrodo e menor potência nas regiões distais.[56]

Sobre o local de aplicação dos eletrodos, poucos são os resultados de estudos clínicos. Em um estudo com animais, o local de aplicação dos eletrodos foi avaliado no campo receptivo para o neurônio do trato espinotalâmico, fora do campo receptivo, mas no mesmo membro, e no membro contralateral.[10] O maior grau de inibição da atividade neuronal espinotalâmica ocorreu quando os eletrodos foram colocados no campo receptivo e, em menor proporção, quando foram posicionados no mesmo membro fora do campo receptivo.[10] Em animais com inflamação cutânea aguda, eletrodos aplicados na pata contralateral à inflamada promoveram analgesia no local da inflamação.[57] Similarmente, em animais com inflamação muscular, a hiperalgesia bilateral (secundária) foi reduzida tanto quando eletrodos foram posicionados sobre a região inflamada quanto quando posicionados na região contralateral não inflamada.[13]

Por fim, um outro estudo com animais com inflamação articular testou a eficácia da TENS de baixa frequência, mostrando que o efeito analgésico foi similar quando os eletrodos foram aplicados no campo receptivo da área dolorosa, no membro contralateral, na região paravertebral e em acupontos quando comparado ao grupo controle, sugerindo diferentes opções para colocação dos eletrodos com eficácia analgésica.[58] Isso provavelmente se deve ao efeito sistêmico da TENS por meio da ativação de vias neurais centrais, o que pode favorecer o manejo de condições dolorosas clínicas como feridas, área com alodinia e amputações. Em uma metanálise sobre o efeito da TENS em pós-operatório de artroplastia total de joelho, Yue e colaboradores[59] concluíram que os eletrodos devem ser suficientemente maiores para reduzir o possível desconforto produzido pela corrente, especialmente quando há aumento da intensidade até a máxima sensação tolerável, no intuito de aumentar a dose de tratamento. A **Figura 4.2** mostra opções de aplicação dos eletrodos.

TABELA 4.2
EVIDÊNCIAS CIENTÍFICAS PROVENIENTES DE REVISÕES SISTEMÁTICAS E METANÁLISES SOBRE O EFEITO TERAPÊUTICO DA TENS

Condição de dor	Tipo de estudo	Nº de estudos	Resultados
Dor pós-operatória[60]	MA	21	**EFICAZ** TENS reduz a intensidade de dor, e melhores efeitos são obtidos em maiores intensidades de estimulação
Dor após artroplastia total de joelho[59]	MA	17	**EFICAZ** TENS reduz a intensidade de dor após cirurgia, e eletrodos maiores geram maior conforto durante a estimulação
Dor após artroplastia total de joelho[61]	MA	5	**EFICAZ** TENS reduz a intensidade de dor e o consumo de analgésicos
Dor após artroplastia total de joelho[62]	MA	6	**EFICAZ** TENS reduz a intensidade de dor e o consumo de morfina no período de 24 horas e favorece a recuperação funcional
Pós-operatório de cirurgia torácica (toracotomia e esternotomia)[63]	MA	11	**EFICAZ** TENS, em conjunto com terapia farmacológica, aumenta a inibição de dor
Pós-operatório de cirurgia cardiotorácica[64]	MA	38	**EFICAZ** TENS reduz a intensidade de dor em repouso e durante o movimento (tosse), melhora a capacidade vital forçada e o volume expiratório forçado no primeiro segundo após 72 horas

[Continua]

TABELA 4.2
EVIDÊNCIAS CIENTÍFICAS PROVENIENTES DE REVISÕES SISTEMÁTICAS E METANÁLISES SOBRE O EFEITO TERAPÊUTICO DA TENS

Condição de dor	Tipo de estudo	Nº de estudos	Resultados
Dor aguda em procedimentos hospitalares[65]	RSCo	4	**EFICAZ** TENS reduz a intensidade de dor em pacientes com dor moderada a intensa
Dor aguda[66]	RSCo	18	**EFICAZ** TENS reduz a intensidade de dor
Tendinopatia[67]	RS	6	**INCONCLUSIVO**
Inflamação[68]	MA	5	**EFICAZ** TENS reduz as citocinas pró-inflamatórias em casos de dor pós-operatória e em doenças crônicas
Dores agudas e crônicas[68]	MA	8	**EFICAZ** TENS reduz a intensidade de dor e melhora a função em dores agudas e dores crônicas e tem efeito similar ao da corrente interferencial, sendo ambas mais eficazes que placebo
Dor musculoesquelética crônica[69]	MA	38	**EFICAZ** TENS reduz a intensidade de dor. Concluiu-se que estudos anteriores tinham poder estatístico inadequado
Dor musculoesquelética crônica[70]	MA	34	**EFICAZ** TENS reduz hiperalgesia primária e secundária, a intensidade de dor em repouso e durante movimento, e a sensibilização periférica e a central
Dor aguda e dor crônica[71]	MA	381	**EFICAZ** TENS reduz a intensidade de dor durante e imediatamente após a estimulação em dores agudas ou crônicas se comparada ao placebo; o tratamento farmacológico não teve eventos adversos sérios
Dor cervical[72]	RSCo	7	**INCONCLUSIVO**
Dor cervical[73]	MA	23	**EFICAZ** TENS combinada a outras intervenções reduz a intensidade de dor imediatamente após o tratamento e, em curto prazo, reduz a incapacidade cervical e aumenta o limiar de dor por pressão

[Continua]

TABELA 4.2
EVIDÊNCIAS CIENTÍFICAS PROVENIENTES DE REVISÕES SISTEMÁTICAS E METANÁLISES SOBRE O EFEITO TERAPÊUTICO DA TENS

Condição de dor	Tipo de estudo	Nº de estudos	Resultados
Dor lombar crônica[74]	RSCo	4	**INCONCLUSIVO**
Dor lombar crônica[75]	MA	12	**INCONCLUSIVO**
Artrite reumatoide na mão[76]	RSCo	3	**EFICAZ** TENS de baixa frequência, apenas, reduz a intensidade de dor e melhora a força muscular, mas TENS de alta frequência promove maior percepção de mudança pelos pacientes
Fibromialgia[77]	RSCo	8	**INCONCLUSIVO**
Fibromialgia[78]	RS	8	**EFICAZ** TENS reduz a intensidade de dor, especialmente quando associada a um programa de exercícios físicos
Fibromialgia[79]	MA	11	**EFICAZ** TENS reduz a intensidade de dor quando aplicada em alta frequência ou mista, alta intensidade, em intervenções de longo prazo ou em maior número de sessões
Dor fantasma[80]	RSCo	0	**Ensaios clínicos inelegíveis**
Migrânea[81]	MA	4	**EFICAZ** TENS reduz a frequência de cefaleia e ingesta de medicamentos analgésicos, e aumenta a taxa de respondedores e de satisfação
Migrânea[82]	MA	14	**EFICAZ** TENS reduz a frequência de cefaleia em migrânea episódica e crônica
Disfunção temporomandibular[83]		14	**EFICAZ** TENS reduz a intensidade de dor, a atividade eletromiográfica e melhora a função (amplitude de abertura de boca)
Dor pélvica[84]	MA	3	**EFICAZ** TENS reduz a intensidade de dor em mulheres com dismenorreia primária e em pacientes com dor pélvica crônica, especialmente com o uso de alta frequência e intensidade máxima tolerada
Zumbido[85]	MA	17	**EFICAZ** TENS reduz o zumbido e a intensidade de dor; 22,2% apresentaram supressão total do zumbido; 10,2% apresentaram melhora persistente em 3 meses

[Continua]

TABELA 4.2
EVIDÊNCIAS CIENTÍFICAS PROVENIENTES DE REVISÕES SISTEMÁTICAS E METANÁLISES SOBRE O EFEITO TERAPÊUTICO DA TENS

Condição de dor	Tipo de estudo	Nº de estudos	Resultados
Dor oncológica[86]	RSCo	3	**INCONCLUSIVO**
Neuropatia periférica diabética[87]	MA	3	**EFICAZ** TENS reduz a intensidade de dor em até 6 semanas, mas é ineficaz após 12 semanas
Dor no ombro pós-AVC	RSCo	4	**INCONCLUSIVO**

RS, revisão sistemática; RSCo, revisão sistemática Cochrane; MA, metanálise; AVC, acidente vascular cerebral.

EVIDÊNCIAS CIENTÍFICAS SOBRE OS EFEITOS DA TENS

Nesta seção, no intuito de sumarizar os principais resultados de revisões sistemáticas e metanálise sobre o efeito da TENS em condições de dor musculoesquelética aguda ou crônica ou em condições clínicas associadas a pacientes atendidos na área de fisioterapia musculoesquelética, foi elaborada a **Tabela 4.2**.

DOR AGUDA, PERÍODO PÓS-OPERATÓRIO E INFLAMAÇÃO

A TENS tem sido usada em uma série de condições cirúrgicas. Algumas revisões sistemáticas mostram que a TENS de alta ou de baixa frequência reduz a intensidade de dor pós-operatória, o consumo de analgésicos (incluindo a morfina) e promove melhora da funcionalidade após a cirurgia, o que pode diminuir a incidência de efeitos adversos, acelerar o processo de recuperação e favorecer a aceleração da alta.

Metanálises investigaram o efeito da TENS em período pós-operatório de cirurgias cardiotorácicas, como toracotomia e esternotomia, e mostraram que a TENS adicionada à terapia farmacológica aumenta a inibição de dor após a cirurgia[63] e reduz a intensidade da dor tanto em repouso como durante o movimento (tosse), além de melhorar a capacidade vital forçada e o volume expiratório forçado no primeiro segundo após 72 horas.[64]

Uma metanálise que avaliou os efeitos da TENS no alívio da dor pós-operatória em cirurgias torácicas, abdominais e ortopédicas revelou que os resultados analgésicos mais eficazes foram obtidos com a aplicação de TENS em uma intensidade mais elevada, desde que esta fosse tolerada pelos pacientes.[60] Isso mostra que o parâmetro de intensidade desempenha um papel fundamental na determinação da eficácia da eletroestimulação, pois reflete se a dose de estimulação elétrica está sendo fornecida de maneira apropriada e adequada para proporcionar alívio da dor.

Algumas metanálises investigaram o efeito da TENS na dor após artroplastia total de joelho,[59,61,62] evidenciando que a TENS minimiza a intensidade de dor pós-cirúrgica e o consumo de analgésicos, incluindo morfina, em um período de 24 horas e favorece a recuperação funcional. Ademais, observou-se também que eletrodos maiores geram sensação de maior conforto durante a estimulação.[59]

Dores agudas em geral e dores agudas induzidas por procedimentos hospitalares também são reduzidas por meio da TENS em pacientes com dor moderada a intensa.[65,66] Porém, os resultados sobre a ação da TENS para manejo da dor aguda ocasionada por tendinopatia permanecem inconclusivos.[67] Embora a utilização e as pesquisas clínicas sobre a eficácia da TENS estejam mais direcionadas para o desfecho de redução da dor, uma metanálise indica, ainda, ação anti-inflamatória mediada pela TENS, visto que a técnica reduz a concentração de citocinas pró-inflamatórias (p. ex., IL-6 e TNF-α) em caso de dor aguda pós-operatória e em condições de doenças crônicas.[68] Esses resultados benéficos poderão ser promissores em uma série de populações com disfunções musculoesqueléticas especialmente associadas à dor nociceptiva de caráter inflamatório.

Para além disso, outra metanálise investigou os efeitos da TENS e da corrente interferencial. A corrente interferencial é uma modalidade de corrente elétrica de média frequência, em geral utilizada para fins analgésicos tanto no tratamento de dores agudas quanto no de dores crônicas. Os resultados dessa análise revelaram que a TENS e a corrente interferencial demonstraram efeitos semelhantes na redução da dor e na melhoria da função, e ambas se mostraram mais eficazes do que a terapia placebo. Dessa forma, tais modalidades de estimulação elétrica demonstraram benefícios significativos no tratamento da dor em comparação com a ausência de tratamento ativo (terapia placebo).[88]

DOR CRÔNICA

Diversas revisões sistemáticas têm relatado resultados positivos, negativos ou inconclusivos no uso da TENS, a depender da população investigada. Algumas revisões sistemáticas têm mostrado ineficácia ou resultados inconclusivos em condições crônicas como dor lombar,[74,75] dor oncológica[89] e dor nociceptiva no ombro após acidente vascular cerebral (AVC).[90] Uma revisão sistemática não incluiu qualquer ensaio clínico elegível para o manejo da dor fantasma em pacientes amputados.[80]

Entretanto, uma revisão sistemática mostrou a eficácia da TENS para redução da dor na artrite reumatoide de mão.[76] Assim, é evidente que algumas revisões sistemáticas mostram resultados controversos entre si. A eficácia analgésica da TENS foi mostrada para osteoartrite do joelho[91] por meio da redução da intensidade de dor e da disfunção, especialmente quando combinada com outras intervenções em médio (até 1 mês) e longo prazo (mais de 1 mês), enquanto uma outra revisão foi inconclusiva.[92]

Similarmente, resultados para dor cervical foram inconclusivos em dois estudos,[72,73] verificaram eficácia da TENS apenas quando combinada a outras intervenções para analgesia imediatamente após o tratamento e em curto prazo, assim como redução de incapacidade cervical e aumento no limiar de dor por pressão. Na fibromialgia, também há achados controversos entre estudos. Johnson e Martinson[69] mostraram resultados inconclusivos em uma revisão sistemática Cochrane, enquanto Megía García e colaboradores[78] indicaram que a TENS reduz intensidade de dor, especialmente quando combinada com um programa de exercícios físicos, e Amer-Cuenca e colaboradores[79] demonstraram que a TENS reduz a intensidade de dor quando aplicada em alta frequência ou em mista frequência associada a alta intensidade, em intervenções de longo prazo ou maior número de sessões. Porém, tais achados são inconclusivos para desfechos funcionais após uso da TENS na fibromialgia.

Duas metanálises que analisaram o efeito da TENS em dores musculoesqueléticas crônicas comprovaram redução da intensidade de dor em repouso e durante movimento,[70,79] atenuação de hiperalgesia primária e secundária e diminuição da excitabilidade neuronal, minimizando a sensibilização periférica e central.[70] Além disso, observou-se que estudos anteriores tinham poder estatístico inadequado.[79]

Um estudo de metanálise desenvolvido por Johnson e colaboradores,[71] chamado meta-TENS, incluiu 381 ensaios clínicos randomizados, totalizando 24.532 participantes. Há evidência moderada de que a intensidade de dor foi menor durante e logo após a estimulação com TENS se comparada com placebo e intervenções farmacológicas. Características metodológicas (diversos riscos de viés e tamanho amostral) e da condição dolorosa (dor aguda *versus* crônica; diagnóstico) não modificaram o efeito final. Resultados relacionados a efeitos adversos são inconclusivos, pois são insuficientemente investigados ou relatados nos estudos originais.

No segmento cabeça e pescoço, para manejo da dor na migrânea, Tao e colaboradores[81] mostraram eficácia da TENS para diminuir a frequência de cefaleia e ingesta de medicamentos analgésicos, além de aumentar a taxa de respondedores e de satisfação dos pacientes. Na metanálise de Evans e colaboradores,[82] a TENS reduz a frequência de cefaleia tanto em migrânea episódica como crônica (acima de 15 dias de relato de dor por mês). Já Fertout e colaboradores[83] mostraram que a TENS minimiza a intensidade de dor, melhora a função motora (amplitude de abertura de boca) e reduz a atividade eletromiográfica de músculos temporais e masseteres. Byun e colaboradores[85] comprovaram a eficácia da TENS para redução de zumbido e de intensidade de dor – 22,2% dos respondedores à TENS apresentaram supressão total do zumbido, e 10,2% apresentaram melhora persistente em três meses.

No que se refere à dor pélvica, Babazadeh-Zavieh e colaboradores[84] mostraram que a TENS reduz a intensidade de dor em mulheres com dismenorreia primária e em pacientes com dor pélvica crônica, especialmente com o uso de TENS de alta frequência e intensidade máxima de estimulação tolerada. Em pacientes com dor oncológica,[86] os resultados foram inconclusivos. Em pacientes com neuropatia periférica relacionada ao diabetes, a TENS diminui a intensidade de dor em até 6 semanas, mas é ineficaz após 12 semanas.[87]

DOSE DE ESTIMULAÇÃO

A dose de estimulação é fundamental. Além do parâmetro de frequência, a intensidade de estimulação (amplitude do pulso) se tornou um importante parâmetro de estimulação ao longo dos últimos anos. Maior intensidade (maior amplitude de pulso) promoveu redução de hiperalgesia mecânica e diminuição de somação temporal em voluntários submetidos a dor experimental.[93,94] Similarmente, em indivíduos saudáveis, a TENS promoveu alívio da dor devido a constantes ajustes da amplitude de pulso a cada 5 minutos para manter a máxima sensação, mas nos limites do conforto.[94]

Ainda, em dores clínicas, uma maior intensidade de estimulação também promoveu efeito analgésico superior em população de dor pós-operatória em comparação com estímulos menos intensos.[60,95] Em pacientes com fibromialgia, após 30 minutos de administração de TENS com intensidade máxima tolerável, houve redução da dor e da fadiga associadas ao movimento em comparação com o placebo ou nenhuma administração de TENS.[96]

DOR, EMOÇÃO E MOVIMENTO NA TENS

A dor em repouso vem sendo tradicionalmente medida tanto na prática clínica como em pesquisas científicas em populações tratadas com TENS e com outras intervenções analgésicas. Porém, é necessário tornar mais frequente a medição de dor durante o movimento, ou fazer uso de testes funcionais que reproduzem movimentos das atividades cotidianas e que são afetados por exacerbação do quadro de dor.

Após cirurgias, por exemplo, a presença de dor, especialmente moderada ou intensa, representa um problema clínico que compromete a evolução da mobilidade e da funcionalidade dos pacientes e pode repercutir em retardo para alta hospitalar. Rakel e Franz[95] mostraram que a dor após cirurgias abdominais, exacerbada durante os movimentos de deambulação ou respiração profunda, é atenuada pela TENS de alta frequência, porém sem efeitos significativos na dor em repouso. Como anteriormente mencionado, a administração de TENS com intensidade máxima tolerável minimizou a dor e a fadiga associadas ao movimento em pacientes com fibromialgia.[96]

Em um ensaio clínico realizado por Menezes e colaboradores,[97] analisando o efeito da TENS em indivíduos saudáveis sedentários, a técnica foi aplicada simultaneamente a um protocolo de exercício resistido funcional para membros superiores com intensidade de 80% da resistência máxima. Embora a TENS não tenha diminuído a intensidade de dor produzida pelo exercício, os indivíduos estimulados com TENS ativa apresentaram menor percepção de fadiga e executaram maior número de repetições do protocolo de exercícios quando comparados ao placebo. Ou seja, mesmo que a TENS não tenha proporcionado analgesia significativa, seu uso induziu o aumento da ação muscular e contribuiu para menor percepção de fadiga. Na dor crônica presente na fibromialgia, a TENS de alta frequência promove alívio da dor durante a execução do teste de caminhada de 6 minutos, também sem efeitos para a medida de dor em repouso.

É essencial levar em consideração que a dor é um fenômeno subjetivo e multifacetado, e, portanto, a avaliação de desfechos para além da dor em si é de grande importância. Em um estudo conduzido por DeSantana e colaboradores,[98] demonstrou-se que a TENS reduz tanto a dimensão sensitiva quanto a dimensão afetiva da dor, conforme avaliado pelo Questionário de dor de McGill. Esse efeito foi observado em pacientes submetidos a procedimentos cirúrgicos, como hernioplastia inguinal (envolvendo dor nociceptiva somática superficial e profunda)[98] e laqueadura tubária (associada à dor visceral isquêmica).[99] Isso ressalta a capacidade da TENS de abordar diferentes aspectos da experiência de dor e de proporcionar alívio tanto na dimensão sensorial quanto na dimensão emocional dela, contribuindo para uma abordagem mais abrangente no tratamento da mesma.

EFEITOS INESPECÍFICOS DO TRATAMENTO

Entre os fatores que vêm influenciando o efeito das correntes analgésicas estão a comunicação entre os pacientes e a popularização da internet. Muitas vezes, há postagens em mídias sociais nas quais profissionais, fisioterapeutas ou não, desestimulam seus leitores/seguidores acerca do tratamento clínico com correntes elétricas, cuja eficácia clínica é cientificamente comprovada. Entre ideias e frases incoerentes baseadas em crenças limitantes de profissionais, destacam-se: "TENS é choquinho", "TENS é passiva", "TENS é placebo", "TENS não funciona", "TENS é coisa de profissional preguiçoso", "não enrole seu paciente com TENS". Essas declarações podem gerar efeito nocebo (negativo), assim como descredibilidade e expectativas negativas por parte do paciente. Dessa forma, tais afirmações podem influenciar desde a recusa ao uso da corrente, o efeito global do tratamento até o tempo de desmame da terapia.

O efeito nocebo sobre o resultado da eletroestimulação é real. Um estudo com modelo de dor aguda experimental induzida em humanos mostrou que, quando indivíduos são instruídos com abordagem negativa sobre o uso clínico da TENS, mesmo sendo estimulados com TENS ativa, há aumento do efeito nocebo com redução de eficácia no tratamento. No entanto, o contrário também é verdadeiro: a oferta de abordagem positiva associada a TENS placebo (desligada após emissão de 45 segundos de corrente apenas) aumenta o efeito placebo.[100] Isso sugere que a forma como o fisioterapeuta se comunica e instrui o seu paciente quanto à intervenção tem importante papel no processo terapêutico no que se refere ao efeito analgésico, pois seu discurso e sua comunicação não verbal podem ser cruciais na melhora do quadro clínico do paciente.[101,102]

Falar sobre a dor do paciente, no sentido de fazê-lo entender o processo, assim como sobre a relevância do uso da eletroestimulação, principalmente em casos de dor crônica (já que, em alguns casos, o indivíduo já se encontra cansado da busca por tratamento), é essencial para que a consciência do paciente seja incentivada. Também é importante que, concomitantemente ao início do tratamento, seja iniciada a educação em saúde para que reações adversas, como "apego" à eletroestimulação, a ponto de o indivíduo achar que sem aquele aparelho/modalidade a dor retornará, ou o oposto – medo, aversão, ansiedade etc., – não dificultem o processo de desmame da corrente.

Problemas também ocorrem quando o paciente tem aversão à eletroestimulação, provocada por alguma descrença, como a que ocorre após ouvir o termo "choque" ou quando escuta de outros pacientes que fizeram uso da eletroestimulação que esta de nada adiantou para melhorar os seus quadros de dor. No primeiro caso, no início deste livro (Capítulo 1), explanou-se sobre eletricidade e a diferença entre tipos de correntes. Assim, foi feita a constatação de que a terapia por eletroestimulação não oferece descargas elétricas, nem curto-circuito, não sendo, portanto, um choque. É necessário lembrar o paciente de que essa terapia foi concebida especificamente para tratar problemas de saúde, e não para causar malefícios, e isso requer também a prática da educação em saúde.

PROBLEMAS COM A LITERATURA ATUAL E PERSPECTIVAS

Conforme o que foi visto até aqui, a TENS é, de fato, uma terapia não farmacológica não invasiva, acessível, de fácil utilização e aparentemente segura, com poucos, ou nenhum, efeitos adversos relatados. No entanto, sua eficácia clínica pode variar em diferentes condições de dor aguda e crônica. A falta de uma base robusta de evidências científicas para todas essas condições de dor pode ser atribuída a diversos fatores. Um deles é o fato de que a pesquisa clínica é complexa e pode ser afetada por variações na metodologia, na população de pacientes e em outros itens que tornam desafiadora a compilação de evidências consistentes. Além disso, a resposta à TENS pode ser influenciada por fatores individuais, como a causa subjacente da dor, a intensidade da estimulação utilizada, o momento da aplicação e a sensibilidade do paciente. Entretanto, é importante destacar que, embora a TENS possa não ser a solução para todas as condições de dor, ela continua sendo uma opção valiosa de tratamento, especialmente quando se considera a abordagem de tratamentos multidisciplinares. Em conjunto com outras modalidades de tratamento e avaliação clínica, a TENS pode desempenhar um papel significativo no manejo da dor para muitos pacientes no contexto da fisioterapia traumato-ortopédica.

Porém, é indiscutível que, existem alguns problemas na literatura científica sobre a TENS, sobretudo porque a maioria das evidências não são fortes o suficiente. Listam-se problemas frequentes na condução de ensaios clínicos sobre o efeito da TENS, como: o inapropriado ou insuficiente relato detalhado do protocolo de aplicação (frequência, duração de pulso, intensidade, eletrodos, tempo de estimulação, número de sessões por semana, associação com outras terapias); a pobre qualidade metodológica dos ensaios (procedimentos como randomização, sigilo de alocação, mascaramento e placebo real são estritamente recomendados); as populações de estudo heterogêneas (caracterização inadequada ou critérios de elegibilidade insuficientes ou inadequados); e a falta de controle de fatores de confusão. Três artigos escritos por especialistas descrevem os principais problemas de robustez metodológica e interpretação de dados de ensaios clínicos e revisões sistemáticas. Nesses, ressalta-se a importância da escolha da frequência, da dose de estimulação, do momento mais oportuno para mensuração de desfecho clínico e da seleção apropriada dos participantes da pesquisa (recomenda-se a leitura detalhada das referências indicadas).[103-105]

Definitivamente, o artigo publicado por Travers e colaboradores[105] traz contribuições muito relevantes sobre fatores que deverão ser mais bem observados em futuros ensaios clínicos sobre o efeito da TENS:

- Controlar, de forma adequada, riscos de vieses conhecidos (seleção, desempenho ou detecção).
- Investir no tamanho amostral mais preciso e representativo da população em estudo.
- Testar a intervenção nos cenários clínicos em que a terapia será realmente usada.

- Realizar uma seleção adequada das medidas de dor e demais desfechos, considerar o tempo de efeito e analisar efeitos a longo prazo.
- Descrever detalhadamente qual protocolo foi utilizado, bem como sua execução.

A descrição exata dos parâmetros e da aplicação da intervenção, incluindo frequência, intensidade e duração da TENS, deve ser detalhadamente reportada em futuros ensaios clínicos para assegurar a replicabilidade do protocolo e a reprodutibilidade dos achados. Para tal, é indispensável que os pesquisadores utilizem e relatem o uso do *checklist* Template for Intervention Description and Replication (TIDieR).[106]

Pode-se concluir, dessa forma, que existe uma lacuna substancial no que diz respeito à obtenção de evidências científicas de alta qualidade, caracterizadas por rigor metodológico e nível de evidência robusto, e à eficácia da TENS. Essa falta de evidência de alta qualidade é particularmente notável quando se trata de relacionar parâmetros específicos da TENS com condições particulares de dor aguda e crônica, bem como na avaliação da relação custo-benefício. Em futuras revisões sistemáticas e em ensaios clínicos, é altamente recomendável que haja uma abordagem cautelosa sobre os seguintes aspectos: os parâmetros de estimulação, como frequência e intensidade; a duração do tratamento, abrangendo tanto a duração de cada sessão quanto a frequência de administração ao longo do tempo; a investigação dos efeitos da TENS em indivíduos que apresentem medo e/ou cinesiofobia, bem como sua adesão a planos de exercícios; e, ainda, a análise da TENS em sua associação com planos de tratamento baseados em exercícios físicos.

NOTAS SOBRE A TENS NA PRÁTICA CLÍNICA

- As classificações da TENS convencional, acupuntural, breve-intensa, *burst* ou trens de pulso não são mais utilizadas há muitos anos.
- Não procede recomendar TENS de alta frequência para dor aguda e TENS de baixa frequência para dor crônica. A recomendação é relativa ao caso clínico do paciente.
- Não há comprovação científica que fundamente a teoria das comportas como explicativa para o mecanismo de ação da TENS.
- Tanto alta quanto baixa frequência de TENS atuam no sistema opioidérgico.
- TENS de alta e de baixa frequência ativam, de forma seletiva, receptores opioides delta (δ) e mu (μ), respectivamente.
- O uso repetitivo de TENS, tanto de alta como de baixa frequência, quando constante, provoca tolerância analgésica, ou seja, a perda da eficácia para alívio da dor.
- TENS é ineficaz para alívio da dor em casos de pacientes que não respondem mais a fármacos opioides, fenômeno conhecido como tolerância cruzada.
- A associação entre alta e baixa frequência em um regime de prescrição repetida promove aumento do tempo no qual a TENS promove analgesia, reduzindo ou atrasando o desenvolvimento da tolerância analgésica.
- A intensidade de corrente deve ser entendida como dose de tratamento. Quanto maior a intensidade de estimulação, maior o efeito analgésico.
- A associação da variação de frequência com ajuste de intensidade de estimulação promove melhor efeito analgésico mediado pela TENS.
- A abordagem/postura do fisioterapeuta influencia no efeito da TENS; postura de descrença por parte do médico gera descrença no paciente, enquanto uma postura positiva favorece a ativação de regiões afetivo-motivacionais do cérebro.

REFERÊNCIAS

1. Bussel B. History of electrical stimulation in rehabilitation medicine. Ann Phys Rehabil Med. 2015;58(4):198-200.
2. Walsh DM. TENS: clinical applications and related theory. Edinburgh: Churchill Livingstone; 1997.
3. Melzack R, Wall PD. Pains mechanisms: a new theory. Science. 1965;150(3699):971-8.
4. Shealy CN, Maurer D. Transcutaneous nerve stimulation for control of pain: a preliminary technical note. Surg Neurol. 1974;2(1):45-7.
5. Woolf CJ, Mitchell D, Barrett GD. Antinociceptive effect of peripheral segmental electrical stimulation in the rat. Pain. 1980;8(2):237-52.
6. Vance CG, Dailey DL, Rakel BA, Sluka KA. Using TENS for pain control: the state of the evidence. Pain Manag. 2014;4(3):197-209.
7. Woolf CJ, Barrett GD, Mitchell D, Myers RA. Naloxone-reversible peripheral electroanalgesia in intact and spinal rats. Eur J Pharmacol. 1977;45(3):311-4.
8. Garrison DW, Foreman RD. Decreased activity of spontaneous and noxiously evoked dorsal horn cells during transcutaneous electrical nerve stimulation (TENS). Pain. 1994;58(3):309-15.
9. Garrison DW, Foreman ED. Effects of prolonged transcutaneous electrical nerve stimulation (TENS) and variation of stimulus variables in dorsal horn cell activity. Eur J Phys Med Rehabil. 1997;216(2):87-94.
10. Lee KH, Chung JM, Willis WD Jr. Inhibition of primate spinothalamic tract cells by TENS. J Neurosurg. 1985;62(2):276-87.
11. Sjölund BH. Peripheral nerve stimulation suppression of C-fiber-evoked flexion reflex in rats: part 1: parameters of continuous stimulation. J Neurosurg. 1985;63(4):612-6.
12. Sjölund BH. Peripheral nerve stimulation suppression of C-fiber-evoked flexion reflex in rats: part 2: parameters of low-rate train stimulation of skin and muscle afferent nerves. J Neurosurg. 1988;68(2):279-83.
13. Ainsworth L, Budelier K, Clinesmith M, Fiedler A, Landstrom R, Leeper BJ, et al. Transcutaneous electrical nerve stimulation (TENS) reduces chronic hyperalgesia induced by muscle inflammation. Pain. 2006;120(1-2):182-7.
14. Chen YW, Tzeng JI, Lin MF, Hung CH, Hsieh PL, Wang JJ. High-frequency transcutaneous electrical nerve stimulation attenuates postsurgical pain and inhibits excess substance P in rat dorsal root ganglion. Reg Anesth Pain Med. 2014;39(4):322-8.
15. Chen YW, Tzeng JI, Lin MF, Hung CH, Wang JJ. Transcutaneous electrical nerve stimulation attenuates postsurgical allodynia and suppresses spinal substance P and proinflammatory cytokine release in rats. Phys Ther. 2015;95(1):76-85.
16. Cho HY, Suh HR, Han HC. A single trial of transcutaneous electrical nerve stimulation reduces chronic neuropathic pain following median nerve injury in rats. Tohoku J Exp Med. 2014;232(3):207-14.
17. Fang JF, Liang Y, Du JY, Fang JQ. Transcutaneous electrical nerve stimulation attenuates CFA-induced hyperalgesia and inhibits spinal ERK1/2-COX-2 pathway activation in rats. BMC Complement Altern Med. 2013;13:134.
18. Gopalkrishnan P, Sluka KA. Effect of varying frequency, intensity, and pulse duration of transcutaneous electrical nerve stimulation on primary hyperalgesia in inflamed rats. Arch Phys Med Rehabil. 2000;81(7):984-90.
19. Resende MA, Sabino GG, Cândido CR, Pereira LS, Francischi JN. Local transcutaneous electrical stimulation (TENS) effects in experimental inflammatory edema and pain. Eur J Pharmacol. 2004;504(3):217-22.
20. Sluka KA, Bailey K, Bogush J, Olson R, Ricketts A. Treatment with either high or low frequency TENS reduces the secondary hyperalgesia observed after injection of kaolin and carrageenan into the knee joint. Pain. 1998;77(1):97-102.
21. Vance CG, Radhakrishnan R, Skyba DA, Sluka KA. Transcutaneous electrical nerve stimulation at both high and low frequencies reduces primary hyperalgesia in rats with joint inflammation in a time-dependent manner. Phys Ther. 2007;87(1):44-51.
22. Ma YT, Sluka KA. Reduction in inflammation-induced sensitization of dorsal horn neurons by transcutaneous electrical nerve stimulation in anesthetized rats. Exp Brain Res. 2001;137(1):94-102.
23. Somers DL, Clemente FR. High-frequency transcutaneous electrical nerve stimulation alters thermal but not mechanical allodynia following chronic constriction injury of the rat sciatic nerve. Arch Phys Med Rehabil. 1998;79(11):1370-6.
24. Levin MF, Hui-Chan CW. Conventional and acupuncture-like transcutaneous electrical nerve stimulation excite similar afferent fibers. Arch Phys Med Rehabil. 1993;74(1):54-60.
25. Radhakrishnan R, Sluka KA. Deep tissue afferents, but not cutaneous afferents, mediate transcutaneous electrical nerve stimulation-Induced antihyperalgesia. J Pain. 2005;6(10):673-80.
26. Xiang XH, Chen YM, Zhang JM, Tian JH, Han JS, Cui CL. Low- and high-frequency transcutaneous electrical acupoint stimulation induces different effects on cerebral μ-opioid receptor availability in rhesus monkeys. J Neurosci Res. 2014;92(5):555-63.
27. Sjölund BH, Eriksson MB. The influence of naloxone on analgesia produced by peripheral conditioning stimulation. Brain Res. 1979;173(2):295-301.
28. Kalra A, Urban MO, Sluka KA. Blockade of opioid receptors in rostral ventral medulla prevents antihyperalgesia produced by transcutaneous electrical nerve stimulation (TENS). J Pharmacol Exp Ther. 2001;298(1):257-63.
29. DeSantana JM, Silva LF, Resende MA, Sluka KA. Transcutaneous electrical nerve stimulation at both high and low frequencies activates ventrolateral periaqueductal grey to decrease mechanical hyperalgesia in arthritic rats. Neuroscience. 2009;163(4):1233-41.
30. Chandran P, Sluka KA. Development of opioid tolerance with repeated transcutaneous electrical nerve stimulation administration. Pain. 2003;102(1-2):195-201.

31. Solomon RA, Viernstein MC, Long DM. Reduction of postoperative pain and narcotic use by transcutaneous electrical nerve stimulation. Surgery. 1980;87(2):142-6.
32. Léonard G, Cloutier C, Marchand S. Reduced analgesic effect of acupuncture-like TENS but not conventional TENS in opioid-treated patients. J Pain. 2011;12(2):213-21.
33. Han JS, Chen XH, Sun SL, Xu XJ, Yuan Y, Yan SC, et al. Effect of low- and high-frequency TENS on met-enkephalin-arg-phe and dynorphin A immunoreactivity in human lumbar CSF. Pain. 1991;47(3):295-8.
34. Salar G, Job I, Mingrino S, Bosio A, Trabucchi M. Effect of transcutaneous electrotherapy on CSF beta-endorphin content in patients without pain problems. Pain. 1981;10(2):169-72.
35. Sluka KA, Deacon M, Stibal A, Strissel S, Terpstra A. Spinal blockade of opioid receptors prevents the analgesia produced by TENS in arthritic rats. J Pharmacol Exp Ther. 1999;289(2):840-6.
36. Maeda Y, Lisi TL, Vance CG, Sluka KA. Release of GABA and activation of GABA(A) in the spinal cord mediates the effects of TENS in rats. Brain Res. 2007;1136(1):43-50.
37. Radhakrishnan R, Sluka KA. Spinal muscarinic receptors are activated during low or high frequency TENS-induced antihyperalgesia in rats. Neuropharmacology. 2003;45(8):1111-9.
38. Radhakrishnan R, King EW, Dickman J, Richtsmeier C, Schardt N, Spurgin N, et al. Spinal 5-HT2 and 5-HT3 receptors mediate low, but not high, frequency TENS-induced antihyperalgesia in rats. Pain. 2003;105(1-2):205-13.
39. Sluka KA, Lisi TL, Westlund KN. Increased release of serotonin in the spinal cord during low, but not high, frequency transcutaneous electric nerve stimulation in rats with joint inflammation. Arch Phys Med Rehabil. 2006;87(8):1137-40.
40. Sluka KA, Vance CG, Lisi TL. High-frequency, but not low-frequency, transcutaneous electrical nerve stimulation reduces aspartate and glutamate release in the spinal cord dorsal horn. J Neurochem. 2005;95(6):1794-801.
41. Rokugo T, Takeuchi T, Ito H. A histochemical study of substance P in the rat spinal cord: effect of transcutaneous electrical nerve stimulation. J Nippon Med Sch. 2002;69(5):428-33.
42. Nam TS, Choi Y, Yeon DS, Leem JW, Paik KS. Differential antinociceptive effect of transcutaneous electrical stimulation on pain behavior sensitive or insensitive to phentolamine in neuropathic rats. Neurosci Lett. 2001;301(1):17-20.
43. King EW, Audette K, Athman GA, Nguyen OXH, Sluka KA, Fairbanks CA. Transcutaneous electrical nerve stimulation activates peripherally located alpha-2A adrenergic receptors. Pain. 2005;115(3):364-73.
44. Chen CC, Johnson MI, McDonough S, Cramp F. The effect of transcutaneous electrical nerve stimulation on local and distal cutaneous blood flow following a prolonged heat stimulus in healthy subjects. Clin Physiol Funct Imaging. 2007;27(3):154-61.
45. Cramp AF, Gilsenan C, Lowe AS, Walsh DM. The effect of high- and low-frequency transcutaneous electrical nerve stimulation upon cutaneous blood flow and skin temperature in healthy subjects. Clin Physiol. 2000;20(2):150-7.
46. Sandberg ML, Sandberg MK, Dahl J. Blood flow changes in the trapezius muscle and overlying skin following transcutaneous electrical nerve stimulation. Phys Ther. 2007;87(8):1047-55.
47. Sherry JE, Oehrlein KM, Hegge KS, Morgan BJ. Effect of burst-mode transcutaneous electrical nerve stimulation on peripheral vascular resistance. Phys Ther. 2001;81(6):1183-91.
48. DeSantana JM, Silva LFS, Sluka KA. Cholecystokinin receptors mediate tolerance to the analgesic effect of TENS in arthritic rats. Pain. 2010;148(1):84-93.
49. Hingne PM, Sluka KA. Blockade of NMDA receptors prevents analgesic tolerance to repeated transcutaneous electrical nerve stimulation (TENS) in rats. J Pain. 2008;9(3):217-25.
50. DeSantana JM, Santana-Filho VJ, Sluka KA. Modulation between high- and low-frequency transcutaneous electric nerve stimulation delays the development of analgesic tolerance in arthritic rats. Arch Phys Med Rehabil. 2008;89(4):754-60.
51. Sato KL, Sanada LS, Rakel BA, Sluka KA. Increasing intensity of TENS prevents analgesic tolerance in rats. J Pain. 2012;13(9):884-90.
52. Lima LV, Cruz KM, Abner TS, Mota CM, Agripino ME, Santana-Filho VJ, et al. Associating high intensity and modulated frequency of TENS delays analgesic tolerance in rats. Eur J Pain. 2015;19(3):369-76.
53. Bolfe VJ, Guirro RRJ. Electrical resistance of gels and liquids used in electrotherapy for electrode-skin coupling. Braz J Phys Ther. 2009;13(6):499-505.
54. Artioli DP, Bertolini GRF. Corrente interferencial vetorial: aplicação, parâmetros e resultados. Rev Soc Bras Clín Méd. 2012;10(1):51-6.
55. Fiori A, Cescon CLC, Galesky JF, Santos TAC, Brancalhão RMC, Bertolini GRF. Comparison between bipolar and tetrapolar of the interferential current in nociceptive threshold, accommodation and pleasantness in healthy individuals. Eur J Physiother. 2014;16(4):201-5.
56. Mannheimer JS. Electrode placements for transcutaneous electrical nerve stimulation. Phys Ther. 1978;58(12):1455-62.
57. Sabino GS, Santos CM, Francischi JN, Resende MA. Release of endogenous opioids following transcutaneous electric nerve stimulation in an experimental model of acute inflammatory pain. J Pain. 2008;9(2):157-63.
58. Poderoso Neto ML, Maciel LYS, Cruz KML, Santana Filho VJ, Bonjardim LR, DeSantana JM. Does electrode placement influence tens-induced antihyperalgesia in experimental inflammatory pain model? Braz J Phys Ther. 2017;21(2):92-9.
59. Yue C, Zhang X, Zhu Y, Jia Y, Wang H, Liu Y. Systematic review of three electrical stimulation techniques for rehabilitation after total knee arthroplasty. J Arthroplasty. 2018;33(7):2330-7.
60. Bjordal JM, Johnson MI, Ljunggreen AE. Transcutaneous electrical nerve stimulation (TENS) can reduce postoperative analgesic consumption: a meta-analysis with assessment of optimal treatment parameters for postoperative pain. Eur J Pain. 2003;7(2):181-8.
61. Li J, Song Y. Transcutaneous electrical nerve stimulation for postoperative pain control after total knee arthroplasty: a meta-analysis of randomized controlled trials. Medicine. 2017;96(37):e8036.
62. Zhu Y, Feng Y, Peng L. Effect of transcutaneous electrical nerve stimulation for pain control after total knee arthroplasty: A systematic review and meta-analysis. J Rehabil Med. 2017;49(9):700-4.

63. Sbruzzi G, Silveira SA, Silva DV, Coronel CC, Plentz RD. Transcutaneous electrical nerve stimulation after thoracic surgery: systematic review and meta-analysis of 11 randomized trials. Rev Bras Cir Cardiovasc. 2012;27(1):75-87.
64. Cardinali A, Celini D, Chaplik M, Grasso E, Nemec EC. Efficacy of transcutaneous electrical nerve stimulation for postoperative pain, pulmonary function, and opioid consumption following cardiothoracic procedures: a systematic review. Neuromodulation. 2021;24(8):1439-50.
65. Simpson PM, Fouche PF, Thomas RE, Bendall JC. Transcutaneous electrical nerve stimulation for relieving acute pain in the prehospital setting: a systematic review and meta-analysis of randomized-controlled trials. Eur J Emerg Med. 2014;21(1):10-7.
66. Johnson MI, Paley CA, Howe TE, Sluka KA. Transcutaneous electrical nerve stimulation for acute pain. Cochrane Database Syst Rev. 2015;2015(6):CD006142.
67. Desmeules F, Boudreault J, Roy JS, Dionne CE, Frémont P, MacDermid JC. Efficacy of transcutaneous electrical nerve stimulation for rotator cuff tendinopathy: a systematic review. Physiotherapy. 2016;102(1):41-9.
68. Almeida TCC, Figueiredo FWS, Barbosa Filho VC, Abreu LC, Fonseca FLA, Adami F. Effects of transcutaneous electrical nerve stimulation on proinflammatory cytokines: systematic review and meta-analysis. Mediators Inflamm. 2018;2018:1094352.
69. Johnson M, Martinson M. Efficacy of electrical nerve stimulation for chronic musculoskeletal pain: a meta-analysis of randomized controlled trials. Pain. 2007;130(1-2):157-65.
70. DeJesus BM, Rodrigues IKL, Azevedo-Santos IF, DeSantana JM. Effect of transcutaneous electrical nerve stimulation on pain-related quantitative sensory tests in chronic musculoskeletal pain and acute experimental pain: systematic review and meta-analysis. J Pain. 2023;24(8):1337-82.
71. Johnson MI, Paley CA, Jones G, Mulvey MR, Wittkopf PG. Efficacy and safety of transcutaneous electrical nerve stimulation (TENS) for acute and chronic pain in adults: a systematic review and meta-analysis of 381 studies (the meta-TENS study). BMJ Open. 2022;12(2):e051073.
72. Martimbianco ALC, Porfírio GJ, Pacheco RL, Torloni MR, Riera R. Transcutaneous electrical nerve stimulation (TENS) for chronic neck pain. Cochrane Database Syst Rev. 2019;12(12):CD011927.
73. Rampazo ÉP, Martignago CCS, Noronha M, Liebano RE. Transcutaneous electrical stimulation in neck pain: A systematic review and meta-analysis. Eur J Pain. 2022;26(1):18-42.
74. Khadilkar A, Odebiyi DO, Brosseau L, Wells GA. Transcutaneous electrical nerve stimulation (TENS) versus placebo for chronic low-back pain. Cochrane Database Syst Rev. 2008;2008(4):CD003008.
75. Wu LC, Weng PW, Chen CH, Huang YY, Tsuang YH, Chiang CJ. Literature review and meta-analysis of transcutaneous electrical nerve stimulation in treating chronic back pain. Reg Anesth Pain Med. 2018;43(4):425-33.
76. Brosseau L, Judd MG, Marchand S, Robinson VA, Tugwell P, Wells G, et al. Transcutaneous electrical nerve stimulation (TENS) for the treatment of rheumatoid arthritis in the hand. Cochrane Database Syst Rev. 2003;2003(3):CD004377.
77. Johnson MI, Claydon LS, Herbison GP, Jones G, Paley CA. Transcutaneous electrical nerve stimulation (TENS) for fibromyalgia in adults. Cochrane Database Syst Rev. 2017;10(10):CD012172.
78. Megía García Á, Serrano-Muñoz D, Bravo-Esteban E, Ando Lafuente S, Avendaño-Coy J, Gómez-Soriano J. Efectos analgésicos de la estimulación eléctrica nerviosa transcutánea en pacientes con fibromialgia: una revisión sistemática. Aten Primaria. 2019;51(7):406-15.
79. Amer-Cuenca JJ, Badenes-Ribera L, Biviá-Roig G, Arguisuelas MD, Suso-Martí L, Lisón JF. The dose-dependent effects of transcutaneous electrical nerve stimulation for pain relief in individuals with fibromyalgia: a systematic review and meta-analysis. Pain. 2023;164(8):1645-57.
80. Mulvey MR, Bagnall AM, Johnson MI, Marchant PR. Transcutaneous electrical nerve stimulation (TENS) for phantom pain and stump pain following amputation in adults. Cochrane Database Syst Rev. 2010;(5):CD007264.
81. Tao H, Wang T, Dong X, Guo Q, Xu H, Wan Q. Effectiveness of transcutaneous electrical nerve stimulation for the treatment of migraine: a meta-analysis of randomized controlled trials. J Headache Pain. 2018;19(1):42.
82. Evans AG, Horrar AN, Ibrahim MM, Burns BL, Kalmar CL, Assi PE, et al. Outcomes of transcutaneous nerve stimulation for migraine headaches: a systematic review and meta-analysis. J Neurol. 2022;269(8):4021-9.
83. Fertout A, Manièreezvan A, Lupi L, Ehrmann E. Management of temporomandibular disorders with transcutaneous electrical nerve stimulation: a systematic review. Cranio. 2022;40(3):217-28.
84. Babazadeh-Zavieh SS, Tajali SB, Haeri SMJ, Shamsi A. Effects of transcutaneous electrical nerve stimulation on chronic pelvic pain in women: a systematic review and meta-analysis. Complement Med Res. 2023;30(2):161-73.
85. Byun YJ, Lee JA, Nguyen SA, Rizk HG, Meyer TA, Lambert PR. Transcutaneous electrical nerve stimulation for treatment of tinnitus: a systematic review and meta-analysis. Otol Neurotol. 2020;41(7):e767-75.
86. Hurlow A, Bennett MI, Robb KA, Johnson MI, Simpson KH, Oxberry SG. Transcutaneous electric nerve stimulation (TENS) for cancer pain in adults. Cochrane Database Syst Rev. 2012;2012(3):CD006276.
87. Jin DM, Xu Y, Geng DF, Yan TB. Effect of transcutaneous electrical nerve stimulation on symptomatic diabetic peripheral neuropathy: a meta-analysis of randomized controlled trials. Diabetes Res Clin Pract. 2010;89(1):10-5.
88. Almeida CC, Silva VZM, Cipriano Júnior G, Liebano RE, Durigan JLQ. Transcutaneous electrical nerve stimulation and interferential current demonstrate similar effects in relieving acute and chronic pain: a systematic review with meta-analysis. Braz J Phys Ther. 2018;22(5):347-54.
89. Carroll D, Moore RA, McQuay HJ, Fairman F, Tramèr M, Leijon G. Transcutaneous electrical nerve stimulation (TENS) for chronic pain. Cochrane Database Syst Rev. 2001;(3):CD003222.
90. Price CI, Pandyan AD. Electrical stimulation for preventing and treating post-stroke shoulder pain. Cochrane Database Syst Rev. 2000;2000(4):CD001698.
91. Wu Y, Zhu F, Chen W, Zhang M. Effects of transcutaneous electrical nerve stimulation (TENS) in people with knee osteoarthritis: A systematic review and meta-analysis. Clin Rehabil. 2022;36(4):472-85.

92. Rutjes AW, Nüesch E, Sterchi R, Kalichman L, Hendriks E, Osiri M, et al. Transcutaneous electrostimulation for osteoarthritis of the knee. Cochrane Database Syst Rev. 2009;2009(4):CD002823.
93. Rakel B, Cooper N, Adams HJ, Messer BR, Law LAF, Dannen DR, et al. A new transient sham TENS device allows for investigator blinding while delivering a true placebo treatment. J Pain. 2010;11(3):230-8.
94. Pantaleão MA, Laurino MF, Gallego NL, Cabral CM, Rakel B, Vance C, et al. Adjusting pulse amplitude during transcutaneous electrical nerve stimulation (TENS) application produces greater hypoalgesia. J Pain. 2011;12(5):581-90.
95. Rakel B, Frantz R. Effectiveness of transcutaneous electrical nerve stimulation on postoperative pain with movement. J Pain. 2003;4(8):455-64.
96. Dailey DL, Vance CGT, Rakel BA, Zimmerman MB, Embree J, Merriwether EN, et al. Transcutaneous electrical nerve stimulation reduces movement-evoked pain and fatigue: a randomized, controlled trial. Arthritis Rheumatol. 2020;72(5):824-36.
97. Menezes MA, Pereira TAB, Tavares LM, Leite BTQ, Neto AGR, Chaves LMS, et al. Immediate effects of transcutaneous electrical nerve stimulation (TENS) administered during resistance exercise on pain intensity and physical performance of healthy subjects: a randomized clinical trial. Eur J Appl Physiol. 2018;118(9):1941-58.
98. DeSantana JM, Santana-Filho VJ, Guerra DR, Sluka KA, Gurgel RQ, Silva WM Jr. Hypoalgesic effect of the transcutaneous electrical nerve stimulation following inguinal herniorrhaphy: a randomized, controlled trial. J Pain. 2008;9(7):623-9.
99. DeSantana JM, Sluka KA, Lauretti GR. High and low frequency TENS reduce postoperative pain intensity after laparoscopic tubal ligation: a randomized controlled trial. Clin J Pain. 2009;25(1):12-9.
100. Agripino ME, Lima LV, Freitas IF, Souto NB, Carvalho TC, DeSantana JM. Influence of therapeutic approach in the TENS-induced hypoalgesia. Clin J Pain. 2016;32(7):594-601.
101. Briggs E. Evaluating the impact of pain education: how do we know we have made a difference? Br J Pain. 2012;6(2):85-91.
102. Thompson K, Johnson MI, Milligan J, Briggs M. Twenty-five years of pain education research: what have we learned? Findings from a comprehensive scoping review of research into pre-registration pain education for health professionals. Pain; 2018;159(11):2146-58.
103. Bennett MI, Hughes N, Johnson MI. Methodological quality in randomised controlled trials of transcutaneous electric nerve stimulation for pain: low fidelity may explain negative findings. Pain. 2011;152(6):1226-32.
104. Sluka KA, Bjordal JM, Marchand S, Rakel BA. What makes transcutaneous electrical nerve stimulation work? Making sense of the mixed results in the clinical literature. Phys Ther. 2013;93(10):1397-402.
105. Travers MJ, O'Connell NE, Tugwell P, Eccleston C, Gibson W. Transcutaneous electrical nerve stimulation (TENS) for chronic pain: the opportunity to begin again. Cochrane Database Syst Rev. 2020;4(4):ED000139.
106. Yamato T, Maher C, Saragiotto B, Moseley A, Hoffmann T, Elkins M, et al. The TIDieR checklist will benefit the physical therapy profession. Phys Ther. 2016;96(7):930-1.

5
Crioterapia: plausibilidade biológica e tipos de aplicação na fisioterapia traumato-ortopédica

ALESSANDRO HAUPENTHAL
DANIELA PACHECO DOS SANTOS HAUPENTHAL
NICOLAS BABAULT
JOÃO LUIZ QUAGLIOTTI DURIGAN

RESUMO

O uso do frio para tratamento e amenização de desconfortos de afecções humanas é relatado desde os primeiros escritos encontrados. Porém, a base de evidência para sua utilização ainda necessita de mais estudos para uma melhor fundamentação sobre a sua aplicação clínica. Este capítulo abordará a plausibilidade biológica da aplicação da crioterapia, além de suas diferentes aplicações e os tipos mais comuns de utilização, bem como os motivos que justificam a indicação dela após uma lesão musculoesquelética aguda e seu emprego após eventos esportivos de alta demanda. Apesar de ser uma terapia muito antiga e amplamente disseminada, ainda são imprescindíveis estudos e maior compreensão desse recurso terapêutico para embasar seu uso e aplicação.

Palavras-chave: Crioterapia; gelo; imersão em água gelada; reparo tecidual.

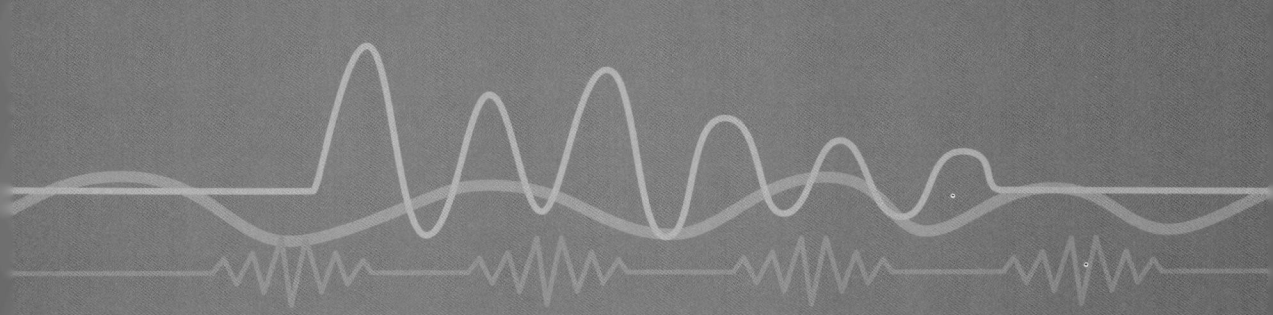

HISTÓRICO E TIPOS DE CRIOTERAPIA

Quando temos uma lesão, o processo inflamatório cursa com aumento da temperatura local, entre outros sintomas clássicos de um quadro agudo (p. ex., rubor, edema, dor e, por vezes, alteração de função). Assim, desde tempos muito remotos, um pensamento comum à terapêutica é a utilização de recursos que auxiliem o corpo a reequilibrar sua temperatura.

Há relatos muito antigos do uso de gelo local ou geral para reequilibrar estados alterados de febre ou trauma. Hipócrates, por exemplo, já mencionava o uso de gelo para redução de edemas.[1] No entanto, apesar de seu longo tempo de utilização, não é possível afirmar que a crioterapia deva ser utilizada como terapêutica eficaz e/ou eficiente e incontestável.

Knight, em torno da década de 1970, trouxe a ideia da redução de uma lesão por hipóxia secundária a partir do uso da crioterapia.[1] Para lesões locais, geralmente utiliza-se gelo, mas existem outras formas de aplicação da crioterapia. A literatura é extensa quanto às diversas modalidades de crioterapia disponíveis na prática clínica, como a utilização de bolsa de gelo triturado, alimentos congelados, pacotes de gel e bolsa de gelo com água.[2-6] Para a febre, em situações de recuperação de exercício extremo ou para relaxamento, há relatos da imersão em água gelada há 3.500 anos, descobertos a partir da tradução de um papiro de Edwin Smith, que faz parte da história da medicina egípcia antiga com referência ao uso do frio com fins terapêuticos. Os gregos também utilizavam a imersão em água gelada para terapia, relaxamento ou socialização,[7] e, atualmente, a imersão em água gelada é aplicada tanto para uma parte do corpo (p. ex., membros inferiores em banheira ou piscina) quanto para o corpo inteiro (por meio da água gelada ou gás frio).

Dessa forma, hoje o termo crioterapia engloba o uso do frio local ou geral no corpo a partir do gelo ou de aparelhos que realizam o resfriamento dos tecidos,[7] e seus recursos fisioterapêuticos abrangem tratamento e controle de acometimentos dos tecidos moles nas fases aguda e subaguda[3,8] para diminuição da dor, inflamação, espasmo muscular, condução nervosa, taxa metabólica e formação de edema, além de prevenir hipóxia secundária em tecidos lesionados.[2-4,6] Além do uso para o tratamento de lesões aguda e subaguda, a crioterapia aplicada com imersão local ou geral do corpo pode auxiliar na recuperação ou diminuição da dor muscular tardia (**Figura 5.1**).

PLAUSIBILIDADE BIOLÓGICA: O PROCESSO DE REPARO E A CRIOTERAPIA

Para considerarmos o efeito da crioterapia em uma lesão, analisaremos aquela que é mais comum no esporte – a lesão muscular,[9,10] a qual gera sinais e sintomas que incluem espasmo tecidual, dor, edema e perda ou alteração da função (força, amplitude de movimento e flexibilidade).[8] Mesmo que a causa varie (contusão ou estiramento), o processo de reparo tecidual é semelhante[9,11] e engloba três fases: degeneração, reparo e remodelamento do tecido muscular.[10,12] Tidball e Villalta[13] relatam que essas fases são, em parte, reguladas pela ação dos fatores de transcrição músculo-específica (bHLH – que inclui MyoD, miogenina, Myf4 e Myf5) e dependentes da resposta sequencial mediada por citocinas e fatores de crescimento liberados pelas fibras lesadas, macrófagos, células inflamatórias e tecido conectivo.

A resposta imune inata inicia-se por meio de uma proteína intermediária denominada desmina, liberada pelas fibras musculares, que atua como molécula de sinalização. A desmina ativa o sistema complemento rapidamente após a lesão.[13] Segue-se a isso uma cascata de eventos com processos de degeneração e necrose acompanhados de edema e hemorragia nas primeiras 4 horas após a lesão. Na fase de degeneração, a ruptura da membrana plasmáti-

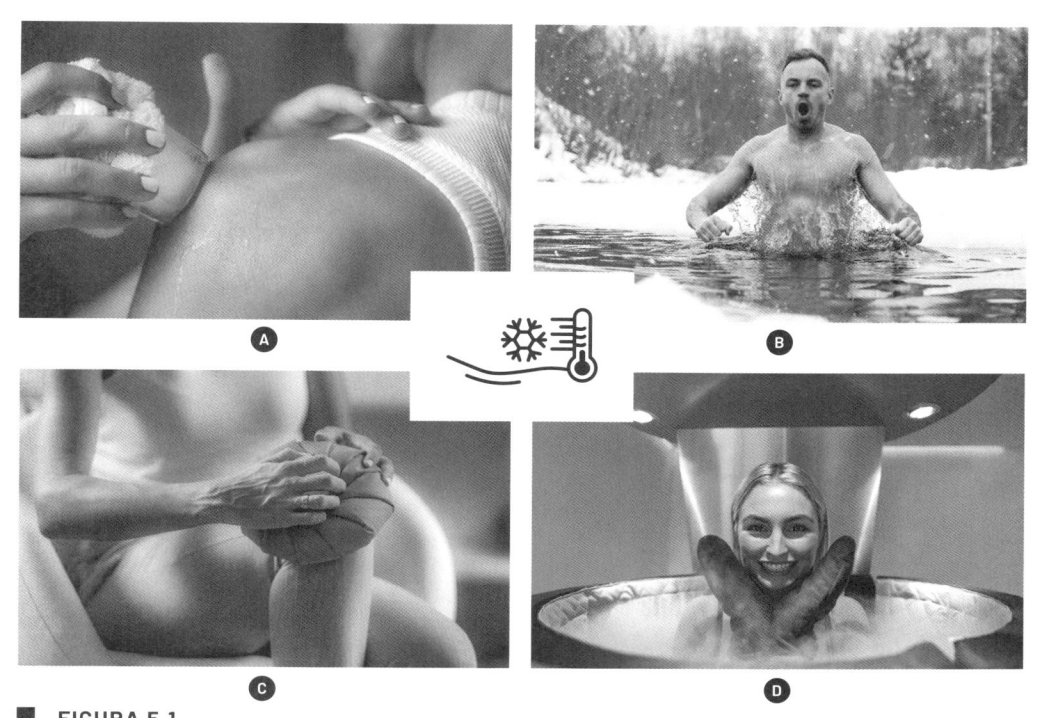

FIGURA 5.1
Métodos de aplicação da crioterapia. (**A**) Massagem com gelo. (**B**) Banho de imersão. (**C**) Bolsa de gelo. (**D**) Exposição ao ar frio.
Fonte: Simakova Mariia/Shutterstock, Microgen/Shutterstock, Jacob Lund/Shutterstock, Kaspars Grinvalds/Shutterstock.

ca gera perda da homeostase celular e extravasamento de cálcio, com consequente início do processo de necrose provocado pelas proteases e hidrolases dependentes de cálcio.[14]

A necrose é caracterizada pelo rompimento do sarcolema e resulta no aumento da permeabilidade da fibra muscular, o que, consequentemente, provoca o extravasamento de proteínas musculares normalmente restritas ao sarcoplasma, como a creatina cinase (CK, do inglês *creatine kinase*), a miosina de cadeia pesada (MHC, do inglês *myosin heavy chain*) e a troponina, para o plasma sanguíneo.[12] Esse processo degenerativo inicial induz a uma reação inflamatória acompanhada pela migração primeiramente de neutrófilos, seguidos por macrófagos fagocitários M1 para o local da lesão, com o intuito de remover o tecido necrosado.[15] Souza e colaboradores[12] afirmam que os neutrófilos são as células responsáveis pela liberação de citocinas que atraem e ativam outras células imunes durante as seis primeiras horas. Após essa intensa atividade fagocítica por macrófagos M1, ocorre a proliferação inicial de células satélites entre o segundo e o terceiro dia após a lesão.

Os macrófagos M1 são as células inflamatórias predominantes após 48 horas decorridas da lesão; eles fagocitam e removem as estruturas lesadas, além de contribuir para a ativação do processo mitótico das células satélites (CS) por meio da produção de interleucina-6 (IL-6). Wang e colaboradores[16] afirmam que citocinas como interleucinas (IL-1β e IL-6) e o fator de necrose tumoral alfa (TNF-α, do inglês *tumor necrosis factor-alpha*) são liberadas pelos macrófagos e exercem um papel importante como parte do mecanismo de recuperação/reparo do tecido muscular. Resultados encontrados por Abat e colaboradores[17] apontam que o aumento nos níveis de IL-1β pode promover a inibição de síntese de proteínas no tecido muscular;

e valores elevados de TNF-α podem causar inibição da diferenciação dos mioblastos pelas células satélites, limitando a resposta regenerativa.

A presença dessas citocinas pró-inflamatórias induz à fosforilação de cascatas de sinalização, principalmente das proteínas cinases ativadas por mitógeno (MAPK, do inglês *mitogen-activated protein kinase*), ativando o fator nuclear kappa B (NF-κB). Em estado inerte, ou seja, sem estímulo nocivo celular, NF-κB está inativo por associação com a proteína IκB. Quando ativado, uma proteína cinase IKK fosforila IκB, dissociando-a e levando-a à ubiquitinação e à degradação.[18] Após a dissociação, o NF-κB também é liberado com posterior translocação do citosol para o núcleo celular, onde liga-se a sequências específicas do DNA, promovendo a transcrição de genes-alvos.[19] Essa ativação de NF-κB ocorre principalmente por meio de estímulos causados a dois tipos de receptores: do tipo *toll* (TLR4, do inglês *toll-like receptor*) e de TNF-α (TNFR, do inglês *tumor necrosis factor receptor*). Estes dois receptores fosforilam IKK, dando início à cascata de sinalização, induzindo a produção de mediadores pró-inflamatórios[20] e favorecendo a amplificação da resposta à lesão.

Todo esse processo de quimiotaxia é facilitado pela interação entre leucócitos e endotélio na microvasculatura local, a qual promove o aumento do extravasamento de macromoléculas e favorece o processo inflamatório e a formação de edema ou hematoma entre as fibras musculares.[21] Simultâneo a isso, a vasodilatação local promovida por células presentes na área danificada, a partir da liberação de histaminas, óxido nítrico (NO, do inglês *nitric oxide*) e fator de crescimento vascular endotelial (VEGF, do inglês *vascular endothelial growth factor*), também contribui para a amplificação da resposta à lesão (**Figura 5.2**).

A amplificação da reação inflamatória tem um peso favorável quanto à limpeza tecidual para posterior reparo, mas quando essa resposta se torna exacerbada, os tecidos adjacentes sofrem dano pelo excesso de infiltrado leucocitário, gerando a denominada lesão secundária.[14] Neste caso, células que não sofreram lesão são diretamente afetadas pela resposta fisiológica à lesão primária ou ao trauma, por mecanismos enzimáticos ou hipóxicos. Proteases, fosfolipases e hidrolases liberadas acabam alterando a estrutura de fosfolipídeos e proteínas constituintes da membrana celular, o que acarreta modificações na sua fluidez e integridade. A retenção de líquido intracelular subsequente pode agravar o quadro de hipóxia pela oclusão da vasculatura local, e a permanência desse quadro pode gerar oxigenação inadequada, criando a necessidade de utilização de vias glicolíticas para a produção de trifosfato de adenosina (ATP, do inglês *adenosine triphosphate*), o qual é eficiente por tempo limitado.[14]

As espécies reativas de oxigênio (EROs) são moléculas intermediárias e quimicamente reativas, naturalmente formadas a partir da redução univalente do oxigênio molecular,[22] que gera o radical superóxido e intermediários reativos como peróxido de hidrogênio e o radical hidroxila durante processos como a respiração celular.[23,24] A lesão primária provoca a liberação de enzimas digestivas e o aumento da concentração de EROs, com estímulo à atividade quimiotáxica, à maior infiltração de células e à liberação de citocinas pró-inflamatórias, o que pode causar danos aos tecidos saudáveis.[25,26] Essa fase inflamatória é considerada um período crítico desse processo, pois está diretamente relacionada não apenas à extensão, mas também à duração do processo de reparo, à qualidade do tecido formado e à produção de EROs como consequência da extensa fagocitose.[24] Os sistemas circulatório e linfático, considerados essenciais ao processo de reparo, também são afetados, e esse comprometimento do sistema microvascular é um desafio à sobrevivência celular, devido à inadequada oferta de oxigênio e outros substratos fundamentais à viabilidade tecidual, por vezes associado à não remoção total de metabólitos nocivos.[14] Em relação a isso, a própria reperfusão da área de hipóxia é considerada prejudicial ao tecido, pois está ligada a danos secundários desencadeados pela formação de EROs.[27] A exposição das células ao estresse oxidativo, em particular, NO ou peroxinitrito (ONOO$^-$), pode ativar NF-κB e causar sua translocação. Uma vez no núcleo, NF-κB pode induzir a transcrição de iNOS, TNF-α e IL-1, o que pode, então, promover uma maior ativação de NF-κB, bem como elevar a expressão de outros mediadores inflamatórios como IL-6, exacerbando o quadro.

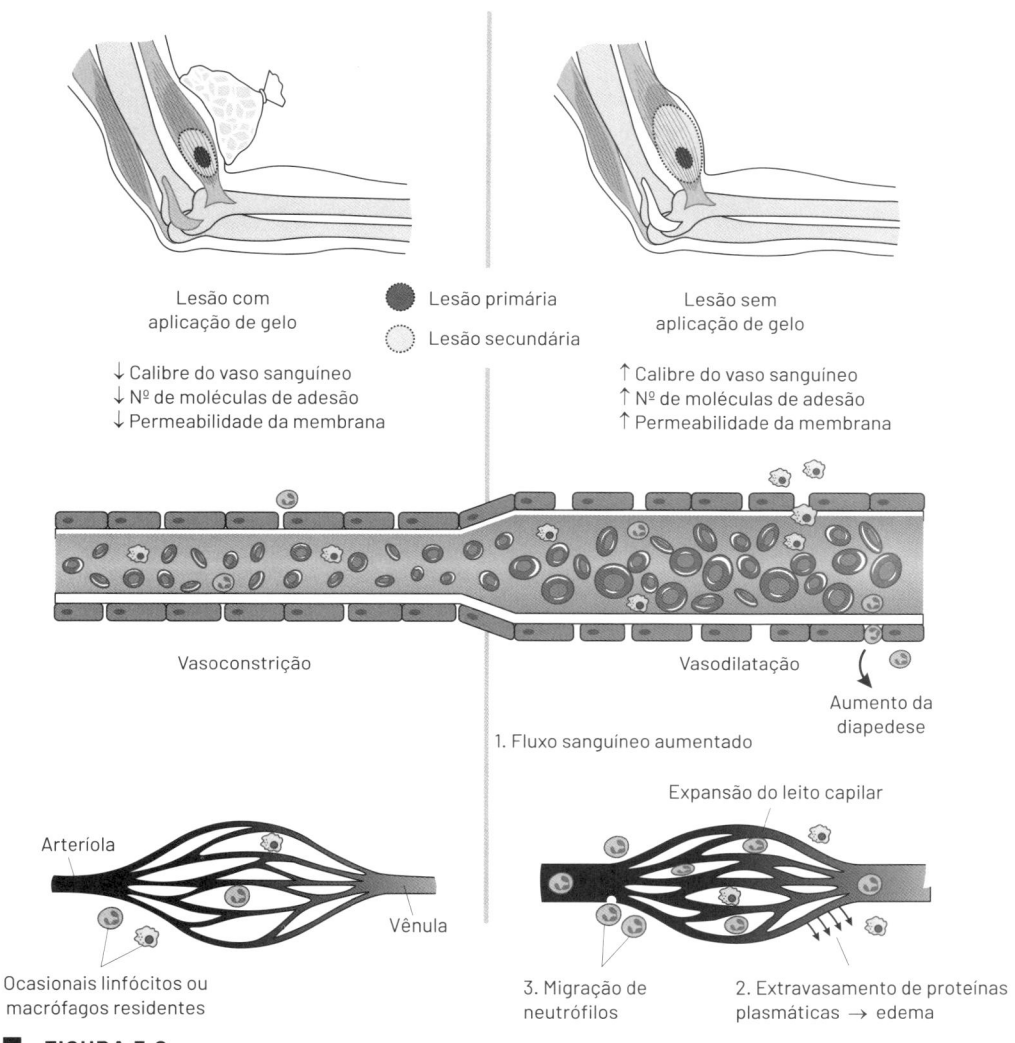

FIGURA 5.2
Lesão muscular com e sem aplicação de crioterapia.

Souza e colaboradores[12] afirmam que, após a lesão, o aumento do metabolismo, associado ao extravasamento de cálcio por ruptura do sarcolema, e a necrose tecidual são fontes de produção de EROs e contribuem para aumentar o processo de degradação muscular. Além disso, maior concentração dessas espécies reativas causa liberação de ácido araquidônico, ativação da nicotinamida adenina dinucleotídeo fosfato oxidase (NADPH), formação de peróxido e modificação da homeostase do cálcio, provocando aumento na concentração de EROs, podendo causar danos não restritos à área lesionada.[28]

A partir do exposto, pode-se afirmar, portanto, que o dano oxidativo é iniciado como uma resposta ao processo inflamatório e é agravado pela extensão e duração dele, assim como pelo quadro de isquemia-reperfusão.[29,30] Um estudo realizado por König e colaboradores[31] demonstrou que o aumento na geração de EROs associada à lesão muscular pode ser explicado por meio de diferentes vias, destacando-se a elevação na produção de superóxido mitocondrial, a ativação do complexo NADPH oxidase e a ativação da xantina oxidase. Na mitocôndria, estima-se que de 2 a 4% do oxigênio mitocondrial seja reduzido a superóxido,[22] principalmente pelo escape de elétrons entre o complexo I e ubisemiquinona e entre ubisemiquinona e o complexo III.[32] Para Kumar e colaboradores,[33] lesões celulares, como no tecido muscular, são acompanhadas por alterações funcionais e morfológicas nas mitocôndrias, nas quais o aparecimento de poros na membrana altera sua permeabilidade, permitindo entrada ou escape de substâncias e prejudicando a homeostase, podendo levar à morte celular.

Cerca de quatro dias após a lesão, há predominância de macrófagos não fagocíticos M2. Esse período é acompanhado pelo término da fagocitose e da liberação de citocinas pró-inflamatórias: é o início da fase de reparo, com regeneração das fibras musculares e produção de tecido cicatricial conectivo. Nessa etapa, há liberação de citocinas anti-inflamatórias (interleucina-10 [IL-10] e interleucina-4 [IL-4]) e fatores de crescimento (MyoD, TGF-α, miogenina, MEF2), os quais irão estimular a proliferação e a diferenciação celular pelas células satélites, a deposição de colágeno e a angiogênese.[13] A atividade mioblástica ocorre no sexto dia após a lesão.[34]

A última fase do processo de regeneração muscular, que, segundo Minamoto e colaboradores[34] ocorre entre o 14º e 24º dia após a lesão, é denominada fase de maturação ou remodelamento e tem como característica mais relevante a deposição organizada de colágeno e a restauração da função muscular pela maturação das miofibras regeneradas. Essa etapa é acompanhada por angiogênese, na qual ocorre a formação de novos vasos para fazer o reparo completo da lesão.[35] A angiogênese é considerada um processo essencial na regeneração muscular após a lesão,[36] sendo principalmente estimulada pelo VEGF e caracterizada pela proliferação e migração de células endoteliais e pela formação de capilares, essenciais à cicatrização adequada. Estudos recentes sugerem que o VEGF também influencia o processo de regeneração muscular por meio da estimulação da diferenciação miogênica por células-tronco.[17] Devido a esses fatos, a fase de remodelamento é considerada importante clinicamente.

A finalização da etapa de remodelamento ocorre por meio da formação de tecido de granulação. Os fibroblastos dos tecidos vizinhos migram para o local da lesão, porém precisam ser ativados para sair de seu estado de quiescência.[37] O fator de crescimento fibroblástico (FGF, do inglês *fibroblast growth factor*) e o fator de crescimento derivado de plaquetas (PDGF, do inglês *platelet-derived growth factor*) são considerados os fatores de crescimento mais importantes para os processos de proliferação e ativação dos fibroblastos. TGF-β é o fator de crescimento responsável por estimular os fibroblastos a produzirem colágeno do tipo I, os diferenciando em miofibroblastos, os quais promovem o fechamento da lesão.[38] No término desse processo, ocorrem a retração e reorganização do tecido cicatricial e a recuperação da capacidade funcional do tecido.

Para Contreras-Muñoz e colaboradores,[35] o processo de regeneração das lesões musculares é altamente coordenado, mas, quando não controlado, pode acarretar mudanças morfológicas permanentes no sítio da lesão por meio da formação de tecido cicatricial ou fibrótico,[10] podendo causar repercussões significativas sobre as propriedades mecânicas e a capacidade do tecido de tolerar cargas. Além disso, o processo inflamatório pode desempenhar papel benéfico ou prejudicial sobre a regeneração muscular,[39] proporcional à magnitude da resposta inflamatória à lesão, à história anterior de uso muscular e às interações específicas entre o músculo lesionado e as células invasoras.[15]

Devido à importância da fase inflamatória no processo de regeneração tecidual, essa etapa é considerada uma das mais importantes de todo o processo de reparo muscular.[17] Portanto, medidas que visem atenuar a exacerbação dessa fase, com o intuito de reduzir danos secundários, devem ser preconizadas.[14]

A CRIOTERAPIA NA LESÃO MUSCULAR

O processo inflamatório desorganizado e exacerbado é capaz de prejudicar o reparo muscular, bem como a função do músculo. Ferramentas que busquem controlar esse processo podem ser válidas ao processo de reabilitação. Entre tais recursos, a crioterapia é considerada estratégia terapêutica amplamente utilizada no tratamento de lesões musculares[14,40] e consiste na aplicação de qualquer substância no corpo que vise reduzir a temperatura tecidual pela remoção de calor corporal.[41] Os principais efeitos fisiológicos que justificam o uso imediato da crioterapia após a lesão incluem promoção de analgesia, vasoconstrição e redução do edema, controle da hemorragia, diminuição da velocidade de condução nervosa e da perfusão tecidual.[21,42]

Uma teoria amplamente defendida por Knight[8] afirma que a crioterapia, ao reduzir a temperatura do tecido, diminui a taxa de reações químicas e, portanto, o consumo de ATP. Essa diminuição da demanda celular de ATP minimiza a solicitação por oxigênio, o que leva à maior sobrevivência do tecido durante a hipóxia e à menor formação de EROs.[43]

Além disso, Ramos e colaboradores[40] afirmam que a ação anti-inflamatória e antioxidante da crioterapia se deve à atenuação na disfunção microvascular após o dano. Martins e colaboradores[24] acrescentam, ainda, que as reduções da temperatura, do metabolismo e da demanda de oxigênio na cadeia transportadora de elétrons geram diminuição dos níveis de EROs e, como consequência, menor dano às moléculas adjacentes. Nesse contexto, seu uso é justificado pela redução de danos secundários associados ao extravasamento sanguíneo, à diminuição da adesão celular e à infiltração de leucócitos.[21,44]

No entanto, apesar da ampla utilização da crioterapia, estudos têm demonstrado resultados contraditórios e inconclusivos acerca de seu efeito sobre a resposta inflamatória e o processo regenerativo. Atraso ou diminuição na expressão de células inflamatórias, retardo na proliferação e diferenciação de células satélites e alterações na deposição de colágeno são resultados reportados em experimentos envolvendo lesão muscular tratada com crioterapia.[30,45] Takagi e colaboradores[11] demonstraram que o uso da crioterapia gerou menor infiltrado de células no tecido lesionado, no entanto, esse processo foi acompanhado por células necróticas por períodos maiores após a lesão, e houve atraso na visualização de fibras musculares em regeneração. Por outro lado, Tewari e colaboradores[36] e Ramos e colaboradores[40] afirmam que, apesar do atraso ou da atenuação de infiltrado inflamatório, a aplicação do método não prejudica o processo de regeneração tecidual, tampouco gera depósito excessivo de colágeno. Resultados benéficos foram apresentados no estudo de Oliveira e colaboradores,[46] com atenuação da lesão secundária; e no estudo de Deal e colaboradores,[21] por diminuição da permeabilidade microvascular e consequente redução da relação endotelial-leucocitária. Schaser e colaboradores[47] afirmam que a crioterapia mantém viabilidade celular e atenua a destruição tecidual mediada por leucócitos em modelo de lesão muscular. Por outro lado, em modelos utilizando outros tipos de tecidos (células epiteliais do pigmento da retina e fluido sinovial do joelho humano acometido por osteoartrite), evidências sugerem que a hipotermia pode alterar a secreção do VEGF[48,49] e a angiogênese[50] e, com isso, afetar o processo de regeneração tecidual.

Sobre a produção de EROs, os efeitos da hipotermia são variáveis. Algumas pesquisas demonstram que, quando o gelo é aplicado de forma isolada, a redução da temperatura aumenta a produção de EROs,[51] induz à peroxidação lipídica e diminui a concentração sanguínea de glutationa.[52] Por outro lado, em modelo de lesão muscular esquelética, o gelo causou reduções na formação de ânion superóxido, na peroxidação lipídica e na atividade da enzima antioxidante catalase.[43]

Em virtude da possibilidade de alterar o processo de reparo tecidual, foi utilizada a crioterapia no período agudo (48 h com 20 min de aplicação e intervalo de 3 h, por três vezes) do processo inflamatório, o que poderia regulá-lo gerando uma menor lesão secundária e sem atrapalhar a regeneração tecidual. Para isso, foram usados ratos *Wistar* com um modelo lacerativo de lesão. A crioterapia causou simultaneamente redução nos níveis de citocinas pró-inflamatórias, aumento de citocinas anti-inflamatórias e manutenção do estado redox celular no prazo de 48 horas após a lesão. Por prevenir danos secundários ao tecido e antecipar a fase crônica da inflamação, seu uso é recomendado como método de tratamento da lesão muscular lacerativa.[40,53,54]

Em outro estudo sobre uma lesão por contusão, a crioterapia foi utilizada por meio da variação da frequência de seu uso nas primeiras 24 horas da lesão, para verificar se uma, duas ou três aplicações poderiam resultar numa melhor resposta, uma vez que parece que seu efeito e uso são mais bem indicados no período agudo após uma lesão em razão da possibilidade de atenuar a resposta inflamatória exacerbada. A crioterapia utilizada três vezes no primeiro dia da lesão gerou melhor resultado nos marcadores de reparo tecidual e análise histológica.[55] A crioterapia em modelos animais é capaz de reduzir a resposta inflamatória.[1]

Mais estudos que investiguem os efeitos da crioterapia frente ao processo de reparo tecidual são necessários, principalmente em humanos, nos quais a temperatura *in vivo* do músculo não chega a valores menores de 20 °C.[1] Porém, devido à dificuldade de padronização e viabilidade dos estudos em humanos, os trabalhos ainda utilizam modelos animais. Com base nos estudos realizados nos modelos animais, acredita-se que, para a lesão muscular, o uso da crioterapia é indicado durante a fase aguda do processo inflamatório,[1,56] principalmente no primeiro dia e logo após a lesão.

EVIDÊNCIAS

O método de aplicar o frio no corpo pode variar, mas seus mecanismos de ação permanecem os mesmos. O estímulo pode ser gerado com água, gelo, ar ou com o material de mudança de fase (PCM, do inglês *phase change material*).[7] Como ocorre muita alteração do gradiente térmico a partir da condutividade térmica, precisam ser criados e estudados protocolos para cada um dos meios de resfriamento tecidual. A condutividade térmica ou o coeficiente de transferência de calor é maior para o gelo.[7]

GELO LOCAL

Entre as modalidades da crioterapia local, a bolsa de gelo é a mais eficaz[3,6,55] quando aplicada diretamente sobre a pele.[2] O nível de compressão não interfere tanto com relação ao resfriamento, porém é necessário que a bolsa de gelo esteja envolta em um tecido, por exemplo, para melhorar a área de contato.[3] As modalidades de crioterapia que chegam a valores mais próximos e abaixo dos desejados e que têm maior tempo de reaquecimento tecidual são as que utilizam aplicação de gelo na forma triturada.[6] Na literatura, são citados resultados ainda melhores quando o gelo triturado é acrescido de água;[6] no entanto, dependendo da quantidade, ela pode atrapalhar o resfriamento tecidual.[55] Logo, a bolsa de gelo triturado e envolta em tecido, para melhorar a área de contato, é a melhor escolha para a aplicação.

Embora a plausibilidade biológica para o uso do gelo exista em modelos animais, quando observamos o efeito nas revisões sistemáticas em humanos, o consenso é de que ainda faltam estudos, e, com isso, a evidência acaba ainda sendo insuficiente pela baixa quantidade e qualidade das pesquisas relacionadas.[56,57] A maioria dos estudos utiliza edema ou outra variável principal como desfecho, e não o retorno à função, ou a capacidade de realizar exercício com menos dor em uma fase anterior do processo de reabilitação, ou dor durante a fase aguda do processo. Uma revisão sistemática observou que o retorno ao esporte foi mais rápido com o uso da crioterapia.[42] Assim, fica evidente a necessidade de mais estudos em humanos sobre os efeitos da crioterapia frente ao processo de reparo tecidual. Além dos estudos clínicos, a translocação da adaptação da aplicação para o tecido humano ainda precisa ser mais bem investigada para garantir o efeito da menor temperatura com a aplicação do gelo.[1]

O gelo, como qualquer terapia, somente vai funcionar se empregado corretamente.[58] Tem de ser observada a espessura da dobra cutânea no local, porque é inversamente proporcional ao resfriamento do tecido muscular adjacente (o tempo de aplicação pode ser aumentado); assim, o resfriamento será menor quanto maiores a espessura do tecido adiposo e a dobra cutânea.[58-60] Outro cuidado para a aplicação é com saliências ósseas, que podem ter maior resfriamento, facilitando queimaduras.[61-64] É também importante verificar se o paciente que nunca aplicou gelo tem reação alérgica a ele a partir da realização de um teste de massagem com gelo por 5 minutos, seguido de 15 minutos de observação. No caso da exacerbação de vermelhidão ou coceira, podem ser investigados a alergia ao frio ou o fenômeno de Raynaud.[8]

A crioterapia e o gelo podem ser aplicados imediatamente após lesões agudas em tecidos moles para o tratamento inicial de estiramento muscular, entorses e contusões, por exemplo.[8,56,65] Mas além de controlar o processo inflamatório agudo,[53,56] principalmente 12 horas após lesão, o gelo pode ser usado para analgesia.[1,42] Utilizado isoladamente, o gelo não diminui o inchaço, mas diminui a dor; por isso, facilita a realização de exercício e a mobilização, que podem auxiliar na resolução do edema local. Assim, alguns estudos preconizam a sua utilização não somente após uma lesão, mas em um pós-operatório para facilitar a contração muscular e auxiliar na redução do edema,[1,66] na diminuição do consumo de medicamentos e na melhora da função.[67,68] Além disso, a dor e o edema são fatores que comprovadamente alteram a capacidade de contração, provocando inibição artrogênica. Logo, ao reduzir-se a dor por meio da crioterapia, a fim de precocemente iniciar um exercício no processo de recuperação funcional pela ativação muscular, o ganho seria aquele decorrente da aplicação do exercício. Knight[8] cita o termo criocinética, que se refere ao uso do frio para facilitar a aplicação do exercício. Assim, o gelo pode ser aplicado para diminuir a inibição da musculatura após lesão ou cirurgia.[69-72]

Para lesões crônicas, como a osteoartrite de joelho, alguns estudos recomendam o uso do gelo,[73-75] enquanto outros não.[76,77] Uma revisão sistemática analisou os efeitos do gelo na osteoartrite, mas não conseguiu reunir mais do que cinco estudos clínicos randomizados e destacou a baixa qualidade dos estudos realizados.[76] O uso da crioterapia não foi superior ao placebo na melhora da dor, função ou qualidade de vida em pacientes com osteoartrite em um estudo clínico com duração de quatro dias.[78] Atualmente, as diretrizes do American College of Rheumatology/Arthritis recomendam condicionalmente o uso da crioterapia como forma de tratamento da osteoartrite de mão, quadril e joelho, em virtude da baixa qualidade de evidências apresentadas nos estudos ou da inexistência de superioridade de benefícios sobre os possíveis danos ou prejuízos decorrentes da sua utilização.[74]

Para a artrite reumatoide, assim como em estudos citados anteriormente sobre lesão muscular, os resultados em animais ou *in vitro* são interessantes,[79] e, em humanos, demonstram que o gelo pode gerar controle de agentes inflamatórios, auxiliando na fase ativa da doença.[49] No entanto, é necessária atenção a alguns critérios para sua utilização. Em indivíduos com fator reumatoide (FR) positivo (especialmente em índices elevados) e com presença de crioglobulinas, a utilização do gelo pode provocar a precipitação dessas imunoglobulinas em resposta ao frio e, assim, gerar maior dano articular, causando vasculite induzida por crioglobulinas, sobretudo nos pequenos vasos da membrana sinovial. Tal resposta é capaz de estimular a ativação do sistema complemento e a amplificação da resposta inflamatória. Dessa forma, havendo a positividade do FR, recomenda-se não utilizar a crioterapia, mas outra forma de controle do processo inflamatório.[80,81]

Em relação a outras finalidades, a crioterapia tem base de aplicação e tem sido utilizada também em pós-operatórios e no acometimento crônico que envolve um processo inflamatório ou edema na articulação. Ela pode ser empregada para aumentar a capacidade de contração muscular devido ao edema e à dor do pós-operatório.[82] Mais comumente, recomenda-se a sua aplicação em pós-operatórios para diminuir a dor e o uso de medicamentos.[82] As suas utilizações mais relatadas na literatura são em artroplastia de joelho,[83,84] reconstrução de ligamento cruzado anterior,[85,86] artroscopia no ombro[87,88] e na dor de um pós-operatório.[89]

IMERSÃO OU APLICAÇÃO GERAL

Podem ser visualizadas na **Figura 5.1** as formas de aplicação geral da crioterapia, como a exposição ao ar frio e a imersão em água gelada. Na primeira, o indivíduo minimamente vestido entra em um equipamento (câmara) para receber um ar gelado em todo o corpo. Na segunda, o indivíduo é submerso em um líquido resfriado a uma baixa temperatura.

Uma revisão sistemática apontou que o gelo local não diminuiu a dor ou acelerou a recuperação da força após o dano muscular induzido pelo exercício.[90] Entretanto, a imersão em água gelada, dentro de 1 hora após o exercício, foi capaz de reduzir a dor muscular tardia nas 24 horas posteriores.[91] Por isso, as modalidades que são aplicadas em uma maior área do corpo são mais comuns do que o gelo para a recuperação após exercício.[1] O efeito da crioterapia ocorre porque o calor concentrado nos tecidos passa por meio de condução, levando a um resfriamento do tecido-alvo.[8] A imersão ou a exposição ao ar frio devem ser utilizadas quando a temperatura do corpo aumenta devido à demanda do exercício, com bons resultados de ambas para a dor muscular tardia e melhores resultados na exposição ao ar frio para força muscular e diminuição da resposta inflamatória.[92]

A imersão em água gelada (< 15 °C) durante 15 minutos ou menos é a forma mais popular de crioterapia para recuperação usada por atletas.[93] Ao contrário do que foi relatado a partir dos estudos com bolsa de gelo, a temperatura intramuscular depois da imersão posterior ao exercício (10 °C por 10 min) não se correlacionou com o tamanho da camada adiposa da pele.[94] A grande maioria dos atletas já experimentou a imersão em água gelada (86%), e a maioria pensa que tem melhor resposta na recuperação (76%) após o seu uso.[95] Mas alguns estudos têm apresentado resultados que não evidenciam uma resposta mais satisfatória do que placebo.[96] A imersão parcial do corpo apresenta resultados semelhantes aos da imersão total,[97] mas ainda são necessários mais estudos qualitativos para definir tempo de aplicação, temperatura e nível de imersão.

Mais recentemente, surgiram outras formas de aplicação da crioterapia – a exposição da pele ao ar frio (-110 a -140 °C, de 2 a 4 min), com o indivíduo minimamente vestido, tem ganhado repercussão e popularidade como recuperação após um treino ou uma competição.[39,98,99] Uma revisão sistemática aponta que não há evidência para a melhora da dor muscular após exposição ao ar frio.[98]

Novamente, quanto à eficácia das técnicas de crioterapia, há alguns estudos sobre imersão que evidenciam efeito quando relacionada à resistência,[100-102] e outros que evidenciam que, se o uso for contínuo, o efeito pode ser deletério ou até mesmo prejudicial para o objetivo que se quer atingir, principalmente quando este for relacionado à força muscular.[103-107]

Como a crioterapia pode atrapalhar a adaptação muscular decorrente do treinamento, sugere-se que ela não seja aplicada em uma fase inicial de treinamento (pré-temporada), quando é necessária a adaptação ao treino. Talvez possa ser usada nas primeiras sessões para evitar a dor muscular, sendo retirada a partir da terceira sessão de treino. Passada a fase inicial de adaptação, quando o atleta entra na fase competitiva, a crioterapia pode ser utilizada para evitar a dor muscular, uma vez que o objetivo já não é mais a adaptação, mas a facilitação da recuperação e a evitação do catabolismo.[1]

CONSIDERAÇÕES FINAIS

Sugere-se a imersão em água gelada como forma de aliviar a dor muscular tardia após exercício intenso,[108] com os cuidados citados anteriormente em relação à fase do treinamento, mas ainda são necessários mais estudos para que seja definido o melhor método (tipo e tempo de aplicação), para obtenção de maior efetividade.[91,93,95,97] Apesar de mostrar efeito importante em estudos clínicos randomizados, a qualidade dos estudos ainda precisa ser melhorada para que, em vez de ser sugerida, a imersão passe a ser recomendada pelos fisioterapeutas.[109] Isso vale para todas as recomendações em relação à crioterapia, sendo necessários ainda mais e melhores estudos sobre esse recurso terapêutico para embasar seu uso e aplicação.

A crioterapia também pode ser sugerida imediatamente após lesões agudas em tecidos moles para o tratamento inicial de estiramento muscular, entorse e/ou contusões, por exemplo.[8,56,65] Ela deve ser aplicada na fase inicial do processo de tratamento dessas lesões, com o intuito de auxiliar no controle do processo inflamatório.

Além disso, a crioterapia é amplamente utilizada para o tratamento de diversas afecções musculoesqueléticas. No entanto, é importante ressaltar que, mesmo nas principais indicações e nas áreas mais estudadas, ainda não há um consenso definitivo sobre a eficácia desse recurso fisioterapêutico. Nesse contexto, sugere-se o uso da crioterapia nas situações clínicas mencionadas, com a ressalva de que sua aplicação pode variar de acordo com a avaliação individual do paciente. Encoraja-se, ainda, os fisioterapeutas a considerarem o uso da crioterapia como um complemento ao tratamento, especialmente para alívio da dor e redução do consumo de medicamentos. Vale destacar que a crioterapia é uma opção de baixo custo, que pode ser facilmente realizada pelo paciente em casa. Embora não seja uma cura definitiva para a condição em questão, pode servir como um coadjuvante eficaz, desde que o paciente esteja disposto a utilizá-la e experimente benefícios com a sua aplicação. É fundamental que sejam seguidas as orientações adequadas para a sua aplicação, bem como que sejam observados os cuidados necessários.

REFERÊNCIAS

1. Kwiecien SY, McHugh MP. The cold truth: the role of cryotherapy in the treatment of injury and recovery from exercise. Eur J Appl Physiol. 2021;121(8):2125-42.
2. Jutte LS, Merrick MA, Ingersoll CD, Edwards JE. The relationship between intramuscular temperature, skin temperature, and adipose thickness during cryotherapy and rewarming. Arch Phys Med Rehabil. 2001;82(6):845-50.
3. Janwantanakul P. Different rate of cooling time and magnitude of cooling temperature during ice bag treatment with and without damp towel wrap. Phys Ther Sport. 2004;5(3):156-61.
4. Janwantanakul P. Cold pack/skin interface temperature during ice treatment with various levels of compression. Physiotherapy. 2006;92(4):254-9.
5. Kanlayanaphotporn R, Janwantanakul P. Comparison of skin surface temperature during the application of various cryotherapy modalities. Arch Phys Med Rehabil. 2005;86(7):1411-5.
6. Dykstra JH, Hill HM, Miller MG, Cheatham CC, Michael TJ, Baker RJ. Comparisons of cubed ice, crushed ice, and wetted ice on intramuscular and surface temperature changes. J Athl Train. 2009;44(2):136-41.
7. Allan R, Malone J, Alexander J, Vorajee S, Ihsan M, Gregson W, et al. Cold for centuries: a brief history of cryotherapies to improve health, injury and post-exercise recovery. Eur J Appl Physiol. 2022;122(5):1153-62.
8. Knight KL. Cryotherapy in sport injury management. Champaign: Human Kinetics; 1995.
9. Järvinen TAH, Järvinen M, Kalimo H. Regeneration of injured skeletal muscle after the injury. Muscles Ligaments Tendons J. 2013;3(4):337-45.
10. Järvinen TAH, Järvinen TLN, Kääriäinen M, Äärimaa V, Vaittinen S, Kalimo H, et al. Muscle injuries: optimising recovery. Best Pract Res Clin Rheumatol. 2007;21(2):317-31.
11. Takagi R, Fujita N, Arakawa T, Kawada S, Ishii N, Miki A. Influence of icing on muscle regeneration after crush injury to skeletal muscles in rats. J Appl Physiol. 2011;110(2):382-8.
12. Souza DK, Oliveira JR, Rodrigues H, Cota NB, Carvalho MM, Prestes J, et al. Regulação e ativação das células satélites durante a regeneração muscular. Rev Bras Ciência e Mov. 2015;23(3):170-80.
13. Tidball JG, Villalta SA. Regulatory interactions between muscle and the immune system during muscle regeneration. Am J Physiol Regul Integr Comp Physiol. 2010;298(5):R1173-87.
14. Merrick MA. Secondary injury after musculoskeletal trauma: a review and update. J Athl Train. 2002;37(2):209-17.
15. Tidball JG. Inflammatory processes in muscle injury and repair. Am J Physiol – Regul Integr Comp Physiol. 2005;288(2):345-53.
16. Wang X, Zhao W, Ransohoff RM, Zhou L. Infiltrating macrophages are broadly activated at the early stage to support acute skeletal muscle injury repair. J Neuroimmunol. 2018;317:55-66.

17. Abat F, Valles SL, Gelber PE, Polidori F, Jorda A, García-Herreros S, et al. An experimental study of muscular injury repair in a mouse model of notexin-induced lesion with EPI® technique. BMC Sports Sci Med Rehabil. 2015;7:7.
18. Hayden MS, Ghosh S. NF-κB, the first quarter-century: Remarkable progress and outstanding questions. Genes Dev. 2012;26(3):203-34.
19. Hoffmann A, Natoli G, Ghosh G. Transcriptional regulation via the NF-kappaB signaling module. Oncogene. 2006;25(51):6706-16.
20. Werner SL, Barken D, Hoffmann A. Stimulus specificity of gene expression programs determined by temporal control of IKK activity. Science. 2005;309(5742):1857-61.
21. Deal DN, Tipton J, Rosencrance E, Curl WW, Smith TL. Ice reduces edema: a study of microvascular permeability in rats. J Bone Joint Surg Am. 2002;84(9):1573-8.
22. Halliwell B, Gutteridge JMC. Free radicals in biology and medicine. 4th ed. New York: Oxford University; 2007.
23. D'Autréaux B, Toledano MB. ROS as signalling molecules: mechanisms that generate specificity in ROS homeostasis. Nat Rev Mol Cell Biol. 2007;8(10):813-24.
24. Martins CN, Moraes MB, Hauck M, Guerreiro LF, Rossato DD, Varela AS Jr, et al. Effects of cryotherapy combined with therapeutic ultrasound on oxidative stress and tissue damage after musculoskeletal contusion in rats. Physiotherapy. 2016;102(4):377-83.
25. Prisk V, Huard J. Muscle injuries and repair: the role of prostaglandins and inflammation. Histol Histopathol. 2003;18(4):1243-56.
26. Freitas LS, Freitas TP, Silveira PC, Rocha LG, Pinho RA, Streck EL. Effect of therapeutic pulsed ultrasound on parameters of oxidative stress in skeletal muscle after injury. Cell Biol Int. 2007;31(5):482-8.
27. Chevion S, Moran DS, Heled Y, Shani Y, Regev G, Abbou B, et al. Plasma antioxidant status and cell injury after severe physical exercise. Proc Natl Acad Sci U S A. 2003;100(9):5119-23.
28. Gutteridge JMC, Halliwell B. Antioxidants: molecules, medicines, and myths. Biochem Biophys Res Commun. 2010;393(4):561-4.
29. Clarkson PM, Hubal MJ. Exercise-induced muscle damage in humans. Am J Phys Med Rehabil. 2002;81(11 Suppl):S52-69.
30. Puntel GO, Carvalho NR, Amaral GP, Lobato LD, Silveira SO, Daubermann MF, et al. Therapeutic cold: an effective kind to modulate the oxidative damage resulting of a skeletal muscle contusion. Free Radic Res. 2011;45(2):125-38.
31. König D, Wagner KH, Elmadfa I, Berg A. Exercise and oxidative stress: significance of antioxidants with reference to inflammatory, muscular, and systemic stress. Exerc Immunol Rev. 2001;7:108-33.
32. Dröse S, Brandt U. Molecular mechanisms of superoxide production by the mitochondrial respiratory chain. Adv Exp Med Biol. 2012;748:145-69.
33. Kumar V, Abbas AK, Aster JC, Coana C. Robbins: patotogia básica. Rio de Janeiro: Elsevier; 2013.
34. Minamoto VB, Bunho SR, Salvini TF. Regenerated rat skeletal muscle after periodic contusions. Braz J Med Biol Res. 2001;34(11):1447-52.
35. Contreras-Muñoz P, Fernández-Martín A, Torrella R, Serres X, De la Varga M, Viscor G, et al. A new surgical model of skeletal muscle injuries in rats reproduces human sports lesions. Int J Sports Med. 2016;37(3):183-90.
36. Tewari A, Sethi RS, Banga HS, Singh B, Gill J. Concomitant effect of low dose of lindane and intranasal lipopolysaccharide on respiratory system of mice. Hum Exp Toxicol. 2017;36(11):1201-11.
37. Li G, Feng X, Wang S. Effects of Cu/Zn superoxide dismutase on strain injury-induced oxidative damage to skeletal muscle in rats. Physiol Res. 2005;54(2):193-9.
38. Longaker MT, Peled ZM, Chang J, Krummel TM. Fetal wound healing: progress report and future directions. Surgery. 2001;130(5):785-7.
39. Ferreira-Junior JB, Bottaro M, Vieira A, Siqueira AF, Vieira CA, Durigan JLQ, et al. One session of partial-body cryotherapy (-110°C) improves muscle damage recovery. Scand J Med Sci Sport. 2015;25(5):e524-30.
40. Ramos GV, Pinheiro CM, Messa SP, Delfino GB, Marqueti RC, Salvini TF, et al. Cryotherapy reduces inflammatory response without altering muscle regeneration process and extracellular matrix remodeling of rat muscle. Sci Rep. 2016;6:18525.
41. Carvalho AR, Medeiros DL, Souza FT, Paula GF, Barbosa PM, Vasconcellos PRO, et al. Variação de temperatura do músculo quadríceps femoral exposto a duas modalidades de crioterapia por meio de termografia. Rev Bras Med do Esporte. 2012;18(2):109-11.
42. Hubbard TJ, Aronson SL, Denegar CR. Does cryotherapy hasten return to participation? A systematic review. J Athl Train. 2004;39(1):88-94.
43. Merrick MA, Rankin JM, Andres FA, Hinman CL. A preliminary examination of cryotherapy and secondary injury in skeletal muscle. Med Sci Sports Exerc. 1999;31(11):1516-21.
44. Koike TE. Efeitos da associação dos tratamentos de crioterapia e ultrassom terapêutico na reparação da lesão muscular de ratos wistar [dissertação]. Presidente Prudente: Universidade Estadual Paulista Júlio de Mesquita Filho; 2016.
45. Carvalho N, Puntel G, Correa P, Gubert P, Amaral G, Morais J, et al. Protective effects of therapeutic cold and heat against the oxidative damage induced by a muscle strain injury in rats. J Sports Sci. 2010;28(9):923-35.
46. Oliveira NML, Rainero EP, Salvini TF. Three intermittent sessions of cryotherapy reduce the secondary muscle injury in skeletal muscle of rat. J Sports Sci Med. 2006;5(2):228-34.
47. Schaser KD, Disch AC, Stover JF, Lauffer A, Bail HJ, Mittlmeier T. Prolonged superficial local cryotherapy attenuates microcirculatory impairment, regional inflammation, and muscle necrosis after closed soft tissue injury in rats. Am J Sports Med. 2007;35(1):93-102.
48. Takeyama M, Yoneda M, Gosho M, Iwaki M, Zako M. Decreased VEGF-A and sustained PEDF expression in a human retinal pigment epithelium cell line cultured under hypothermia. Biol Res. 2015;48(1):42.
49. Guillot X, Tordi N, Laheurte C, Pazart L, Prati C, Saas P, et al. Local ice cryotherapy decreases synovial interleukin 6, interleukin 1β, vascular endothelial growth factor, prostaglandin-E2, and nuclear factor kappa B p65 in human knee arthritis: a controlled study. Arthritis Res Ther. 2019;21(1):180.
50. Kuo JR, Lo CJ, Chang CP, Lin HJ, Lin MT, Chio CC. Brain cooling-stimulated angiogenesis and neurogenesis attenuated traumatic brain injury in rats. J Trauma. 2010;69(6):1467-72.

51. Sun W, Wang Z, Cao J, Cui H, Ma Z. Cold stress increases reactive oxygen species formation via TRPA1 activation in A549 cells. Cell Stress Chaperones. 2016;21(2):367-72.
52. Dede S, Deger Y, Meral I. Effect of short-term hypothermia on lipid peroxidation and antioxidant enzyme activity in rats. J Vet Med A Physiol Pathol Clin Med. 2002;49(6):286-8.
53. Collins NC. Is ice right? Does cryotherapy improve outcome for acute soft tissue injury? Emerg Med J. 2008;25(2):65-8.
54. Haupenthal DPS, Silveira GB, Zaccaron RP, Corrêa MEAB, Souza PS, Búrigo Filho MC, et al. Effects of cryotherapy on the regeneration process and muscular mechanical properties after lacerative injury model. Scand J Med Sci Sports. 2021;31(3):610-22.
55. Estéfani D, Ruschel C, Benincá IL, Haupenthal DPS, Avelar NCP, Haupenthal A. Volume of water added to crushed ice affects the efficacy of cryotherapy: a randomised, single-blind, crossover trial. Physiother. 2020;107:81-7.
56. Bleakley C, McDonough S, MacAuley D. The use of ice in the treatment of acute soft-tissue injury: a systematic review of randomized controlled trials. Am J Sports Med. 2004;32(1):251-61.
57. Malanga GA, Yan N, Stark J. Mechanisms and efficacy of heat and cold therapies for musculoskeletal injury. Postgrad Med. 2015;127(1):57-65.
58. Selkow NM. Cooling of lower extremity muscles according to subcutaneous tissue thickness. J Athl Train. 2019;54(12):1304-7.
59. Selkow NM, Day C, Liu Z, Hart JM, Hertel J, Saliba SA. Microvascular perfusion and intramuscular temperature of the calf during cooling. Med Sci Sports Exerc. 2012;44(5):850-6.
60. Stephens JM, Halson SL, Miller J, Slater GJ, Askew CD. Influence of body composition on physiological responses to post-exercise hydrotherapy. J Sports Sci. 2018;36(9):1044-53.
61. Selfe J, Hardaker N, Whitaker J, Hayes C. Thermal imaging of an ice burn over the patella following clinically relevant cryotherapy application during a clinical research study. Phys Ther Sport. 2007;8(3):153-8.
62. McGuire DA, Hendricks SD. Incidences of frostbite in arthroscopic knee surgery postoperative cryotherapy rehabilitation. Arthroscopy. 2006;22(10):1141.e1-6.
63. Brown WC, Hahn DB. Frostbite of the feet after cryotherapy: a report of two cases. J Foot Ankle Surg. 2009;48(5):577-80.
64. Wilke B, Weiner RD. Postoperative cryotherapy: risks versus benefits of continuous-flow cryotherapy units. Clin Podiatr Med Surg. 2003;20(2):307-22.
65. Ihsan M, Abbiss CR, Allan R. Adaptations to post-exercise cold water immersion: friend, foe, or futile? Front Sports Act Living. 2021:3:714148.
66. Block J. Cold and compression in the management of musculoskeletal injuries and orthopedic operative procedures: a narrative review. Open Access J Sport Med. 2010;1:105-13.
67. Murgier J, Cassard X. Cryotherapy with dynamic intermittent compression for analgesia after anterior cruciate ligament reconstruction: preliminary study. Orthop Traumatol Surg Res. 2014;100(3):309-12.
68. Waterman B, Walker J, Swaims C, Shortt M, Todd MS, Machen SM, et al. The efficacy of combined cryotherapy and compression compared with cryotherapy alone following anterior cruciate ligament reconstruction. J Knee Surg. 2012;25(2):155-60.
69. Sonnery-Cottet B, Saithna A, Quelard B, Daggett M, Borade A, Ouanezar H, et al. Arthrogenic muscle inhibition after ACL reconstruction: a scoping review of the efficacy of interventions. Br J Sports Med. 2019;53(5):289-98.
70. Kim KM, Needle AR, Kim JS, An YW, Cruz-Díaz D, Taube W. What interventions can treat arthrogenic muscle inhibition in patients with chronic ankle instability? A systematic review with meta-analysis. Disabil Rehabil. 2024;46(2):241-56.
71. Rice D, McNair PJ, Dalbeth N. Effects of cryotherapy on arthrogenic muscle inhibition using an experimental model of knee swelling. Arthritis Rheum. 2009;61(1):78-83.
72. Hopkins JT, Ingersoll CD, Edwards J, Klootwyk TE. Cryotherapy and transcutaneous electric neuromuscular stimulation decrease arthrogenic muscle inhibition of the vastus medialis after knee joint effusion. J Athl Train. 2002;37(1):25-31.
73. National Institute for Health and Clinical Excellence. Osteoarthritis: care and management. London: NICE; 2020.
74. Kolasinski SL, Neogi T, Hochberg MC, Oatis C, Guyatt G, Block J, et al. 2019 American College of Rheumatology/Arthritis foundation guideline for the management of osteoarthritis of the hand, hip, and knee. Arthritis Care Res. 2020;72(2):149-62.
75. Brosseau L, Rahman P, Toupin-April K, Poitras S, King J, Angelis G, et al. A systematic critical appraisal for non--pharmacological management of osteoarthritis using the appraisal of guidelines research and evaluation II instrument. PLoS One. 2014;9(1):e82986.
76. Dantas LO, Moreira RFC, Norde FM, Serrao PRMS, Alburquerque-Sendín F, Salvini TF. The effects of cryotherapy on pain and function in individuals with knee osteoarthritis: a systematic review of randomized controlled trials. Clin Rehabil. 2019;33(8):1310-9.
77. Brosseau L, Yonge KA, Robinson V, Marchand S, Judd M, Wells G, et al. Thermotherapy for treatment of osteoarthritis. Cochrane Database Syst Rev. 2003;2003(4):CD004522.
78. Dantas LO, Breda CC, Serrao PRMS, Aburquerque-Sendín F, Jorge AES, Cunha JE, et al. Short-term cryotherapy did not substantially reduce pain and had unclear effects on physical function and quality of life in people with knee osteoarthritis: a randomised trial. J Physiother. 2019;65(4):215-21.
79. Guillot X, Martin H, Seguin-Py S, Maguin-Gaté K, Moretto J, Totoson O, et al. Local cryotherapy improves adjuvant-induced arthritis through down-regulation of IL-6 / IL-17 pathway but independently of TNFα. PLoS One. 2017;12(7):e0178668.
80. Silveira DWS, Boery EN, Boery RNSO. Reflexões acerca da crioterapia na fase aguda da artrite reumatoide e suas correlações com a crioglobulinemia. Rev Saúde.Com. 2006;2(2):153-60.
81. Gorevic PD. Rheumatoid factor, complement, and mixed cryoglobulinemia. Clin Dev Immunol. 2012;2012:439018.
82. Leroux EJ, Kaufman EA, Kontaxis CN, Lipman GS. Intensive cryotherapy in the emergency department (ICED): a randomized controlled trial. West J Emerg Med. 2021;22(2):445-9.
83. Chughtai M, Sodhi N, Jawad M, Newman JM, Khlopas A, Bhave A, et al. Cryotherapy treatment after unicompart-

mental and total knee arthroplasty: a review. J Arthroplasty. 2017;32(12):3822-32.
84. Wyatt PB, Nelson CT, Cyrus JW, Goldman AH, Patel NK. The role of cryotherapy after total knee arthroplasty: a systematic review. J Arthroplasty. 2023;38(5):950-6.
85. Secrist ES, Freedman KB, Ciccotti MG, Mazur DW, Hammoud S. Pain management after outpatient anterior cruciate ligament reconstruction: a systematic review of randomized controlled trials. Am J Sports Med. 2016;44(9):2435-47.
86. Martimbianco ALC, Silva BNG, Carvalho APV, Silva V, Torloni MR, Peccin MS. Effectiveness and safety of cryotherapy after arthroscopic anterior cruciate ligament reconstruction: a systematic review of the literature. Phys Ther Sport. 2014;15(4):261-8.
87. Dickinson RN, Kuhn JE, Bergner JL, Rizzone KH. A systematic review of cost-effective treatment of postoperative rotator cuff repairs. J Shoulder Elb Surg. 2017;26(5):915-22.
88. Uquillas CA, Capogna BM, Rossy WH, Mahure SA, Rokito AS. Postoperative pain control after arthroscopic rotator cuff repair. J Shoulder Elb Surg. 2016;25(7):1204-13.
89. Muaddi H, Lillie E, Silva S, Cross JL, Ladha K, Choi S, et al. The effect of cryotherapy application on postoperative pain: a systematic review and meta-analysis. Ann Surg. 2023;277(2):e257-65.
90. Nogueira NM, Felappi CJ, Lima CS, Medeiros DM. Effects of local cryotherapy for recovery of delayed onset muscle soreness and strength following exercise-induced muscle damage: systematic review and meta-analysis. Sport Sci Health. 2019;16:1-11.
91. Wang Y, Li S, Zhang Y, Chen Y, Yan F, Han L, et al. Heat and cold therapy reduce pain in patients with delayed onset muscle soreness: a systematic review and meta-analysis of 32 randomized controlled trials. Phys Ther Sport. 2021;48:177-87.
92. Bongers CCWG, Hopman MTE, Eijsvogels TMH. Cooling interventions for athletes: an overview of effectiveness, physiological mechanisms, and practical considerations. Temperature. 2017;4(1):60-78.
93. Leeder J, Gissane C, van Someren K, Gregson W, Howatson G. Cold water immersion and recovery from strenuous exercise: a meta-analysis. Br J Sports Med. 2012;46(4):233-40.
94. Freitag L, Clijsen R, Deflorin C, Taube W, Taeymans J, Hohenauer E. Intramuscular temperature changes in the quadriceps femoris muscle after post-exercise cold-water immersion (10°c for 10 min): a systematic review with meta-analysis. Front Sport Act Living. 2021;3:660092.
95. Allan R, Akin B, Sinclair J, Hurst H, Alexander J, Malone JJ, et al. Athlete, coach and practitioner knowledge and perceptions of post-exercise cold-water immersion for recovery: a qualitative and quantitative exploration. Sport Sci Health. 2021;18:699-713.
96. Wilson LJ, Dimitriou L, Hills FA, Gondek MB, Cockburn E. Whole body cryotherapy, cold water immersion, or a placebo following resistance exercise: a case of mind over matter? Eur J Appl Physiol. 2019;119(1):135-47.

97. Azevedo KP, Bastos JAI, Sousa Neto IV, Pastre CM, Durigan JLQ. Different cryotherapy modalities demonstrate similar effects on muscle performance, soreness, and damage in healthy individuals and athletes: a systematic review with metanalysis. J Clin Med. 2022;11(15):4441.
98. Costello JT, Baker PRA, Minett GM, Bieuzen F, Stewart IB, Bleakley C. Whole-body cryotherapy (extreme cold air exposure) for preventing and treating muscle soreness after exercise in adults. Cochrane Database Syst Rev. 2015;2015(9):CD010789.
99. Banfi G, Lombardi G, Colombini A, Melegati G. Whole-body cryotherapy in athletes. Sports Med. 2010;40(6):509-17.
100. Ihsan M, Watson G, Choo HC, Lewandowski P, Papazzo A, Cameron-Smith D, et al. Postexercise muscle cooling enhances gene expression of PGC-1α. Med Sci Sports Exerc. 2014;46(10):1900-7.
101. Allan R, Morton JP, Close GL, Drust B, Gregson W, Sharples AP. PGC-1α alternative promoter (Exon 1b) controls augmentation of total PGC-1α gene expression in response to cold water immersion and low glycogen availability. Eur J Appl Physiol. 2020;120(11):2487-93.
102. Aguiar PF, Magalhães SM, Fonseca IAT, Santos VBC, Matos MA, Peixoto MFD, et al. Post-exercise cold water immersion does not alter high intensity interval training-induced exercise performance and Hsp72 responses, but enhances mitochondrial markers. Cell Stress Chaperones. 2016;21(5):793-804.
103. Fuchs CJ, Kouw IWK, Churchward-Venne TA, Smeets JSJ, Senden JM, Lichtenbelt WDM, et al. Postexercise cooling impairs muscle protein synthesis rates in recreational athletes. J Physiol. 2020;598(4):755-72.
104. Roberts LA, Raastad T, Markworth JF, Figueiredo VC, Egner IM, Shield A, et al. Post-exercise cold water immersion attenuates acute anabolic signalling and long-term adaptations in muscle to strength training. J Physiol. 2015;593(18):4285-301.
105. Yamane M, Ohnishi N, Matsumoto T. Does regular post-exercise cold application attenuate trained muscle adaptation? Int J Sports Med. 2015;36(8):647-53.
106. Grgic J. Effects of post-exercise cold-water immersion on resistance training-induced gains in muscular strength: a meta-analysis. Eur J Sport Sci. 2023;23(3):372-80.
107. Fyfe JJ, Broatch JR, Trewin AJ, Hanson ED, Argus CK, Garnham AP, et al. Cold water immersion attenuates anabolic signaling and skeletal muscle fiber hypertrophy, but not strength gain, following whole-body resistance training. J Appl Physiol. 2019;127(5):1403-18.
108. Moore E, Fuller JT, Bellenger CR, Saunders S, Halson SL, Broatch JR, et al. Effects of cold-water immersion compared with other recovery modalities on athletic performance following acute strenuous exercise in physically active participants: a systematic review, meta-analysis, and meta-regression. Sports Med. 2023;53(3):687-705.
109. Nahon RL, Lopes JSS, Magalhães Neto AM. Physical therapy interventions for the treatment of delayed onset muscle soreness (DOMS): systematic review and meta-analysis. Phys Ther Sport. 2021;52:1-12.

6

Calor superficial e profundo (ondas curtas, micro-ondas e tecarterapia)

RICARDO LUÍS SALVATERRA GUERRA
OSCAR RONZIO
ANDRÉ CABRAL SARDIM
ALEXANDRE MARCIO MARCOLINO

RESUMO

A termorregulação do corpo humano, dividida nas fases de detecção térmica, resposta dos centros de regulação central e respostas eferentes, constitui-se na capacidade do organismo de manter a homeostase que envolve funções centrais, endócrinas e metabólicas. O aumento ou diminuição da temperatura gera impulsos nervosos que, através dos receptores térmicos, chegam ao hipotálamo, desencadeando reações autonômicas, endócrinas e metabólicas.

Dentre as várias condutas realizadas pelo fisioterapeuta, o uso do calor – denominado termoterapia – é indicado para o tratamento de diferentes doenças e disfunções musculoesqueléticas. O calor pode ser de aplicação superficial ou profunda, com diferentes profundidades de penetração e efeitos terapêuticos, como aumento do fluxo sanguíneo, ativação de fibroblastos, liberação de histamina e opioides endógenos, e aumento da velocidade de condução nervosa. O calor local pode aumentar o metabolismo e a excitabilidade tecidual, promovendo relaxamento muscular e cicatrização.

Para abarcar todo o conhecimento necessário para o uso da termoterapia, o capítulo traz conceitos, leis, técnicas de aplicação, dosimetria, indicações e contraindicação sobre termoterapia superficial, radiofrequências, eletromagnetismo, diatermia, terapia por ondas curtas, micro-ondas e tecarterapia.

CONCEITOS DE TERMOTERAPIA

TERMORREGULAÇÃO HUMANA

O aumento ou a diminuição da temperatura desencadeia uma cascata fisiológica denominada termorregulação do corpo humano, que foi descrita em três fases: tem início pela detecção térmica como resposta aferente, produzindo uma resposta dos centros de regulação central e proporcionando, consequentemente, as respostas eferentes.[1,2] Sessler[1] descreve que a termorregulação é a capacidade de o organismo manter a homeostase, envolvendo funções centrais, endócrinas e metabólicas.

De acordo com o que foi preconizado, a fase inicial ou de detecção de alteração térmica, independentemente do aumento ou da diminuição da temperatura, gera impulsos nervosos por meio dos receptores térmicos, os quais, via trato espinotalâmico, chegam até o centro de controle termorregulador (hipotálamo), que desencadeia uma cascata eferente de reações autonômicas, endócrinas e metabólicas.[1] O aumento ou a diminuição da temperatura ocasiona diferentes manifestações, apresentadas na **Tabela 6.1**.

Em relação ao aumento da temperatura cutânea, a **Figura 6.1** demonstra a recepção do estímulo pelos receptores de calor localizados na pele, o caminho percorrido pelo estímulo aferente e sua chegada na área pré-óptica do hipotálamo e o caminho da resposta eferente.

Deve-se considerar a capacidade de dissipação térmica do tecido ao realizar termoterapia, pois o aumento de temperatura não será o mesmo ao aplicá-la em uma coxa em comparação com a musculatura facial. Algumas variáveis que a compõem incluem a quantidade e a qualidade do tecido (gordura, músculo etc.) e o grau de irrigação da área, entre outras.

EFEITOS FISIOLÓGICOS E TERAPÊUTICOS DA TERMOTERAPIA

Habash e colaboradores[4] descrevem o uso da transferência de energia térmica com o intuito terapêutico nas diversas doenças e/ou disfunções musculoesqueléticas. Na área da fisioterapia, são utilizadas diferentes temperaturas (calor e frio) como conduta terapêutica dos programas de reabilitação. O termo crioterapia designa a utilização de temperaturas baixas, por exemplo, o gelo (para mais informações, ver Capítulo 5). Já o termo termoterapia refere-se ao uso do calor para obter respostas/efeitos biológicos sem que haja lesão tecidual. Nesse sentido, será evidenciada a utilização do calor (termoterapia) como uma conduta terapêutica e, além disso, serão demonstrados os possíveis efeitos biológicos que podem ser gerados por essa conduta.

Como descrito anteriormente, há alguns efeitos terapêuticos desencadeados pelo uso da termoterapia, como aqueles relacionados ao sistema vascular, efeitos celulares, imunológicos, associados ao sistema nervoso e efeitos comportamentais.[4] A **Figura 6.2** foi baseada no estudo de Malanga e colaboradores[5] e demonstra a ação da aplicação de calor local.

Jo e Lee[6] descrevem que o calor superficial administrado a 40 a 45 °C pode atingir até 10 mm de profundidade, já o calor profundo pode chegar a aproximadamente 50 mm. Assim, a partir do aquecimento tecidual, podemos observar os mecanismos de ação da aplicação local da termoterapia e destacar o aumento do fluxo sanguíneo que é ocasionado pela vasodilatação periférica e, consequentemente, da permeabilidade vascular. Mangum e colaboradores[7] descrevem que o aumento da temperatura local influencia na degranulação de mastócito que potencializa a liberação de histamina e a vasodilatação local. Outra influência é no aumento do metabolismo. Nadler e colaboradores[8] relatam que o metabolismo local pode aumentar cerca de 10 a 15% a cada 1 °C de elevação da temperatura local. Destaca-se, também, a intensificação da temperatura no tecido muscular que ocasiona o aumento da excitabilidade tecidual devido ao estímulo no fuso muscular, provocando a exacerbação da atividade

TABELA 6.1
RESPOSTAS FISIOLÓGICAS PARA A ATIVAÇÃO DOS TERMORRECEPTORES

Corpo humano	Receptores	Centro de controle	Estruturas e comportamento	Respostas fisiológicas
Aumento da temperatura	Termorreceptores centrais e periféricos	Hipotálamo	1. Vasos sanguíneos da pele	Vasodilatação vascular
			2. Glândulas sudoríparas	Sudorese
			3. Tecido endócrino	Diminuição da taxa metabólica
			4. Comportamento	Redução da atividade Menor apetite
Diminuição da temperatura	Termorreceptores centrais e periféricos	Hipotálamo	1. Vasos sanguíneos da pele	Vasoconstricção vascular
			2. Músculo eretor do pelo	Piloereção
			3. Músculo esquelético	Termogênese pelo tremor
			4. Tecido endócrino	Aumento da taxa metabólica
			5. Comportamento	Aumento da atividade Maior apetite
			6. Tecido adiposo marrom	Termogênese sem tremor

Fonte: Adaptada de Tansey e Johnson.[3]

dos órgãos neurotendinosos de Golgi e, assim, o relaxamento muscular.[9] No tecido cutâneo, os fibroblastos são ativados pela elevação do calor local, aumentam a secreção de colágenos e potencializam a cicatrização local e a ação no controle do quadro álgico. Brederson e colaboradores[10] e Shi e Wu[11] expõem que o aumento da temperatura ocasiona a ativação dos canais receptores de potencial transitório (TRP, do inglês *transient receptor potential channels*) e potencializa a liberação dos opioides endógenos. Já Nakata e colaboradores[12] referem que o aumento da temperatura intensifica a velocidade de condução nervosa das fibras aferentes.

De maneira geral, alguns efeitos térmicos são destacados:

- Hiperemia cutânea e profunda: esta é a forma como os seres vivos regulam o aumento da temperatura, dissipando-a para evitar lesões.
- Aumento da elasticidade de tecidos ricos em colágeno: devido ao aumento da temperatura, esses tecidos tornam-se mais elásticos.
- Aumento da atividade do sistema parassimpático e diminuição da atividade simpática: também conhecida como "teoria da inibição simpática", estabelecida por Nicola Pende, resulta

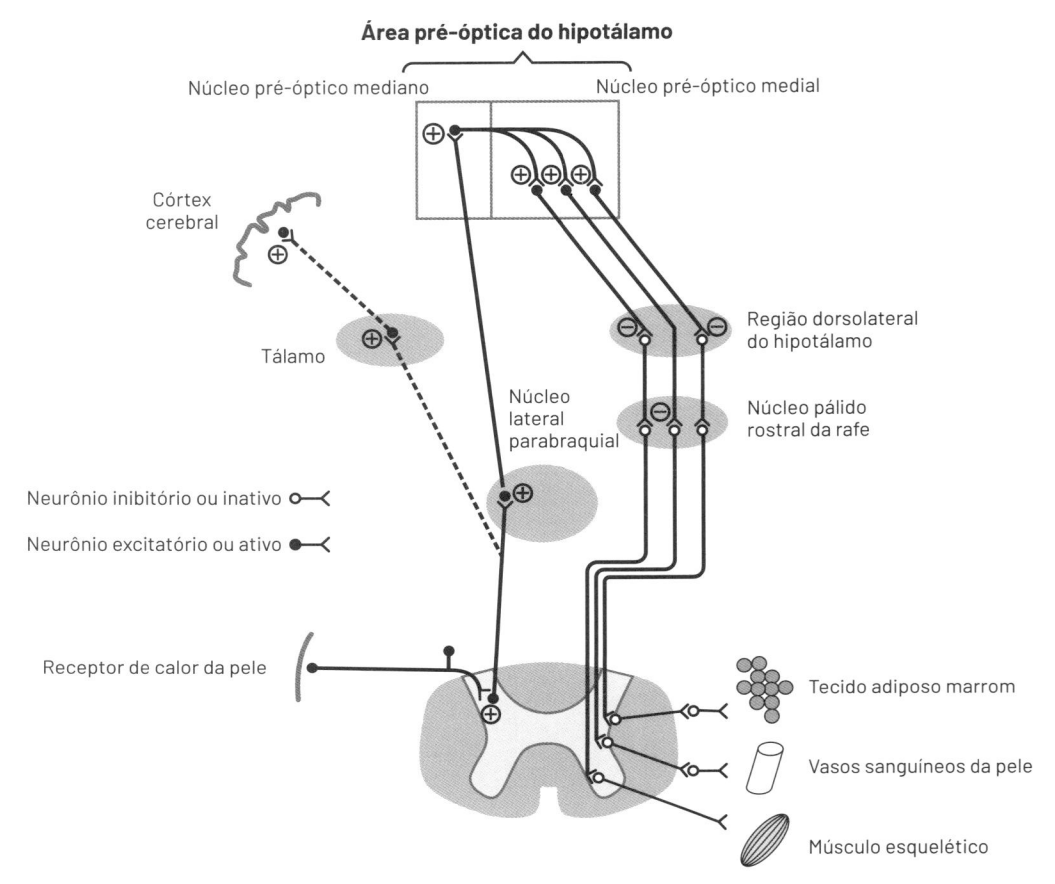

FIGURA 6.1
Esquema de resposta da área pré-óptica do hipotálamo frente a um estímulo de aumento da temperatura.
Fonte: Elaborada com base em Tansey e Johnson.³

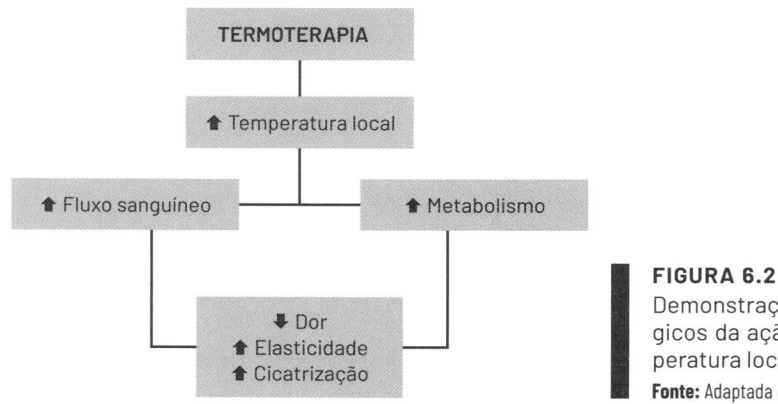

FIGURA 6.2
Demonstração dos efeitos biológicos da ação do aumento da temperatura local.
Fonte: Adaptada de Malanga e colaboradores.⁵

em um aumento do fluxo sanguíneo para os tecidos, fornecendo nutrientes, anticorpos, enzimas defensivas e hormônios anabólicos.
- Diminuição da pressão arterial local: ela ocorre devido à vasodilatação e, em última instância, à diminuição da atividade simpática.
- Morte de certas bactérias: algumas teorias sugerem que as bactérias entram em ressonância (vibram na mesma frequência) com o agente físico e morrem. Outras teorias baseiam esse efeito apenas por conta do aumento da temperatura.
- Teoria da recarga celular: é referenciada pela literatura clássica devido ao efeito fisiológico em que esses agentes físicos geram alterações na permeabilidade da membrana celular, favorecendo a "recarga" ou normalização do potencial de membrana de repouso.

Na prática clínica, o uso terapêutico do calor tem o intuito de buscar os efeitos terapêuticos (biológicos) nas abordagens dos pacientes nas diferentes afecções musculoesqueléticas. Para isso, algumas leis devem ser levadas em consideração, as quais serão detalhadas a seguir.

- Lei do inverso do quadrado da distância.
- Lei do cosseno de Lambert.
- Lei de Bunsen Roscoe.
- Lei de Grotthus-Draper.
- Lei do Joule.

Lei do inverso do quadrado da distância

A intensidade de uma radiação pode ser afetada pela lei do inverso do quadrado da distância, a qual descreve que a intensidade de uma radiação diminui de forma indiretamente proporcional ao quadrado da distância existente entre o emissor e a região que está sendo tratada.[13] Sua fórmula é:

$$\text{Intensidade} = 1/d^2$$

Por exemplo: utilizando uma lâmpada infravermelha a uma distância X que será considerada "1", se diminuirmos a distância pela metade (½), teremos a seguinte fórmula:

$$\text{Intensidade} = 1/(½)^2 = 1/¼ = 4 \text{ vezes}$$

Isso indica que a intensidade aumenta 4 vezes se a distância for diminuída pela metade. Se diminuirmos a ¼ da distância entre a fonte e a região que está sendo tratada, a intensidade aumentará 16 vezes. Por exemplo:

$$\text{Intensidade} = 1/(¼)^2 = 16 \text{ vezes}$$

Outra observação importante é que, ao invés de se diminuir, pode-se aumentar a distância: se duplicarmos a distância entre a fonte de luz e a área que está sendo tratada, a intensidade diminuirá a ¼ da intensidade inicial. Por exemplo:

$$\text{Intensidade} = 1/2^2 = ¼ \text{ da intensidade inicial}$$

Lei do cosseno de Lambert

A lei do cosseno de Lambert estabelece que a absorção de uma radiação se encontra relacionada de forma diretamente proporcional com o cosseno do raio incidente ao normal. Denomina-se normal a linha imaginária perpendicular ao plano onde é aplicado o agente.[13]

Se o raio incidente estiver paralelo ao normal, eles formarão um ângulo de zero grau entre si. Como o cosseno de 0° é 1, a absorção é de 100%. Outros cálculos são:

- Cos 0° = 1 = 100% de absorção
- Cos 10° = 0,98 = 98% de absorção
- Cos 20° = 0,939 = 94% de absorção
- Cos 30° = 0,86 = 86% de absorção
- Cos 90° = 0 = 0% de absorção

Se o raio incidente tiver um desvio maior do que 30 °C, ele não é aconselhável, pois haverá uma diminuição na absorção da radiação. Assim, para compensar essa perda, a radiação terá que ser aplicada durante mais tempo.

Lei de Bunsen-Roscoe

A lei de Bunsen-Roscoe expressa que a intensidade (I) e o tempo (t) resultam em uma constante numérica indefinida (k). Isso nos informa que, quando utilizarmos uma intensidade menor, necessitaremos de mais tempo para atingir a mesma resposta biológica, conforme mostra a fórmula a seguir:[14]

$$k = I \times t$$

Lei de Grotthus-Draper

Na Lei de Grotthus-Draper, os autores consideram que o importante é a radiação absorvida, e não a emitida, pois é a primeira que produz os efeitos biológicos.

Sensação subjetiva do paciente (Escala subjetiva de calor)

Uma das formas de dosificação mais utilizadas quando não há alteração da sensibilidade térmica é a Escala subjetiva de calor, dividida em cinco graus:

- G1 = imperceptível.
- G2 = Suave – ligeiramente perceptível.
- G3 = Moderado – forte, porém não desagradável.
- G4 = Intenso – limita o limiar de dor.
- G5 = Queimação – supera o limiar de dor.

Lei do Joule

Em todo circuito elétrico haverá uma resistência, uma corrente ou intensidade e uma tensão ou voltagem. Uma lei que relaciona alguns desses parâmetros, como o calor que é gerado em um circuito, é a lei do Joule. Esta lei estabelece que a quantidade de energia calorífera produzida por uma corrente elétrica (Q) depende diretamente do quadrado da intensidade da corrente (I), da resistência (R) do condutor e do tempo (t).[13,15] Sua fórmula é:

$$Q = I^2 \times R \times t$$

Joule = ampères² × Ohms × segundos

Se desejarmos observar o resultado dessa fórmula considerando as calorias, temos que agregar uma constante de 0,24:

$$Q = I^2 \times R \times (t \times 0,24)$$

Essa fórmula não se aplica ao infravermelho, mas sim às termoterapias por conversão (diatermias, radiofrequências e micro-ondas).

Dosagem geral

Condições necessárias para a dosimetria geral da termoterapia.

- Corretas condições do emissor.
- Medida do infravermelho.
- Tempo de aplicação: 15 a 30 minutos.
- Densidade de energia: esse conceito não se estende ao infravermelho, mas sim ao ultrassom e à fotobiomodulação.

TÉCNICAS DE APLICAÇÃO DE TERMOTERAPIA SUPERFICIAL

A termoterapia é um dos recursos mais antigos relacionados à reabilitação, sendo sua administração dividida em calor superficial e calor profundo. Para que consigamos realizar essa modalidade terapêutica, podemos fazer uso de uma variedade de agentes eletrofísicos e/ou recursos que serão evidenciados a seguir.

Shi e Wu,[11] Logan e colaboradores[16] e Prentice[17] descreveram alguns recursos para gerar o calor superficial, os quais são exemplificados a seguir.

RADIAÇÃO COM A LÂMPADA INFRAVERMELHA

O equipamento com a lâmpada infravermelha (**Figura 6.3**) é simples e de fácil manuseio. Para gerar o calor superficial com esse equipamento, este deve estar posicionado perpendicularmente à região a ser tratada a cerca de 50 cm de distância, e o paciente deve estar em uma posição confortável, pois o tempo de tratamento é de 20 minutos. O fisioterapeuta deve estar sempre próximo do paciente, pois há o risco de queimaduras, além de respeitar as leis mencionadas anteriormente.

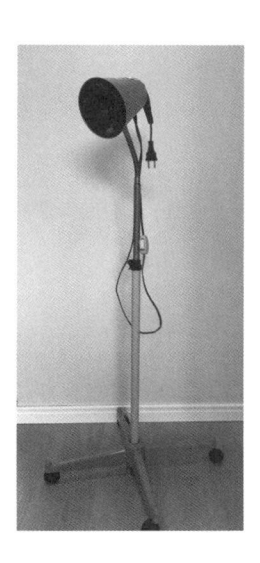

PARAFINA TERAPÊUTICA

A parafina terapêutica é um dos recursos mais trabalhosos para gerar o calor superficial, e ela compõe o que pode ser chamado de banho de parafina (**Figura 6.4**). Essa técnica é aplicada mais comumente na mão, pois é o modo mais comum de aplicação: o paciente coloca a mão na parafina e a retira para que o material endureça; depois disso o paciente repete esse procedimento por até 12 vezes.

BOLSAS TÉRMICAS, COMPRESSAS QUENTES E MANTAS ELÉTRICAS

Outra conduta para gerar o calor superficial é por meio do uso de compressas quentes, bolsas térmicas (**Figuras 6.5** e **6.6**) e mantas térmicas (**Figura 6.7**). As

FIGURA 6.3
Equipamento de luz infravermelha.

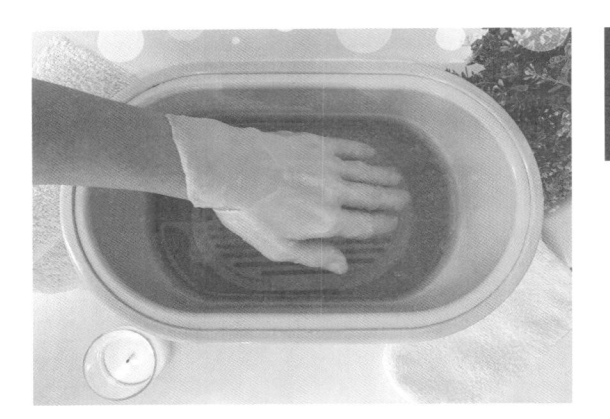

FIGURA 6.4
Parafina terapêutica e luva de parafina para aquecimento do segmento que está sendo tratado.
Fonte: Kseniya0302/Shutterstock.

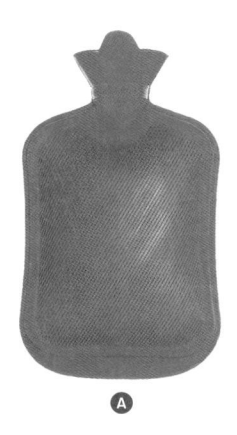

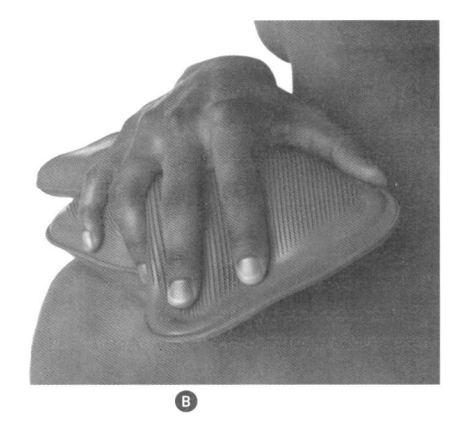

FIGURA 6.5
(**A**) Bolsa térmica. (**B**) Aplicação de bolsa térmica na região do ombro.
Fonte: (A) SIN1980/Shutterstock; (B) Dan Kosmayer/Shutterstock.

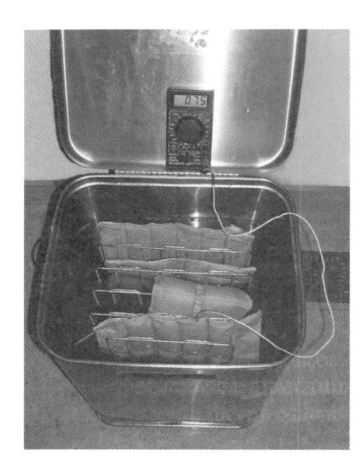

FIGURA 6.6
Bolsas de hidrocoloide para realização de termoterapia.

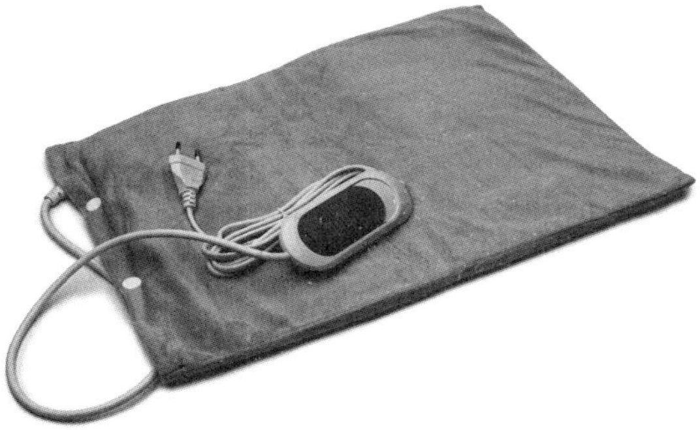

FIGURA 6.7
Manta térmica.
Fonte: Olga Popova/Shutterstock.

bolsas térmicas e compressas quentes podem ser realizadas em quase todos os segmentos corporais, além de serem recursos que podem ser utilizados de forma domiciliar. Os pacientes devem estar posicionados de modo confortável, e o tempo de aplicação pode variar de 15 a 20 minutos. **É importante que as bolsas térmicas sejam envolvidas por toalhas para minimizar a chance de queimaduras durante sua aplicação.**

TURBILHÃO TERAPÊUTICO

O uso da água quente é um recurso que propicia o aumento da temperatura do segmento que está imerso, como o turbilhão terapêutico (**Figura 6.8**), que busca os efeitos biológicos do aquecimento desse segmento. Salienta-se que a movimentação da água estimula as terminações nervosas, proporcionando um manejo eficaz da dor por meio da teoria das comportas.

De modo geral, o calor superficial possui algumas vantagens, como a facilidade no manuseio e posicionamento dos pacientes, o direcionamento à região a ser tratada e o baixo custo associado ao seu uso doméstico. Em contrapartida, ele apresenta também algumas desvantagens, como o risco de queimadura, a dificuldade no manuseio da parafina, além do alto custo dos equipamentos (como o turbilhão terapêutico), bem como a dificuldade de posicionamento dos pacientes em alguns desses recursos, como no turbilhão terapêutico. No entanto, a maior desvantagem observada em relação a esses recursos é a quantidade limitada de literatura que respalde o seu uso na prática clínica, principalmente quando levamos em consideração a fisioterapia baseada em evidências. De todos os recursos citados como forma de gerar calor superficial, apenas as bolsas térmicas apresentam evidências para o seu uso – Nakamura e colaboradores[18] descreveram que a bolsa térmica utilizada por mais de 5 a 20 minutos pro-

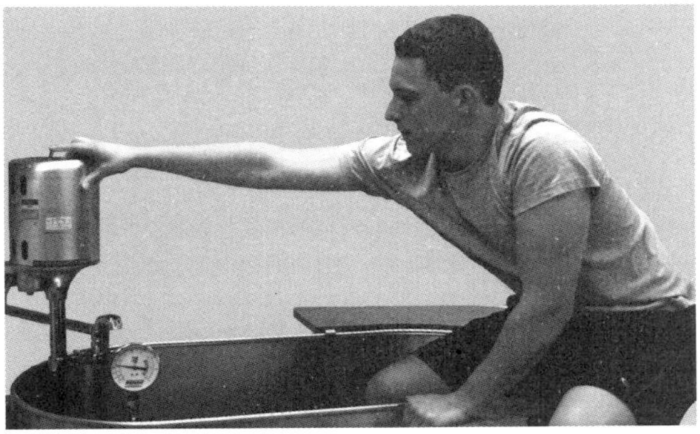

FIGURA 6.8
Turbilhão terapêutico.
Fonte: Prentice.[17]

porciona melhora da amplitude de movimento de dorsiflexão em indivíduos saudáveis. Além disso, em uma revisão sistemática com metanálise, Wang e colaboradores[24] avaliaram o uso da bolsa térmica comparado ao uso da crioterapia para melhora da dor muscular de início tardio, mas não observaram diferença entre as duas condutas, porém relataram que ambas foram eficazes na redução da dor. Outros estudos, porém, em menor quantidade, descrevem o uso da parafina,[19,20] da lâmpada infravermelha[21] e do turbilhão terapêutico.[22,23]

RADIOFREQUÊNCIAS

Radiofrequências são as radiações eletromagnéticas compreendidas no espectro entre 30 KHz e 3 GHz. As correntes com frequência abaixo dos 30.000 Hz (30 KHz) são usadas para eletroestimulação e eletroanalgesia, e as radiofrequências são utilizadas na terapia física para a geração de calor por conversão. A diatermia por campos eletromagnéticos (CEM) é uma modalidade terapêutica que se destaca pelo uso de CEM para produzir calor nos tecidos orgânicos e pela influência nos processos fisiológicos do corpo humano. Ela se baseia em princípios fundamentais da física eletromagnética, aproveitando as interações entre a energia eletromagnética e as estruturas biológicas para proporcionar efeitos terapêuticos.[25]

Os CEM são fenômenos físicos caracterizados pela interação entre campos elétricos e magnéticos perpendiculares entre si, que se propagam como ondas. Esse conceito é central para diversas modalidades terapêuticas na fisioterapia.

A história da diatermia remonta aos primórdios da exploração das propriedades elétricas e magnéticas da matéria. Desde os experimentos pioneiros de cientistas como Michael Faraday e James Clerk Maxwell, que estabeleceram as leis fundamentais do eletromagnetismo, até o desenvolvimento de tecnologias avançadas atuais, essa modalidade terapêutica tem evoluído consideravelmente.[26]

A aplicação prática dos conceitos do eletromagnetismo na medicina e na fisioterapia tornou-se viável com a invenção de equipamentos especializados capazes de gerar CEM controlados. Estes dispositivos permitem que os fisioterapeutas ajustem parâmetros como intensidade, frequência e duração dos CEM de acordo com as necessidades dos pacientes.

Campos eletromagnéticos interagem com a matéria de várias maneiras, dependendo da frequência e da intensidade. Na diatermia, a interação com tecidos biológicos é fundamental, incluindo efeitos de aquecimento, estimulação elétrica e ressonância, que podem ser explorados terapeuticamente.[27]

A diatermia é utilizada para uma variedade de finalidades terapêuticas, incluindo a promoção da cicatrização de feridas, o alívio da dor, a redução de inflamação e a melhoria da circulação sanguínea, demonstrando eficácia em condições musculoesqueléticas, neurológicas, circulatórias e dermatológicas, entre outras.

Além disso, a capacidade dos CEM de penetrarem profundamente nos tecidos corporais torna essa modalidade terapêutica particularmente valiosa para tratar lesões e distúrbios em áreas de difícil acesso. No entanto, para aplicá-la com segurança e eficácia, é fundamental que os fisioterapeutas compreendam os princípios e os parâmetros físicos envolvidos nessa terapia.

CONCEITOS FUNDAMENTAIS DE ELETROMAGNETISMO

Para compreender adequadamente a terapia por campos eletromagnéticos, é essencial dominar alguns conceitos fundamentais. O eletromagnetismo é uma das quatro forças fundamentais da natureza, juntamente com a gravidade, a força nuclear forte e a força nuclear fraca. Ele descreve a interação entre campos elétricos e campos magnéticos e é fundamental para a física moderna e suas respectivas aplicações em diversas áreas, incluindo a medicina e a fisioterapia.

O campo elétrico (E) é uma região do espaço ao redor de uma carga elétrica onde uma força elétrica é exercida sobre outras cargas. É diretamente proporcional à quantidade de carga e inversamente proporcional ao quadrado da distância da carga, sendo medido em volts por metro (V/m). O campo elétrico é quantitativamente descrito por sua magnitude, direção e sentido.[26,27]

Já o campo magnético (B) é criado pelo movimento de cargas elétricas, como nas correntes elétricas. Porém, diferentemente do campo elétrico, ele age sobre cargas em movimento, não sobre cargas estáticas. É medido em teslas (T) ou gauss (G) e descreve a força magnética em uma determinada região do espaço.[26,27]

Com relação às leis de Maxwell, formuladas por James Clerk Maxwell no século XIX, se tratam de um conjunto de quatro equações que descrevem a relação entre campos elétricos e campos magnéticos e como eles se propagam no espaço. Essas equações fornecem a base teórica para o entendimento do eletromagnetismo, sendo essenciais para a engenharia eletromagnética.

No que diz respeito à frequência de uma onda eletromagnética, ela representa quantos ciclos completos ocorrem por unidade de tempo, e é medida em hertz (Hz). O comprimento de onda é a distância entre dois pontos equivalentes em uma onda eletromagnética. Existe uma relação inversa entre frequência e comprimento de onda: frequências mais altas têm comprimentos de onda mais curtos.[26,27]

A compreensão dos CEM na fisioterapia não é meramente uma questão de física, exigindo dos profissionais uma profunda integração com a biologia humana. Os campos elétricos e magnéticos interagem com células, tecidos e sistemas orgânicos de maneiras complexas, e ainda são objeto de estudos e descobertas. Assim, os fisioterapeutas devem compreender não apenas como gerar e aplicar esses campos, mas também como eles influenciam o corpo humano nos níveis fisiológico e molecular.[26,27]

ESPECTRO ELETROMAGNÉTICO

O espectro eletromagnético representa uma gama contínua de todas as possíveis frequências de ondas eletromagnéticas, sendo categorizado com base na frequência e no comprimento delas, variando desde as ondas de rádio de baixa frequência até os raios gama de alta frequência. Cada região do espectro possui características únicas, e diversas partes são utilizadas na fisioterapia (**Figura 6.9**).[28]

A frequência e o comprimento de onda são duas grandezas que estão inversamente relacionadas, isto é, ondas de alta frequência têm comprimentos de onda mais curtos e vice-versa. A energia de uma onda eletromagnética é diretamente proporcional à sua frequência. Raios gama têm a maior energia, enquanto ondas de rádio têm a menor.[29]

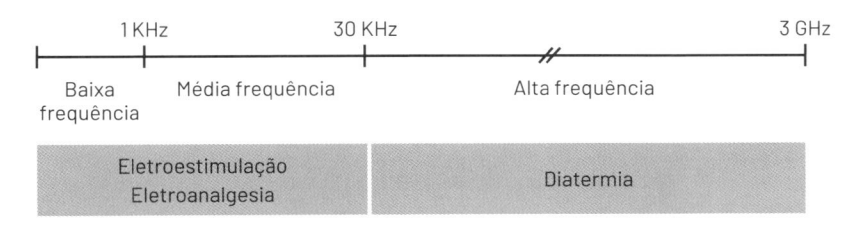

FIGURA 6.9
Classificação das correntes de acordo com sua frequência e seu uso terapêutico.

Para melhor compreensão desses itens, é comum a divisão do espectro eletromagnético em diferentes faixas, cada uma com propriedades distintas. As principais faixas do espectro eletromagnético incluem as listadas a seguir.

- Ondas de rádio: têm frequências entre 3 e 300.000 KHz e comprimentos de onda mais longos. São utilizadas em comunicações de rádio, transmissões de televisão e em dispositivos de comunicação sem fio, como celulares.
- Micro-ondas: têm frequências entre 300 e 300.000 MHz e são conhecidas por sua aplicação nos fornos de micro-ondas e nas comunicações via satélite.
- Infravermelho: abrange uma variedade de frequências entre 300 e 400.000 GHz, sendo visível como calor. É usado em aplicações de controle remoto, detecção de temperatura e terapia por infravermelho.
- Luz visível: é a faixa do espectro eletromagnético que nossos olhos podem ver. É responsável pela percepção de todas as cores do arco-íris, sendo utilizada em várias aplicações, incluindo iluminação e tecnologias de exibição.
- Ultravioleta: as frequências ultravioletas são conhecidas por causar bronzeamento e queimaduras solares. Porém, elas também têm aplicações em esterilização e na indústria de semicondutores.
- Raios X: têm frequências mais altas e são utilizados na medicina para obtenção de imagens internas do corpo e em várias outras aplicações industriais para inspeção não destrutiva.
- Raios gama: com as frequências mais altas do espectro, são utilizados em medicina nuclear e em estudos de física nuclear.

A maneira como uma onda eletromagnética interage com os tecidos humanos depende da sua frequência e do seu comprimento de onda. Por exemplo, o micro-ondas e o infravermelho podem aquecer tecidos, enquanto a luz visível e a ultravioleta podem ser absorvidas e ter efeitos fotoquímicos.

PRINCÍPIOS FÍSICOS DA DIATERMIA

A passagem de uma radiofrequência pelos tecidos orgânicos produz três fenômenos que geram o aumento de temperatura, os quais são exemplificados a seguir.

- **Vibração iônica:** os íons estão presentes em todos os tecidos. Ao serem submetidos a uma radiofrequência, vibram na mesma frequência, o que causa fricção e colisão entre eles, produzindo um aumento de temperatura (**Figura 6.10**). Essa é a forma mais eficiente de conversão de energia elétrica em calor.

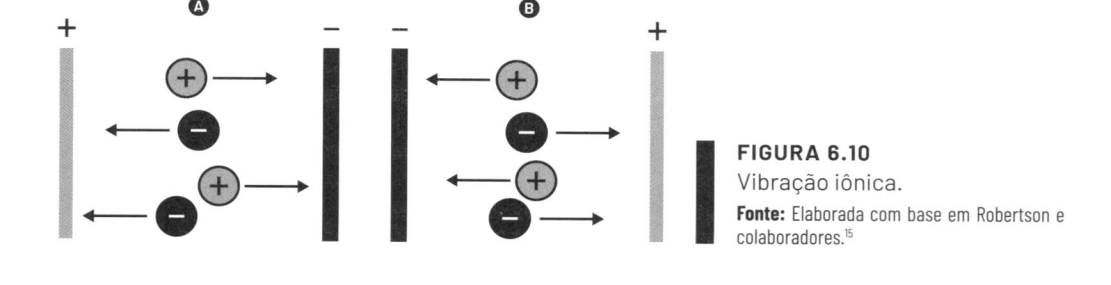

FIGURA 6.10
Vibração iônica.
Fonte: Elaborada com base em Robertson e colaboradores.[15]

- **Rotação de moléculas dipolares:** nosso corpo é formado em grande parte por água, que é composta por moléculas dipolares, ou seja, são eletricamente neutras em sua totalidade, mas, em suas extremidades, atraem cargas que as convertem em um dipolo. Uma molécula dipolar, ao ser exposta a uma radiofrequência, rodará para um lado e para o outro (**Figura 6.11**), produzindo calor também por fricção e colisão. Esse mecanismo tem menor eficiência de conversão térmica que a vibração iônica.[15]
- **Distorção molecular:** o terceiro fenômeno sucede das moléculas e dos átomos eletricamente neutros. Seus movimentos são nulos quando expostos a CEM, pois não têm carga elétrica. Porém, os elétrons que orbitam o núcleo são atraídos, sofrendo uma distorção em suas órbitas. Isto gera uma conversão mínima de energia elétrica em calor.

O calor gerado por esses três fenômenos físicos dependerá também da condução térmica do tecido, da capacidade de dissipação do calor e da capacidade de absorção da radiação eletromagnética.

EFEITOS FISIOLÓGICOS E TERAPÊUTICOS

Uma das respostas amplamente estudadas é o aquecimento dos tecidos. Quando expostos a CEM de alta frequência, os tecidos biológicos absorvem energia e se aquecem. Esse efeito é usado terapeuticamente em várias aplicações para alívio da dor, relaxamento muscular e melhora da mobilidade.[29]

Além do aquecimento, pesquisas têm explorado efeitos biológicos sutis das exposições a CEM. Isso inclui modificações na expressão gênica, liberação de mediadores inflamatórios, alterações no sistema nervoso autônomo, produção de espécies reativas de oxigênio (EROs) e alterações na sinalização celular. Esses efeitos podem ter implicações na regeneração celular, na redução da inflamação e na cicatrização de tecidos. É importante observar que a resposta biológica às exposições a CEM pode variar significativamente dependendo da frequência, da intensidade, da duração e do padrão do CEM. Além disso, fatores individuais, como a saúde do paciente e suas características físicas, também desempenham um papel na resposta biológica.[29]

EFEITOS TÉRMICOS

Os efeitos térmicos dos CEM referem-se à conversão da energia eletromagnética em calor nos tecidos biológicos. A energia eletromagnética é absorvida pelos tecidos, causando agitação molecular e aumento da energia cinética, que é convertida em calor. A profundidade de penetração e distribuição de calor depende da frequência, da intensidade e das características do tecido e da fonte emissora, e o calor é conduzido por meio dos tecidos, podendo ser focalizado em áreas específicas para tratamento.

O calor promove aumento da extensibilidade do tecido conectivo e dilata os vasos sanguíneos, elevando o fluxo sanguíneo e a oxigenação nos tecidos, diminuindo a tensão muscular

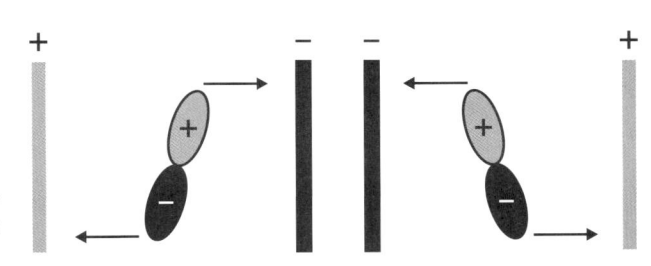

FIGURA 6.11
Rotação de moléculas dipolares.
Fonte: Elaborada com base em Robertson e colaboradores.[15]

e ampliando a flexibilidade. Também pode favorecer o reparo tecidual, aumentando a atividade metabólica nas células, e proporcionar alívio temporário da dor por expandir a atividade dos mecanossensores, reduzindo o sinal nociceptivo.[30]

EFEITOS NÃO TÉRMICOS

Os efeitos não térmicos referem-se às interações dos CEM com os sistemas biológicos que não resultam diretamente na geração de calor, e podem ser subdivididos em várias categorias. A interação dos CEM com partículas carregadas nos tecidos gera efeitos eletromecânicos. Estes, quando promovidos com ondas eletromagnéticas de baixa frequência, podem provocar contrações musculares e estimulação em nervos sensitivos.[27]

Efeitos eletroquímicos, decorrentes de alterações no transporte e na concentração de íons e outras substâncias químicas induzidas por campos elétricos, podem interferir na permeabilidade e nos potenciais de membrana, afetando a excitabilidade e a sinalização celular. Em relação a efeitos biológicos em nível molecular, algumas pesquisas sugerem que campos eletromagnéticos podem influenciar a expressão gênica, podendo haver modificações na atividade de certas enzimas.[27]

Estudos *in vitro* não conseguiram demonstrar alterações na permeabilidade da membrana com a transferência elétrica capacitiva e resistiva (tecarterapia) não térmica.[31]

CONTRAINDICAÇÕES[15,22,32]

Contraindicações absolutas

- Processos tumorais e câncer: a aplicação é terminantemente proibida, pois aumenta o metabolismo celular.
- Mulheres grávidas: o aumento da temperatura acima de 38,9 °C pode causar anomalias ou aborto. Evitar exposição direta ou ambiental, devido a relatos de malformações congênitas.
- Pacientes com marca-passos: a radiofrequência pode interferir no circuito eletrônico, mesmo que os marca-passos mais recentes sejam blindados.
- Tuberculose ativa: contraindicação formal para a fisioterapia.
- Presença de metais intraorgânicos (p. ex., DIU, osteossíntese etc.) e metais externos: apesar da contraindicação comum, o aumento de temperatura é geralmente baixo, mas pode concentrar muito campo elétrico, dependendo do tipo de agente físico.
- Transtornos de sensibilidade e áreas anestesiadas: o paciente pode não indicar corretamente a sensação de calor.
- Não aplicar simultaneamente com outros equipamentos de eletroterapia: pode haver interferência nos circuitos.
- Focos infecciosos de grande porte: efeitos bactericidas não comprovados, mas aumenta o metabolismo localmente.
- Tromboflebite.
- Pacientes em uso de vasodilatadores ou anticoagulantes.
- Hemofílicos.
- Pacientes com processos febris.
- Hemorragias.
- Zona abdominal e/ou lombar durante menstruação: a vasodilatação pode aumentar o sangramento.
- Aplicações com efeito térmico sobre o sistema nervoso central (SNC).
- Aplicações térmicas em zonas com transtornos de irrigação: o tecido pode não dissipar a temperatura corretamente.

- Processos inflamatórios agudos: a ideia, nesses casos, é modular o metabolismo, não incrementá-lo ainda mais.
- Artrite reumatoide e artrose: o aumento de temperatura amplifica a atividade da colagenase.
- Testículos: espermatozoides são sensíveis a aumentos de temperatura.
- Crianças: supervisão rigorosa de aplicações, pois crianças podem se mover e deslocar eletrodos.
- Pacientes com alterações mentais: aqueles que não conseguem comunicar sensações.

Precauções gerais para radiofrequências

- Evitar gotas de suor por condensação.
- Evitar roupas de *nylon* e/ou materiais sintéticos.
- Garantir circulação de ar durante aplicações.
- Remover joias e elementos metálicos externos.
- Evitar equipamentos eletrônicos próximos.
- Não aproximar equipamentos de eletroterapia durante aplicações.
- Advertir pacientes com marca-passos ou pacientes grávidas.
- Evitar uso de onda curta capacitiva em pacientes com sobrepeso ou obesos.

PRINCÍPIOS DE DOSIMETRIA

A dosimetria refere-se à medição e à quantificação da exposição a CEM. É importante para garantir a aplicação segura e eficaz, determinando a quantidade de energia transmitida aos tecidos e controlando parâmetros como intensidade e tempo de exposição. Em fisioterapia, quatro parâmetros fundamentais devem ser cuidadosamente considerados: potência, frequência da onda, modulação e duração da exposição. Esses parâmetros desempenham papéis cruciais na determinação da eficácia e da segurança do tratamento.[33,34]

A potência de emissão é a quantidade de energia eletromagnética fornecida ao paciente durante o tratamento. Essa potência é geralmente medida em watts (W), que representa a quantidade de energia fornecida, medida em joules (J), a cada segundo (s). Então, quanto maior a potência, maior a quantidade de energia fornecida e, consequentemente, maior o aquecimento dos tecidos.

A frequência da onda eletromagnética é medida em hertz (Hz), que representa o número de repetições da onda em 1 segundo, e desempenha um papel importante na profundidade de entrada e nos efeitos terapêuticos. Variações na frequência podem gerar maior ou menor penetração, dependendo do método de aplicação. Esse tópico será discutido mais adiante, junto com as técnicas de aplicação de cada recurso. Além disso, estima-se maior frequência, o que levará a um maior movimento iônico e rotação molecular, ocasionando maior efeito térmico. Não obstante, a frequência muitas vezes é fornecida pelas limitações tecnológicas do equipamento.

A modulação é a variação controlada da amplitude das ondas ao longo do tempo. Vários equipamentos de diatermia por CEM permitem que a emissão seja feita de modo contínuo (sem modulação), ou de modo pulsado, em que ocorrem interrupções controladas na emissão.

A duração da exposição é o tempo durante o qual o paciente é exposto às ondas. Isso pode variar de minutos a dezenas de minutos, dependendo da condição clínica e da resposta individual do paciente. A duração deve ser ajustada com base no objetivo terapêutico e na tolerância do paciente. Porém, é importante haver monitorização cuidadosa durante o tratamento para evitar superexposição.

Seria interessante realizar o cálculo da energia entregue em uma determinada superfície (J/cm^2), mas como o efeito é gerado em profundidade, isso não seria acertado. Como alternativa, deveria ser feito o cálculo da energia sobre o volume do tecido (J/cm³), mas, até o momento, tal cálculo ainda não foi desenvolvido.

Quanto à temperatura durante o tratamento, pode-se utilizar a escala subjetiva de aquecimento ou medi-la periodicamente com um termômetro.

MODULAÇÃO – EMISSÃO PULSADA

Como relatado anteriormente, vários equipamentos de CEM, sobretudo os geradores de ondas curtas e micro-ondas, permitem que a emissão seja feita de modo contínuo ou pulsado (não modulado ou modulado).

A emissão pulsada possibilita a utilização de alta potência da onda eletromagnética, sem gerar aquecimento excessivo dos tecidos, ou até mesmo sem gerar aumento algum na temperatura. Isso ocorre porque os pulsos de emissão têm tempo muito inferior ao intervalo entre eles, o que faz o mínimo calor produzido durante a emissão ser dissipado total ou parcialmente durante o intervalo.

Quando o CEM é gerado de forma pulsada, a quantidade de energia fornecida aos tecidos, e, consequentemente, sua taxa de aquecimento, é determinada pela potência média de emissão, que é o produto da multiplicação da potência de pico de emissão pelo tempo de duração dos pulsos e pela frequência de repetição dos pulsos (**Figura 6.12**).

Outra forma de se determinar a potência média é pelo cálculo do ciclo de trabalho. Considerando que um ciclo é representado pelo tempo de duração do pulso somado ao tempo de duração do intervalo até o próximo pulso, o ciclo de trabalho é o percentual do tempo total ocupado pelo tempo de duração do pulso. Multiplicando-se esse percentual do ciclo de trabalho pela potência de pico do pulso, se obtém o valor da potência média. Por exemplo, se considerarmos uma potência de pico de 200 W, em emissão pulsada com ciclo de trabalho de 20% (**Figura 6.13**), teremos uma potência média de 40 W (20% da potência de pico).

Os equipamentos podem trazer os controles da modulação de diversas maneiras, mas as duas apresentações mais comuns são: (1) a duração do pulso é fixa, determinada pelo fabricante, e a frequência é variável com um seletor no painel do equipamento; e (2) a frequência e o ciclo de trabalho são variáveis, com controle no painel do equipamento.

Potência média = Potência de pico × duração do pulso + frequência de pulso

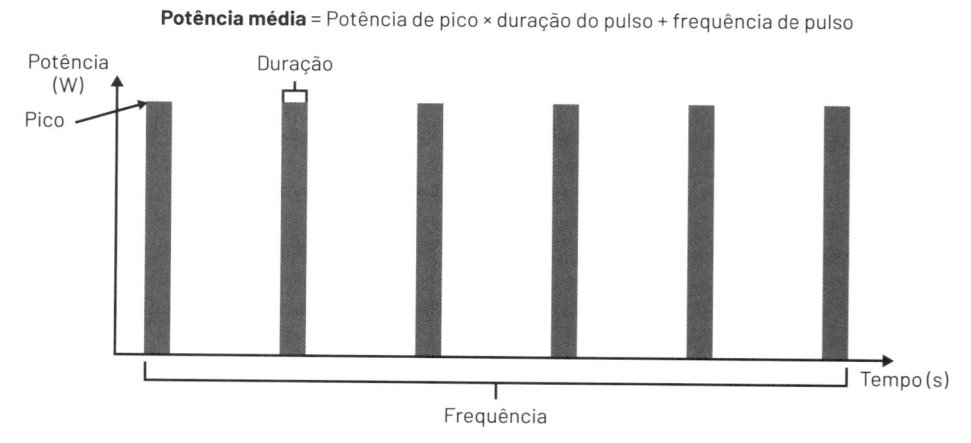

FIGURA 6.12
Emissão pulsada.

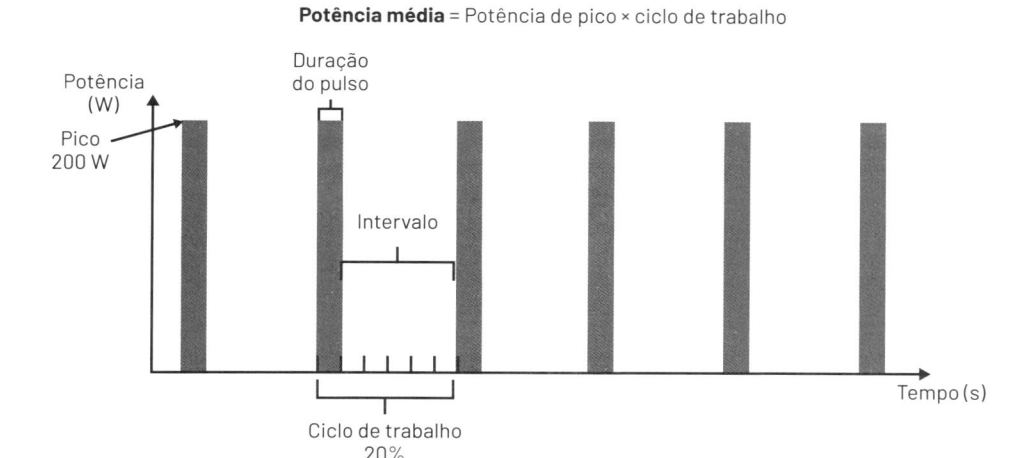

FIGURA 6.13
Ciclo de trabalho.

A emissão pulsada pode apresentar duas vantagens importantes em relação à emissão contínua: maior penetração da corrente e estimulação biológica mais intensa, visto que, apesar da quantidade total de energia emitida ser baixa (potência média), a intensidade do estímulo é alta (potência de pico do pulso).

FONTES DE DIATERMIA

Na fisioterapia, a diatermia por CEM é uma técnica que envolve a aplicação controlada de campos elétricos e magnéticos de radiofrequência para aquecer os tecidos profundos do corpo. Ela é utilizada principalmente para alívio da dor, relaxamento muscular, melhora da circulação sanguínea e redução da inflamação.

Os CEM podem penetrar nos tecidos corporais mais profundamente e são eficazes na produção de calor terapêutico nas camadas mais profundas do corpo, como músculos, articulações e até mesmo órgãos internos.

A terapia de diatermia é comumente utilizada em condições musculoesqueléticas, como lesões de tecidos moles, contraturas musculares e artrite. Também pode ser aplicada em casos de dor crônica, como a dor lombar crônica. No entanto, a sua aplicação requer conhecimento especializado e treinamento, pois o controle preciso da intensidade, frequência e duração dos CEM é essencial para garantir a segurança e a eficácia do tratamento. Além disso, os profissionais de fisioterapia devem seguir diretrizes e protocolos específicos para cada condição clínica, adaptando o tratamento de acordo com as necessidades individuais de cada paciente.[15,35,36] As radiofrequências têm evoluído conforme a tecnologia, e há no mercado vários agentes físicos com a mesma fundamentação. A classificação das diatermias atualmente encontradas no mercado está na **Tabela 6.2**.

TABELA 6.2
CLASSIFICAÇÃO DAS DIATERMIAS

Nome	Frequência	Comprimento de onda
Tecarterapia	0.5 MHz	600 m
Ondas curtas	27.12 MHz	11,06 m
Micro-ondas	2450 MHz	12,2 cm

TERAPIA POR ONDAS CURTAS

Ondas curtas referem-se a uma faixa de frequência específica na região das radiofrequências, geralmente variando de 3 a 30 MHz. Na fisioterapia, é utilizada a frequência de 27,12 MHz, com comprimento de onda de 11,06 metros.

Essa técnica é amplamente utilizada devido à sua capacidade de penetrar profundamente nos tecidos biológicos, proporcionando um aquecimento terapêutico eficaz em áreas como músculos, articulações e tendões.

Os equipamentos de ondas curtas disponíveis atualmente no mercado apresentam formas de gerar e transmitir a onda eletromagnética por meio de dois campos: campo capacitivo e campo indutivo.

CAMPO CAPACITIVO

A aplicação por campo capacitivo utiliza dois eletrodos metálicos envoltos em plástico ou borracha isolante, possibilitando um fluxo elétrico nos tecidos entre os eletrodos.

Para uma melhor distribuição do CEM e, consequentemente, um aquecimento mais equilibrado entre os tecidos, os dois eletrodos devem ser distanciados da pele de forma uniforme, entre 2 e 4 cm. Essa distância é estimada sobrepondo-se toalhas de algodão ou, nos eletrodos Schliephake (eletrodos especiais com braços articulados), por meio de regulagem própria. Caso os eletrodos não estejam à mesma distância, o CEM terá maior concentração no eletrodo que estiver mais próximo da pele, causando aquecimento desequilibrado.

É importante lembrar que, no campo capacitivo, a corrente elétrica de alta frequência é aplicada em um meio heterogêneo, visto que os diferentes tecidos orgânicos não têm a mesma condutância elétrica. Assim, a corrente vai fluir pelo trajeto mais curto e com maior intensidade nos tecidos mais vascularizados, por apresentarem melhor condutância. Então, o posicionamento dos eletrodos tem grande importância para o trajeto e a intensidade do campo eletromagnético.[15,35,36]

Aplicação contraplanar

Os eletrodos são colocados transversalmente na região de tratamento (**Figura 6.14**). Nesta técnica, os tecidos estão em série com a transmissão da radiofrequência, comportando-se como resistências em série e resultando em uma elevação de temperatura no tecido adiposo, que apresenta maior impedância elétrica. Com isso, o aquecimento dos tecidos mais profundos, como músculos, tendões e estruturas articulares, é limitado pelo aquecimento excessivo da gordura.[15,35,36]

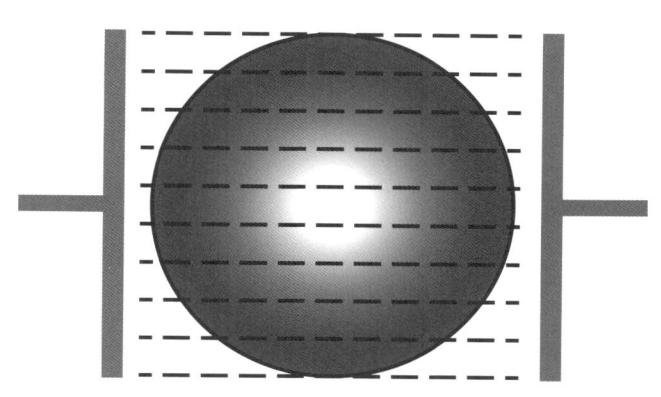

FIGURA 6.14
Aplicação contraplanar de eletrodos.

Aplicação coplanar

Os eletrodos são colocados na mesma superfície corporal (**Figura 6.15**). Nesta aplicação, os tecidos entre os dois eletrodos estão em paralelo com a transmissão da radiofrequência. Com isso, diferentes intensidades de corrente elétrica ocorrem em cada tecido, de acordo com a impedância elétrica deles, sendo que os tecidos mais hidratados, como músculos e vasos sanguíneos, recebem maior intensidade de corrente.[15,35,36]

Aplicação contraplanar desalinhada

Assim como na aplicação coplanar, os tecidos estão em paralelo com a transmissão da radiofrequência, resultando em diferentes intensidades de corrente nos tecidos, porém os eletrodos são colocados em superfícies opostas (**Figura 6.16**).[15,35,36]

Aplicação longitudinal

Empregada em casos específicos, como no tornozelo. Os tecidos também estão em paralelo com a transmissão da radiofrequência (**Figura 6.17**).[15]

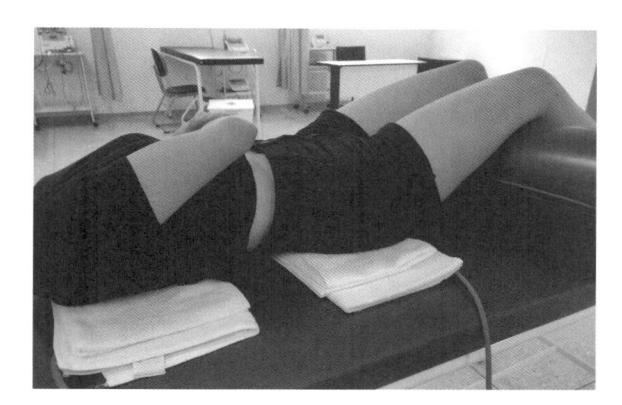

FIGURA 6.15
Aplicação coplanar.

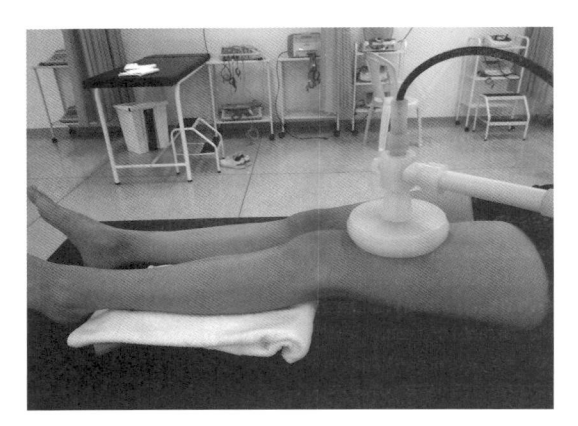

FIGURA 6.16
Aplicação contraplanar desalinhada.

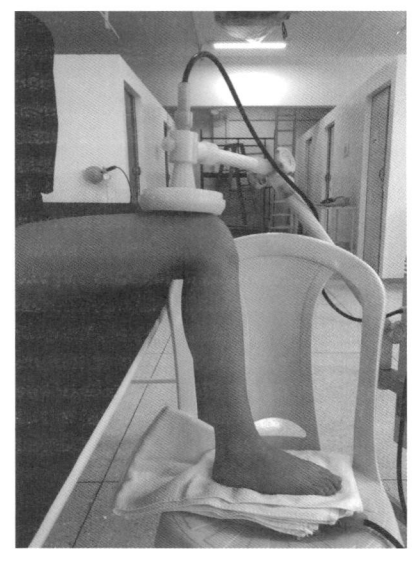

FIGURA 6.17
Aplicação longitudinal.

CAMPO INDUTIVO

Na aplicação por campo indutivo, a corrente elétrica de alta frequência flui por uma bobina, colocada paralelamente ao local do tratamento (**Figura 6.18**). O campo magnético gerado ao redor da bobina induz o campo eletromagnético na região de tratamento.[15]

MICRO-ONDAS

São denominadas micro-ondas as radiações compreendidas no espectro eletromagnético entre 300 MHz e 3.000 GHz. A frequência mais utilizada é a de 2.450 MHz, com um comprimento de onda de 12,24 cm. Também existem outras frequências permitidas para uso médico, como 915 MHz e 434 MHz (com comprimentos de onda de 32,8 cm e 69,1 cm, respectivamente). Como já observado, as micro-ondas têm uma frequência mais elevada do que a das radiofrequências e, portanto, um comprimento de onda menor (na ordem de centímetros).[15]

Sem dúvida, a parte mais importante do equipamento é o magnétron (**Figura 6.19**), composto por um filamento conectado a um cátodo e um cilindro com aberturas laterais conectadas a um ânodo. Quando o filamento se aquece, ocorre uma liberação de elétrons (emissão termoiônica). Os elétrons são atraídos pelo ânodo, conectado às aberturas, onde começam a girar em grande velocidade e a emitir radiação eletromagnética do tipo micro-ondas. Essa radiação é transportada até a antena e emitida em direção ao paciente.[15]

Na aplicação de micro-ondas, a antena deve ser posicionada de forma perpendicular à região de tratamento (**Figura 6.20**) e, assim como a aplicação do infravermelho, o aproveitamento da energia eletromagnética e o aquecimento tecidual seguem a lei do inverso do quadrado da distância e a lei do cosseno de Lambert, já apresentadas anteriormente.[15,35,36]

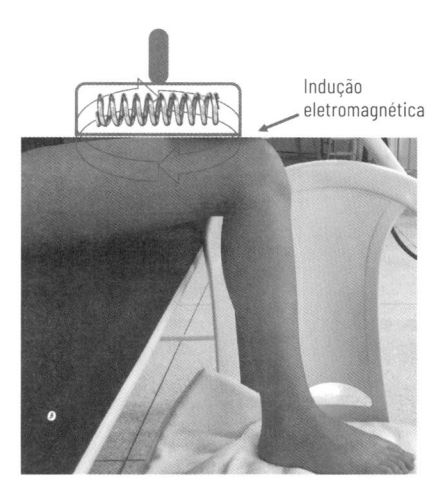

CALOR SUPERFICIAL E PROFUNDO (ONDAS CURTAS, MICRO-ONDAS E TECARTERAPIA)

FIGURA 6.18
Aplicação por campo indutivo.

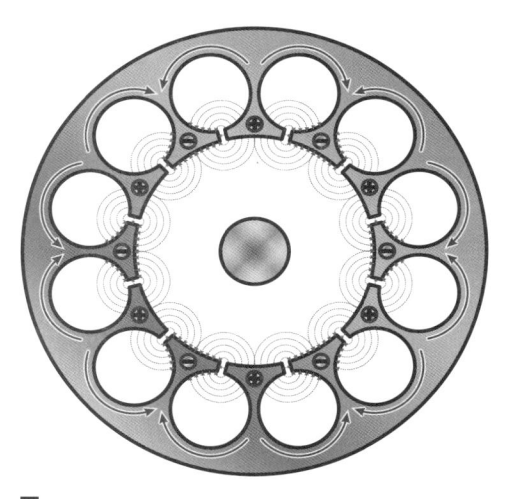

FIGURA 6.19
Magnétron.
Fonte: Fouad A. Saad/Shutterstock.

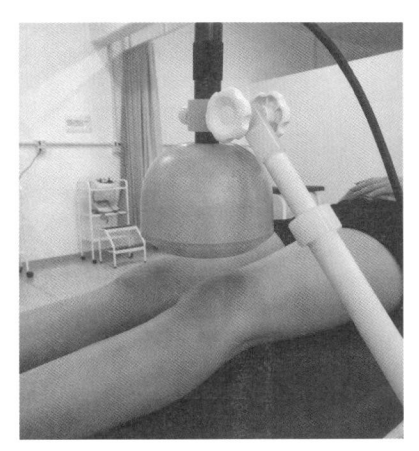

FIGURA 6.20
Aplicação de micro-ondas.

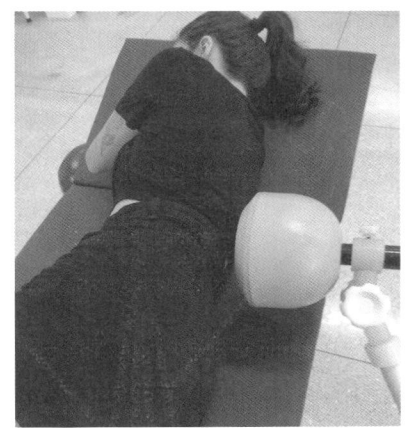

TECARTERAPIA

São radiações compreendidas no espectro eletromagnético entre 0,5 MHz e 2 MHz. A frequência mais utilizada é a de 0,5 MHz, com um comprimento de onda de 600 m, que gera diatermia (aumento de temperatura) por meio do fluxo de corrente elétrica. Esse equipamento tem alguns pontos em comum com a técnica de aplicação do antigo equipamento galvanômetro de D'Arsonval.

O termo "tecarterapia" provém de "transferência elétrica capacitiva" (TEC), ao qual se acrescenta "terapia". Ainda, a tecarterapia deriva de "transferência elétrica resistiva" (TER), à qual, naturalmente, também se adiciona "terapia". Geralmente, ao se referir a essas terapias, é comum a utilização das abreviaturas TECAR ou TECA.

Essas duas terapias são aplicadas por meio um eletrodo menor, denominado ativo, geralmente móvel, que fecha o circuito com uma placa de retorno de maior tamanho (eletrodo passivo).

Na TEC, o eletrodo ativo está recoberto por uma película isolante que atua como dielétrico, conformando um condensador elétrico. Devido à presença desse isolante, ocorre menor condução de corrente elétrica e maior condução de radiação eletromagnética, sendo mais superficial e, assim, mais agradável para o paciente. A desvantagem é que, em caso de danos no isolante, podem ocorrer queimaduras na pele, sendo necessário, portanto, ter muito cuidado (**Figuras 6.21** e **6.22**).

A TER se diferencia da TEC pela ausência do isolante no eletrodo ativo, permitindo a passagem de corrente diretamente aos tecidos e obtendo, assim, uma elevação da temperatura em maior profundidade.

Desse modo, é aconselhável iniciar o tratamento com a TEC, para criar uma drenagem inicial, e posteriormente aplicar a TER para se obter o tratamento completo.

Há alguns anos, o uso de radiofrequências na área dermatofuncional obteve grande destaque. Do ponto de vista técnico, as radiofrequências consistem em TER. A única diferença é que, como para algumas doenças não é necessário atingir uma profundidade significativa, os eletrodos são colocados no mesmo aplicador, no mesmo plano. Essas são conhecidas como radiofrequências tripolares (dois eletrodos em um polo e um eletrodo em outro, formando um passivo e um ativo), pentapolares, hexapolares etc. É importante observar que essa é uma denominação equivocada do ponto de vista físico, pois existem apenas dois polos, o positivo e o negativo. Dependendo de como eles estão conectados, o aquecimento será diferente, lembrando sempre que, quanto menor a área, maior a concentração de radiação e, consequentemente, maior o aquecimento (**Figura 6.23**).

Seus efeitos fisiológicos são os mesmos de outras radiofrequências, e suas principais aplicações terapêuticas incluem ação de relaxante muscular, antiespasmódica, analgésica e estimulante metabólica. Além disso, a inclusão da tecarterapia resulta em uma rápida melhora do processo inflamatório agudo e na recuperação da força muscular,[37] em geral em doenças subagudas e crônicas. Há a grande vantagem em a aplicação poder ser feita em uma área menor; além disso, como o operador deve estar presente, os riscos de efeitos adversos, como queimaduras, são minimizados de forma exponencial.

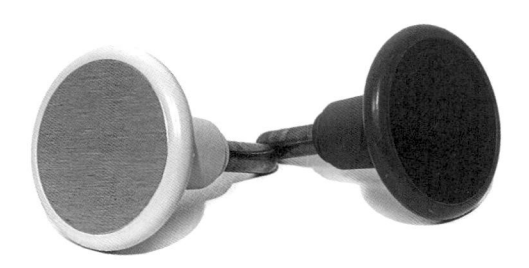

FIGURA 6.21
Eletrodo ativo de transferência elétrica resistiva (direita) e capacitiva (esquerda), não condutor.

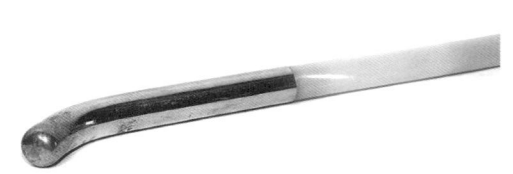

FIGURA 6.22
Eletrodo ativo de transferência elétrica resistiva intracavitário.

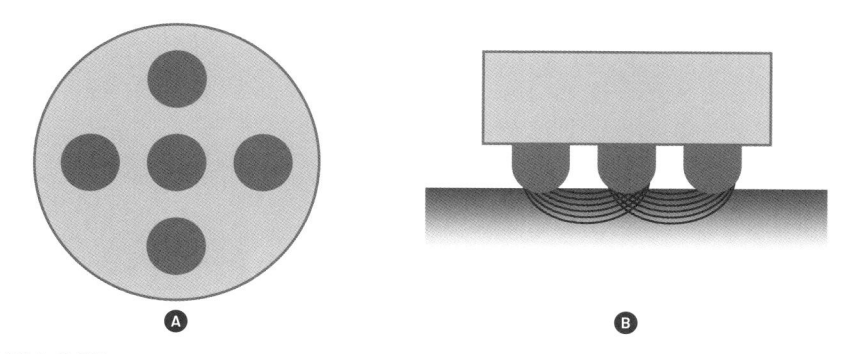

FIGURA 6.23
(**A**) Vista frontal do aplicador de radiofrequência com cinco eletrodos. (**B**) Vista lateral e distribuição hipotética da radiação.

Deve-se levar em consideração a profundidade e a absorção seletiva específica da TER e da TEC, bem como a configuração do aplicador, explicada anteriormente, para alcançar o tecido-alvo. Algumas pesquisas já têm demonstrado que a TER realmente possui mais profundidade em comparação com a TEC.[38-40]

Esse recurso terapêutico é relativamente novo em comparação com aqueles mencionados neste capítulo, mas já é possível encontrar algumas revisões sistemáticas e ensaios clínicos sobre ele. Uma revisão sistemática e metanálise demonstrou que a TECAR é uma ferramenta útil no tratamento de lesões esportivas nos ossos, articulações e músculos. A terapia de transferência elétrica capacitiva e resistiva pode ser uma opção terapêutica útil para o manejo conservador da osteoartrite do joelho, visando reduzir a dor, a rigidez e as limitações funcionais. O uso da tecarterapia em pacientes com entorse lateral dos ligamentos do tornozelo minimiza os sintomas após uma lesão. Além disso, ela tem demonstrado maior eficácia no tratamento de dores musculoesqueléticas, com evidência científica. Portanto, a tecarterapia pode ser utilizada como tratamento complementar juntamente com a fisioterapia.[37] Inclusive, ela pode ser utilizada para a recuperação após competições, melhorando os parâmetros biomecânicos em corredores recreativos mais do que o repouso passivo, promovendo, assim, um padrão de corrida mais eficiente sem afetar os parâmetros fisiológicos.[41] Teoriza-se que, no tratamento de distúrbios musculares, a combinação de TECAR com *laser* de alta potência e terapia manual poderia resultar em aumento da mobilidade articular, aceleração da reparação tecidual e redução da inflamação nos tecidos moles. Isso seria alcançado pela diminuição da concentração de mediadores pró-inflamatórios e pela melhoria da permeabilidade capilar.[42]

Para a dor lombar, os resultados indicam que a aplicação de um protocolo de terapia manual com tecarterapia pareceu mais eficaz do que a terapia manual convencional, assim como em comparação com o grupo controle, na redução da dor e na incapacidade em indivíduos com dor lombar crônica não específica. Não foram observadas melhorias adicionais na mobilidade da região lombopélvica após a introdução da TECAR à intervenção de terapia manual.[43] Outros autores também concluem que a tecarterapia reduz a dor lombar independentemente do modo operativo adotado (TEC/TER), com apenas uma vantagem insignificante ao iniciar a sequência a partir da aplicação resistiva.[44]

A TECAR também tem aplicabilidade no assoalho pélvico. O uso dela, com eletrodos estáticos, associado ao *biofeedback* representa uma opção de reabilitação válida para pacientes que sofrem de síndrome de dor funcional anorretal, pois reduz a dor e a contração paradoxal do elevador do ânus, melhorando a qualidade de vida do paciente.[45] Sobre a reabilitação neurológica, foram feitas algumas pesquisas. Uma única sessão de tecarterapia realizada simultaneamente com massagem funcional no gastrocnêmio e no músculo reto femoral reduz imediatamente a tonicidade muscular e aumenta a amplitude de movimento passiva do tornozelo e do joelho em sobreviventes crônicos de acidente vascular cerebral (AVC).[46] Diferentes tipos de radiofrequências têm sido utilizados na área dermatofuncional, incluindo a TEC e a TER. Devido aos seus efeitos biológicos sobre o tecido colágeno, elas podem ser aplicadas para efeito *lifting* em rugas e para minimizar a flacidez da pele, assim como para o fibroedema geloide. A temperaturas mais baixas, o colágeno diminui sua densidade, e, a temperaturas mais altas, ocorre um choque térmico que aumenta a sua densidade.[47] A TER, a TEC e a TECAR também têm demonstrado efeitos positivos na gordura localizada – a intervenção combinada de exercícios com radiofrequência mostrou-se eficaz na redução da adiposidade abdominal.[48] A sua aplicação foi eficaz na melhoria do contorno corporal em áreas como seios, braços, abdome e coxas, com resultados positivos observados após seis sessões de tratamento.[25]

TÉCNICA DE APLICAÇÃO

A aplicação é realizada com eletrodos com características previamente detalhadas. No eletrodo passivo, não é necessário utilizar um meio de contato, mas pode-se empregar gel ou emulsão nos casos em que se observa um aumento de temperatura.

As técnicas geralmente empregadas são as coplanares, contraplanares e longitudinais. Na coplanar, a irradiação será mais superficial; na contraplanar, irradiará todo o tecido localizado entre os dois eletrodos. Deve-se optar por TEC, TER ou pela combinação de ambas (**Figuras 6.24, 6.25 e 6.26**).

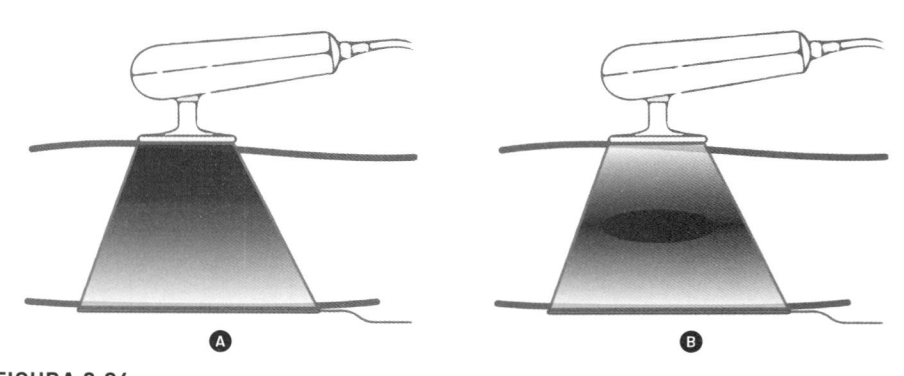

FIGURA 6.24
(**A**) TEC contraplanar. (**B**) TER contraplanar. Parte superior: eletrodo ativo. Parte inferior: eletrodo passivo.

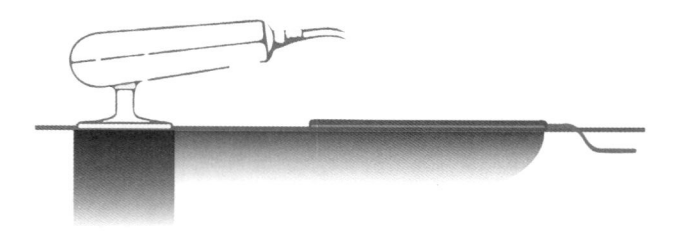

FIGURA 6.25
Tecarterapia coplanar.

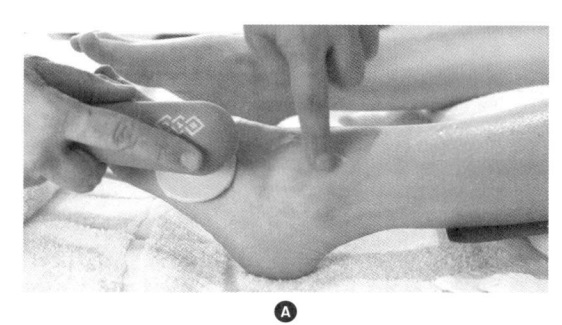

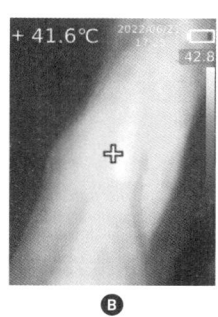

FIGURA 6.26
Técnica longitudinal. (**A**) Forma de tratamento. (**B**) Termografia comprovando maior aquecimento no local de menor diâmetro.

Para facilitar o movimento do eletrodo ativo, deve-se utilizar uma emulsão que transmita a corrente elétrica, o que assegura melhores deslocamento, condução e contato homogêneo (para evitar concentrações excessivas de campo em uma pequena área). Algumas considerações devem ser levadas em conta, descritas a seguir.

- A potência deve ser ampliada gradualmente após o completo apoio do eletrodo ativo.
- A velocidade influenciará no aumento da temperatura nos tecidos – quanto mais lentamente o eletrodo for movido, maior será o aumento, pois a dissipação térmica será menor.
- Se o aumento de temperatura for exacerbado e desconfortável para o paciente, deve-se diminuir a potência do equipamento, mover o eletrodo ativo com mais rapidez ou ampliar a área de tratamento.
- A sensação térmica do paciente deve estar entre G2 (38 °C) e G3 a G4 (41 °C) na escala subjetiva do calor.

REFERÊNCIAS

1. Sessler DI. Temperature monitoring and perioperative thermoregulation. Anesthesiology. 2008;109(2):318-38.
2. Terrien J, Perret M, Aujard F. Behavioral thermoregulation in mammals: a review. Front Biosci. 2011;16(4):1428-44.
3. Tansey EA, Johnson CD. Recent advances in thermoregulation. Adv Physiol Educ. 2015;39(3):139-48.
4. Habash RWY, Bansal R, Krewski D, Alhafid HT. Thermal therapy, part 1: an introduction to thermal therapy. Crit Rev Biomed Eng. 2006;34(6):459-89.
5. Malanga GA, Yan N, Stark J. Mechanisms and efficacy of heat and cold therapies for musculoskeletal injury. Postgrad Med. 2015;127(1):57-65.
6. Jo J, Lee SH. Heat therapy for primary dysmenorrhea: a systematic review and meta-analysis of its effects on pain relief and quality of life. Sci Rep. 2018;8(1):16252.
7. Mangum JE, Needham KW, Sieck DC, Ely MR, Larson EA, Peck MC, et al. The effect of local passive heating on skeletal muscle histamine concentration: implications for exercise-induced histamine release. J Appl Physiol. 2022;132(2):367-74.
8. Nadler SF, Weingand K, Kruse RJ. The physiologic basis and clinical applications of cryotherapy and thermotherapy for the pain practitioner. Pain Physician. 2004;7(3):395-9.
9. Felice TD, Santana LR. Recursos fisioterapêuticos (crioterapia e termoterapia) na espasticidade: revisão de literatura. Rev Neurociências. 2009;17(1):57-62.
10. Brederson JD, Kym PR, Szallasi A. Targeting TRP channels for pain relief. Eur J Pharmacol. 2013;716(1-3):61-76.
11. Shi Y, Wu W. Multimodal non-invasive non-pharmacological therapies for chronic pain: mechanisms and progress. BMC Med. 2023;21(1):372.
12. Nakata H, Oshiro M, Namba M, Shibasaki M. Effects of passive heat stress on human somatosensory processing. Am J Physiol Regul Integr Comp Physiol. 2015;309(11):R1387-96.

13. Rodríguez Martín JM. Electroterapia en fisioterapia. 3. ed. Buenos Aires: Editorial Medica Panamericana; 2014.
14. Murata Y, Osakabe M. The bunsen-roscoe reciprocity law in ultraviolet-b-induced mortality of the two-spotted spider mite tetranychus urticae. J Insect Physiol. 2013;59(3):241-7.
15. Robertson V, Ward A, Low J, Reed A . Electrotherapy explained: principles and practice. 4th ed. Amsterdam: Elsevier; 2006.
16. Logan CA, Asnis PD, Provencher MT. The role of therapeutic modalities in surgical and nonsurgical management of orthopaedic injuries. J Am Acad Orthop Surg. 2017;25(8):556-68.
17. Prentice WE. Modalidades terapêuticas para fisioterapeutas. 4. ed. Porto Alegre: AMGH; 2014.
18. Nakamura M, Ishikawa T, Sato S, Kiyono R, Yoshida R, Morishita K, et al. Time-course changes in dorsiflexion range of motion, stretch tolerance, and shear elastic modulus for 20 minutes of hot pack application. J Sports Sci Med. 2023;22(2):175-9.
19. Gonçalves AC, Guirro RRJ, Rossi LA, Farina Junior JA, Carvalho CS, Ferro AP, et al. Effects of therapeutic ultrasound and paraffin with or without vacuum massage on biomechanical properties of grafted skin after burn: a randomized controlled trial. Rev Assoc Med Bras. 2022;68(12):1759-64.
20. Peng Y, Feng YN, Liu CL, Zhang ZJ. Paraffin therapy induces a decrease in the passive stiffness of gastrocnemius muscle belly and Achilles tendon: a randomized controlled trial. Medicine. 2020;99(12):e19519.
21. Chen TC, Huang YC, Chou TY, Hsu ST, Chen MY, Nosaka K. Effects of far‐infrared radiation lamp therapy on recovery from muscle damage induced by eccentric exercise. Eur J Sport Sci. 2023;23(8):1638-46.
22. Szekeres M, MacDermid JC, Birmingham T, Grewal R, Lalone E. The effect of therapeutic whirlpool and hot packs on hand volume during rehabilitation after distal radius fracture: a blinded randomized controlled trial. Hand. 2017;12(3):265-71.
23. Szekeres M, MacDermid JC, Grewal R, Birmingham T. The short-term effects of hot packs vs therapeutic whirlpool on active wrist range of motion for patients with distal radius fracture: a randomized controlled trial. J Hand Ther. 2018;31(3):276-81.
24. Wang Y, Li S, Zhang Y, Chen Y, Yan F, Han L, et al. Heat and cold therapy reduce pain in patients with delayed onset muscle soreness: a systematic review and meta-analysis of 32 randomized controlled trials. Phys Ther Sport. 2021;48:177-87.
25. Hombrados Balza MJ, Rodríguez Lastra J, Arroyo Fernández RL. Improvement of body contour in young women using a high-power radiofrequency device. J Cosmet Laser Ther. 2021;23(7-8):195-201.
26. Markov M. XXIst century magnetotherapy. Electromagn Biol Med. 2015;34(3):190-6.
27. Markov MS. Magnetic field therapy: a review. Electromagn Biol Med. 2007;26(1):1-23.
28. Tiktinsky R, Chen L, Narayan P. Electrotherapy: yesterday, today and tomorrow. Haemophilia. 2010;16 Suppl 5:126-31.
29. Colbert AP, Markov MS, Souder JS. Static magnetic field therapy: dosimetry considerations. J Altern Complement Med. 2008;14(5):577-82.
30. Benincá IL, Estéfani D, Souza SP, Weisshahn NK, Haupenthal A. Tissue heating in different short wave diathermy methods: a systematic review and narrative synthesis. J Bodyw Mov Ther. 2021;28:298-310.
31. Meyer PF, Santos-Filho SD, Ronzio OA, Bonelli L, Fonseca AS, Costa ICC, et al. Consequences of the magnetic field, sonic and radiofrequency waves and intense pulsed light on the labeling of blood constituents with technetium-99m. Braz Arch Biol Technol. 2007;50:117-22.
32. Electrophysical agents: contraindications and precautions: an evidence-based approach to clinical decision making in physical therapy. Physiother Can. 2010;62(5):1-80.
33. Draper DO, Knight K, Fujiwara T, Castel JC. Temperature change in human muscle during and after pulsed short-wave diathermy. J Orthop Sports Phys Ther. 1999;29(1):13-22.
34. Goats GC. Microwave diathermy. Br J Sports Med. 1990;24(4):212-8.
35. Bellew JW, Michlovitz SL, Nolan TP Jr. Michlovitz's modalities for therapeutic intervention. 6th ed. Philadelphia: F.A. Davis Company; 2016.
36. Cameron MH. Physical agents in rehabilitation: an evidence-based approach to practice. 6th ed. Amsterdam: Elsevier; 2021.
37. Vahdatpour B, Haghighat S, Sadri L, Taghian M, Sadri S. Effects of transfer energy capacitive and resistive on musculoskeletal pain: a systematic review and meta-analysis. Galen Med J. 2022;11:e2407.
38. Clijsen R, Leoni D, Schneebeli A, Cescon C, Soldini E, Li L, et al. Does the application of tecar therapy affect temperature and perfusion of skin and muscle microcirculation? A pilot feasibility study on healthy subjects. J Altern Complement Med. 2020;26(2):147-53.
39. López-de-Celis C, Hidalgo-García C, Pérez-Bellmunt A, Fanlo-Mazas P, González-Rueda V, Tricás-Moreno JM, et al. Thermal and non-thermal effects off capacitive-resistive electric transfer application on the Achilles tendon and musculotendinous junction of the gastrocnemius muscle: a cadaveric study. BMC Musculoskelet Disord. 2020;21(1):46.
40. López-de-Celis C, Rodríguez-Sanz J, Hidalgo-García C, Cedeño-Bermúdez SA, Zegarra-Chávez D, Fanlo-Mazas P, et al. Thermal and current flow effects of a capacitive-resistive electric transfer application protocol on chronic elbow tendinopathy: a cadaveric study. Int J Environ Res Public Health. 2021;18(3):1012.
41. Duñabeitia I, Arrieta H, Torres-Unda J, Gil J, Santos-Concejero J, Gil SM, et al. Effects of a capacitive-resistive electric transfer therapy on physiological and biomechanical parameters in recreational runners: a randomized controlled crossover trial. Phys Ther Sport. 2018;32:227-34.
42. Szabo DA, Neagu N, Teodorescu S, Predescu C, Sopa IS, Panait L. TECAR therapy associated with high-intensity laser therapy (Hilt) and manual therapy in the treatment of muscle disorders: a literature review on the theorised effects supporting their use. J Clin Med. 2022;11(20):6149.
43. Kasimis K, Iakovidis P, Lytras D, Koutras G, Chatziprodromidou IP, Fetlis A, et al. Short-term effects of manual therapy plus capacitive and resistive electric transfer therapy in individuals with chronic non-specific low back pain: a randomized clinical trial study. Medicina. 2023;59(7):1275.

44. Barassi G, Mariani C, Supplizi M, Prosperi L, Di Simone E, Marinucci C, et al. Capacitive and resistive electric transfer therapy: a comparison of operating methods in non-specific chronic low back pain. Adv Exp Med Biol. 2022;1375:39-46.
45. Nascimento DMR, Ferreira GCR, Gonçalves LHS, Andrade AM, Pivovarsky MLF, Gomes ARS, et al. Immediate analgesic effect of two modes of short-wave diathermy application in chronic low back pain: Study protocol for a randomized controlled trial. Pain Manag. 2022;12(2):131-9.
46. García-Rueda L, Cabanas-Valdés R, Salgueiro C, Rodríguez-Sanz J, Pérez-Bellmunt A, López-de-Celis C. Immediate effects of TECAR therapy on gastrocnemius and quadriceps muscles with spastic hypertonia in chronic stroke survivors: a randomized controlled trial. Biomedicines. 2023;11(11):2973.
47. Ronzioa OA, Ronziob OA, Froes-Meyerc P, Medeiros T, Gurjãod RB. Efectos de la transferencia eléctrica capacitiva en el tejido dérmico y adiposo. Fisioterapia. 2009;31(4):131-6.
48. Vale AL, Pereira AS, Morais A, Carvalho P, Vilarinho R, Mendonça A, et al. Effect of four sessions of aerobic exercise with abdominal radiofrequency in adipose tissue in healthy women: randomized control trial. J Cosmet Dermatol. 2020;19(2):359-67.

LEITURAS RECOMENDADAS

Ross CL, Harrison BS. The use of magnetic field for the reduction of inflammation: a review of the history and therapeutic results. Altern Ther Health Med. 2013;19(2):47-54.

Shields N, Gormley J, O'Hare N. Short-wave diathermy: current clinical and safety practices. Physiother Res Int. 2002;7(4):191-202.

7

Fotobiomodulação na fisioterapia traumato-ortopédica

LARA MARIA BATAGLIA ESPÓSITO
TAÍS DE ESPÍNDULA BREHM
NIVALDO A. PARIZOTTO
RAFAEL INÁCIO BARBOSA
CLEBER FERRARESI

RESUMO

A fotobiomodulação consiste na aplicação de terapias baseadas na utilização de luz para a modulação de processos biológicos, como dor, inflamação, reparo tecidual, aumento do desempenho muscular e recuperação muscular pós-exercício. Com esse intuito, diferentes fontes emissoras de luz podem ser utilizadas, como a amplificação da luz por emissão estimulada de radiação (*laser*, do inglês *light amplification by stimulated emission of radiation*) e o diodo emissor de luz (LED, do inglês *light-emitting diode*). Como fatores determinantes para a efetividade da terapia, estão os parâmetros físicos da luz, os quais devem estar em uma janela terapêutica, ou dose-resposta, para atingir os efeitos biomoduladores pretendidos. Os mecanismos de ação da fotobiomodulação para a melhora das condições traumato-ortopédica geram efeitos secundários como analgesia, aumento da mobilidade e do desempenho muscular. Atualmente, há evidências para o uso da fotobiomodulação nas mais diversas condições traumato-ortopédicas, com efeitos positivos na dor relacionada a condições musculoesqueléticas, no período pós-operatório, na melhora da amplitude de movimento em condições como a osteoartrite de joelho e a síndrome subacromial, além da melhora da dor e da função em processos de fratura óssea. Contudo, mesmo considerando as evidências positivas existentes na literatura científica, ainda são necessários mais estudos para um melhor entendimento sobre a dose-resposta e para o avanço nas estratégias de aplicação da fotobiomodulação na fisioterapia traumato-ortopédica, no desempenho muscular e na recuperação muscular pós-exercício.

Palavras-chave: Fototerapia; laserterapia; fotobiomodulação; traumato-ortopedia; desempenho muscular; recuperação muscular.

HISTÓRICO E CONCEITOS BÁSICOS DA FOTOBIOMODULAÇÃO

Há muito tempo os efeitos biológicos da luz vêm sendo observados pelos humanos, com uso terapêutico da luz solar datado de mais de 3 mil anos.[1] Os estudos sobre fotomedicina foram se tornando mais frequentes a partir do século XVIII, com relatos sobre a aplicabilidade da luz em diversas condições patológicas, como úlceras cutâneas, tumores, raquitismo e artrite tuberculosa.[2] Em 1893, o médico e cientista dinamarquês-faroense Niels Ryberg Finsen trouxe uma importante contribuição para a área, obtendo êxito no tratamento da varíola com o uso de luz vermelha. Além disso, o pesquisador obteve sucesso no tratamento do lúpus vulgar (*Lupus vulgaris*) com a luz azul em 1895. Em virtude de seus importantes achados sobre os efeitos bactericidas e estimulantes da luz em tecidos biológicos, ele foi contemplado com o Prêmio Nobel em Medicina ou Fisiologia em 1903.[2,3]

Outro marco importante na história da fotobiomodulação foi a criação do dispositivo emissor de luz do tipo *laser*, ou seja, amplificação da luz por emissão estimulada de radiação. Primeiramente, antes da criação propriamente dita do dispositivo *laser*, diversas teorias a respeito do seu funcionamento foram idealizadas e aperfeiçoadas ao longo dos anos. Entre elas, uma das principais foi a teoria sobre a emissão estimulada de radiação, idealizada por Albert Einstein em 1917. Outros fundamentos para a criação do *laser* foram os estudos de Max Planck, a corrida para a construção do primeiro gerador de micro-ondas entre os Estados Unidos e a União Soviética, e a invenção do dispositivo de amplificação de micro-ondas por emissão estimulada de radiação (MASER, do inglês *microwave amplification by stimulated emission of radiation*) pelos norte-americanos Charles H. Townes e James P. Gordon. A criação, do ano de 1954, constituiu o primeiro amplificador (não gerador) de micro-ondas por emissão estimulada de radiação, estabelecendo princípios para a criação do *laser*. Em mais uma contribuição, Charles H. Townes e Arthur L. Schawlow idealizaram um MASER óptico em um artigo científico que propiciou a corrida para a construção e a operação do primeiro *laser* da história.[4,5] E, finalmente, em 1960, o físico e engenheiro norte-americano Theodore Maiman observou os primeiros pulsos de luz *laser* vermelha gerados a partir de uma estrutura de lâmpada de *flash* contendo um cristal de rubi.[2,3] Logo em seguida, em 1961, ocorreu a invenção do LED (do inglês *light emitting diode* – diodo emissor de luz), na faixa do infravermelho, por Robert Biard e Gary Pittman. Após, em 1962, houve a criação do primeiro LED com emissão de luz visível (vermelha), construído por Nick Holonyak Jr. (considerado o "pai do LED").[6,7]

Após a criação dos *lasers* e LEDs, obtivemos então os recursos que originariam os primeiros efeitos biomodulatórios observados, descobertos primeiramente por Paul McGuff e, em seguida, por Endre Mester. Em 1960, durante seu trabalho na Tuffs New England Medical Center, em Boston, McGuff descobriu os efeitos do *laser* na vaporização de células tumorais transplantadas em camundongos. Já em 1965, Endre Mester, médico e professor na Universidade de Budapeste (Hungria), ao tentar reproduzir os achados de Paul McGuff, não encontrou o efeito de destruição das células tumorais, entretanto, observou um aceleramento na cicatrização da incisão nos animais e um crescimento dos pelos nas áreas irradiadas pela luz. Com isso, o cientista descobriu que seu *laser* de rubi customizado emitia uma potência menor do que o usado por McGuff, trazendo os conceitos de fotoablação e fotoestimulação (efeitos opostos observados entre os dois estudiosos). Dessa forma, Mester é considerado o "pai da fotobiomodulação", pois, em conjunto com seus colaboradores, trouxe importantes evidências sobre os efeitos bioestimuladores da luz na faixa do espectro eletromagnético vermelho de baixa potência e intensidade na cicatrização de feridas, na pele, na regeneração de fibras musculares e em outros casos.[2] Mester também foi o primeiro cientista a demonstrar o comportamento bifásico de dose-resposta (efeito Arndt-Schultz) da fotobiomodulação, a partir do estudo intitulado Studies on the inhibiting and activating effects of laser beams, publicado em 1968.[8]

Em relação à terminologia, na literatura, são encontrados diversos termos correspondentes à fotobiomodulação, como terapia a *laser* de baixa intensidade (LILT, do inglês *low-intensity laser therapy*), terapia a *laser* de baixo nível (LLLT, do inglês *low-level laser therapy*), LEDterapia (do inglês LED *therapy*) ou, ainda, terapia de baixo nível de luz (do inglês *low-level laser [light] therapy*). Entretanto, durante o Congresso Mundial conjunto da Associação Mundial de *Laser*terapia (WALT, do inglês World Association for Laser Therapy – hoje intitulada World Association for Photobiomodulation Therapy) e da North Association for Light Therapy (NAALT), que aconteceu em 2014, em Washington, D.C., nos Estados Unidos, foi discutida a necessidade de um consenso a respeito da nomenclatura utilizada para as terapias baseadas em luz.[3] Então, considerando a possibilidade do uso de diversas fontes de luz com o mesmo intuito, como *lasers* e LEDs, foi estabelecido o termo "fotobiomodulação", definido como:[9]

> Uma forma de terapia por luz que utiliza fontes emissoras de luz não ionizantes, incluindo lasers, LEDs e luz de banda larga, no espectro visível e infravermelho. É um processo não térmico que envolve cromóforos endógenos que provocam efeitos fotofísicos (ou seja, linear e não linear) e eventos fotoquímicos em várias escalas biológicas. Este processo resulta em benefícios e resultados terapêuticos, incluindo, mas não limitado ao, alívio de dor ou inflamação, imunomodulação e promoção de cicatrização de feridas e regeneração de tecidos.

Após essa definição, o termo terapia de fotobiomodulação (do inglês *photobiomodulation therapy*) foi submetido ao Medical Subject Headings (MeSH) Section da Biblioteca Nacional de Medicina, sendo adicionado em 2016[3] e utilizado de forma cada vez mais frequente na literatura científica.

Conforme mencionado, os primeiros efeitos bioestimulatórios da luz *laser* foram observados desde 1965, primeiramente na cicatrização de feridas cutâneas. Já atualmente, a fotobiomodulação vem se consolidando cada vez mais como um recurso terapêutico de ampla e alta aplicabilidade na fisioterapia traumato-ortopédica. Discutiremos essa temática ao longo deste capítulo.

OBJETIVOS

Ao final da leitura deste capítulo, espera-se que o leitor:

- Entenda o que é fotobiomodulação.
- Entenda quais são os parâmetros da luz utilizados na fotobiomodulação e sua relação com a dosimetria.
- Atualize-se sobre os efeitos da fotobiomodulação nas principais condições traumato-ortopédicas, no desempenho muscular e na recuperação muscular pós-exercício, bem como saiba avaliá-los criticamente.
- Esteja apto a utilizar a fotobiomodulação nas principais condições traumato-ortopédicas, assim como no aumento do desempenho muscular e na recuperação muscular pós-exercício, em consonância à literatura atual.

PARÂMETROS FÍSICOS DA LUZ PARA A FOTOBIOMODULAÇÃO

A fotobiomodulação consiste no uso de diferentes fontes de luz com o objetivo de modular os processos biológicos, gerando efeitos fotofísicos, fotoquímicos, não ionizantes (quebra ou alterações nas cadeias de DNA) e não térmicos que resultam na modulação da dor, da inflamação e do reparo tecidual, entre outros possíveis efeitos.[3,10] Com essas finalidades, geralmente as principais fontes emissoras de luz são o *laser* e/ou o LED. Para um melhor entendimento sobre como esses tipos de luz se diferem e como são capazes de produzir os efeitos terapêuticos mencionados, é importante o conhecimento de algumas características, que serão descritas em seguida.[11-13]

LASERS E LEDs

As fontes emissoras de luz se diferem em relação a algumas características que se inter-relacionam, sendo as principais a monocromaticidade, a coerência, a colimação e a polarização. Os diodos do tipo *laser* são mais coerentes, têm uma estreita banda espectral e menor divergência (maior colimação) de seus feixes de luz comparados à luz emitida por LEDs.[14] As características são definidas a seguir.

- **Monocromaticidade:** a monocromaticidade é uma característica relacionada ao comprimento de onda da luz (**Figura 7.1**), sendo uma das principais diferenças entre os dois tipos de luz, quanto à banda espectral, que consiste na variação do comprimento de onda. O *laser* tem uma faixa de variação muito estreita, podendo ser uma fração de nanômetro. Por exemplo, um *laser* emitindo luz na faixa do vermelho (630 nm) pode ter uma pequena faixa de variação de ± 2 nm (i.e., 629 nm a 631 nm). Já a luz LED possui uma banda espectral maior. Por exemplo, um LED emitindo luz na mesma faixa do vermelho (630 nm) terá seu pico de emissão em 630 nm, porém com variação de ± 10 nm (i.e., 620 nm a 640 nm).[2] Veja um exemplo na **Figura 7.2**.
- **Coerência:** a luz é uma onda eletromagnética que tem como característica a coerência espacial e temporal. Essa característica está diretamente relacionada à monocromaticidade e à banda espectral, pois quanto mais estreita é a banda espectral da luz emitida por um *laser* ou por um LED, maior será o sincronismo (temporal e espacial) dos picos e vales das ondas eletromagnéticas dessa luz. Dessa forma, sendo o *laser* uma luz com banda espectral mais estreita, essa fonte de luz possui grande coerência espacial e temporal, diferentemente do LED, que possui menor coerência.[2]
- **Colimação:** a colimação é relacionada ao grau de paralelismo ou ao ângulo de divergência em que os feixes de luz percorrem o espaço a partir de sua emissão. A luz *laser* consiste em uma luz colimada, com alto grau de paralelismo dos feixes. A luz LED não apresenta colimação dos feixes,[1] com feixes de luz dispostos em múltiplas direções.[2]
- **Polarização:** a polarização refere-se a uma única direção de propagação das ondas eletromagnéticas, que pode ser vertical, horizontal ou circular. Essa característica está presente na luz *laser*, porém não está presente na luz LED. Ainda não está claro na literatura se a luz polarizada pode ser mais bem absorvida por cromóforos* e, assim, gerar uma melhor resposta tecidual, apresentando alguma vantagem em relação ao LED, pois não existem estudos clínicos que tenham investigado a fundo os efeitos dessa característica e seus diferentes tipos.[15]

---

*Cromóforos ou grupo cromóforo é a parte ou conjunto de átomos de uma molécula, chamados de grupos funcionais orgânicos, que tem muitos elétrons capazes de absorver energia ou luz e excitar-se.

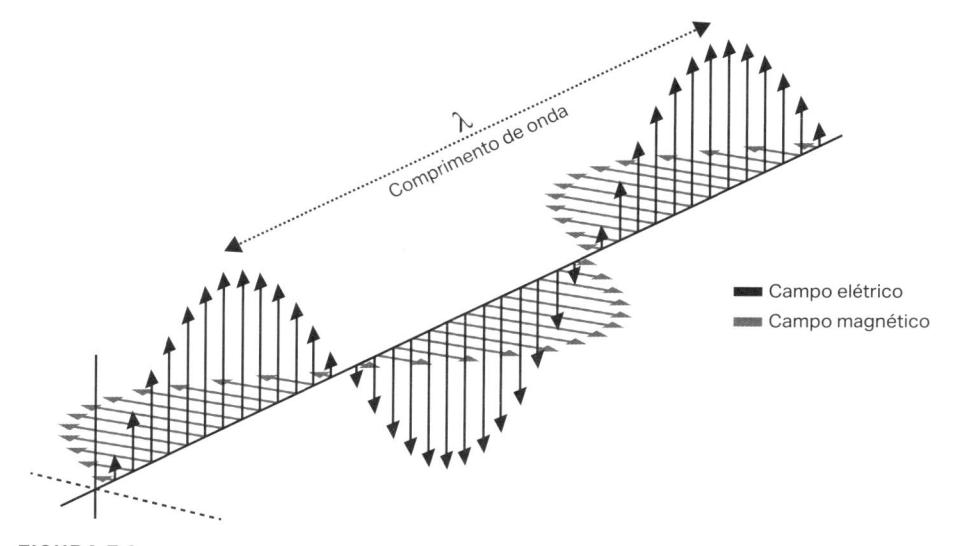

FIGURA 7.1
Onda eletromagnética com representação dos campos elétrico e magnético e delimitação de comprimento de onda (λ).

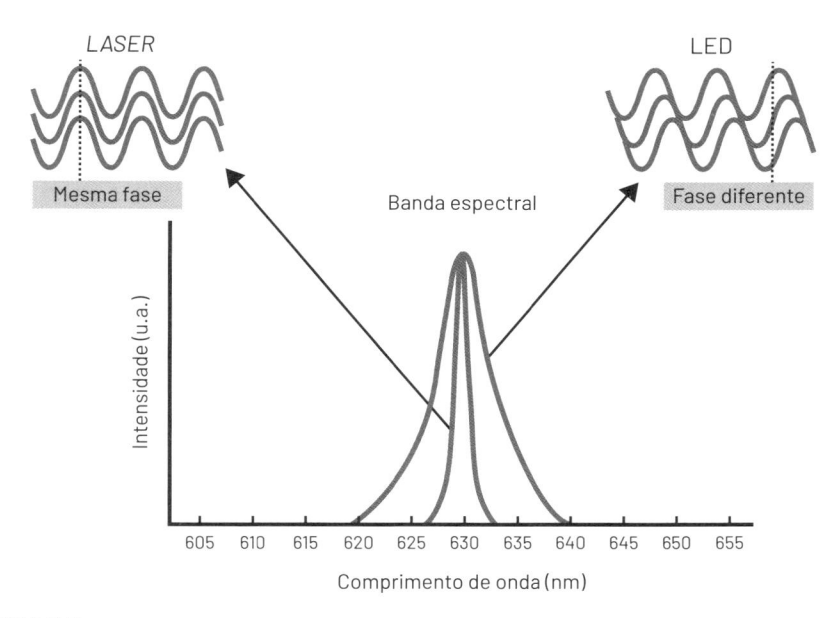

FIGURA 7.2
Diferenças entre emissores de luz do tipo *laser* e LED quanto à banda espectral e à fase das ondas eletromagnéticas. O emissor do tipo *laser* pode emitir luz no comprimento de onda 630 nm (pico) com uma banda espectral estreita (variação de ± 2 nm). O emissor do tipo LED pode também emitir luz no comprimento de onda 630 nm (pico), porém com uma banda espectral larga (variação de ± 10 nm). Dessa maneira, as fases (cristas e vales das ondas eletromagnéticas) do emissor do tipo *laser* são alinhadas, enquanto as fases do emissor do tipo LED não o são.

De forma geral, as diferenças nas características físicas entre as fontes de luz *laser* e LED parecem não produzir efeitos significativamente diferentes nos sistemas biológicos quando utilizados parâmetros similares. Entretanto, são necessários mais estudos nesse âmbito.[1]

Além das características relacionadas às fontes de luz, há também os parâmetros físicos, que irão determinar a efetividade da fotobiomodulação, mencionados a seguir.[2]

- **Comprimento de onda em nanômetros (nm):** irá determinar a monocromaticidade (ou não) da luz, banda espectral, coerência espacial e temporal.
- **Potência radiante em Watts (W):** geralmente é medida em Watts (W), mas, na fotobiomodulação, devido às quantidades relativamente baixas de energia necessárias para alcançar os benefícios terapêuticos, muitas vezes é medida em miliwatts (mW). Pode ser calculada da seguinte maneira:

$$\text{Potência (W)} = \frac{\text{Energia (J)}}{\text{Tempo (s)}}$$

- **Energia radiante em joules (J):** é uma medida que determina a quantidade de energia luminosa depositada sobre o tecido biológico (fotobiomodulação). É medida em joules (J) ou, ainda, em milijoules (mJ). Pode ser calculada da seguinte maneira:

$$\text{Energia (J)} = \text{Potência (W)} \times \text{Tempo (s)}$$

- **Tempo de irradiação em segundos(s):** é o tempo de aplicação da luz sobre o sistema biológico, calculado em segundos (s) ou em milissegundos (ms) ou, ainda, em nanossegundos (ns), no caso de pulsos de luz emitidos por *lasers* pulsados. Pode ser obtido utilizando-se a relação da equação de energia radiante:

$$\text{Tempo (s)} = \frac{\text{Energia (J)}}{\text{Potência (W)}}$$

- **Área de emissor do feixe (cm^2):** define a área em cm^2 coberta pelo feixe de luz na ponta do aplicador (p. ex., *laser* ou LED), ou em qualquer distância além desse ponto. Na ponta do aplicador, a área do feixe de luz coincide com a área de radiação efetiva desse aplicador. Assim, assume-se que a área do feixe é a mesma área da ponta do aplicador quando é colocada em contato direto com o paciente. Porém, quando o aplicador é colocado a distância do paciente, o feixe de luz pode espalhar-se, dependendo da colimação desse feixe. Isso ocorre nos casos em que a luz emitida não é colimada, apresentando grandes ângulos de divergência. Assim, a área de irradiação do feixe será maior que aquela da ponta do aplicador.
- **Densidade de potência ou irradiância (W/cm^2):** a densidade de potência pode ser definida como a razão entre a potência e a área da superfície do feixe. Também conhecida como irradiância, a densidade de potência é, basicamente, potência por unidade de área do tamanho do ponto lançado pelo feixe de luz. Em outras palavras, é a potência dividida pela área. Pode ser calculada da seguinte maneira:

$$\text{Densidade de potência (W/cm}^2\text{)} = \frac{\text{Potência (W)}}{\text{Área (cm}^2\text{)}}$$

Densidade de energia ou fluência ou dose (J/cm^2): a densidade de energia, também conhecida como fluência ou dose, pode ser definida como a quantidade de energia fornecida por unidade de área. Em outras palavras, é a energia dividida pela área:

$$\text{Densidade de energia (J/cm}^2\text{)} = \frac{\text{Energia (J)}}{\text{Área (cm}^2\text{)}}$$

Além das características dosimétricas supracitadas, outros parâmetros também são determinantes na eficácia da terapia, devendo ser reportados em todos os estudos relacionados à fotobiomodulação.[16] São eles: modo de aplicação da luz (contínuo ou pulsado); se pulsado, características do pulso e do ciclo de trabalho; divergência do feixe de luz; número de diodos (*lasers* ou LEDs) do dispositivo e o espaçamento entre cada diodo; áreas das regiões irradiadas no tratamento; frequência de tratamentos e tempo total de tratamento.[17,18]

Considerando os parâmetros dosimétricos da fotobiomodulação, os comprimentos de onda mais frequentemente utilizados estão na faixa do vermelho ao infravermelho próximo (600-1.000 nm), geralmente com potência total entre 1 mW a 500 mW e densidade de potência entre 1 mW/cm² e 5 W/cm².[14,19] Conforme mencionado, independentemente do uso de *lasers* ou LEDs, é esperado que o tecido biológico responda de forma similar, quando aplicadas doses correspondentes. Ainda, a dosimetria da luz deve estar dentro da devida janela terapêutica, determinada pela dose-resposta bifásica (estimulação ou inibição) relacionada à fotobiomodulação,[14,19] que já foi reportada na literatura em diferentes cenários.[11-13,18] Portanto, é importante que o terapeuta compreenda o que cada um dos parâmetros da luz significa e que eles podem gerar diferentes efeitos no tecido biológico, que podem variar desde o estímulo até a inibição dos processos biológicos.[18,19]

Na literatura, o principal parâmetro dosimétrico que vem sendo considerado para a determinação da eficácia da terapia é a energia (J). Entretanto, grande parte dos equipamentos de *lasers* e LEDs nacionais têm como principal parâmetro a ser definido a fluência (J/cm²). Para a correta determinação dos parâmetros no equipamento, devem ser considerados os cálculos mostrados anteriormente, convertendo os valores de fluência (J/cm²) para energia (J). Por exemplo, para a faixa de comprimento de onda de 780-860 nm, a WALT indica que, na epicondilite lateral, seja aplicada energia de 4 J por ponto de irradiação ou cm², o que corresponde a uma fluência de 133,3 J/cm² no equipamento Recover (da fabricante MMO), que possui área do feixe *laser* igual a 0,03 cm². Já no equipamento Laserpulse (da fabricante Ibramed), cuja área do feixe *laser* de 830 nm é igual a 0,116 cm², a mesma energia de 4 J irá corresponder a uma fluência de 34,5 J/cm². Como sugestão, o fisioterapeuta deve sempre pensar na energia, considerando a potência óptica (em Watts [W]) do equipamento multiplicada pelo tempo de aplicação ou irradiação (s), conforme demonstrado na fórmula para cálculo de energia radiante (em Joules [J]).[9]

Na **Tabela 7.1**, estão alguns exemplos da conversão de valores de energia (J) para fluência (J/cm²), de acordo com a área do feixe de três equipamentos *laser* produzidos por diferentes fabricantes nacionais.

MECANISMOS DE AÇÃO DA FOTOBIOMODULAÇÃO

Os efeitos da fotobiomodulação são obtidos pela absorção da luz pelos tecidos biológicos, que primeiramente ultrapassa as camadas mais superficiais do tecido humano até atingir seu tecido-alvo. Dessa forma, um ponto importante a ser considerado é que as características do paciente podem exercer influência sobre a penetração da luz. Fatores como a composição corporal (quantidade de tecido adiposo) e cor da pele (quantidade de melanina) podem ser determinantes para a eficácia da terapia, influenciando na penetração, no espalhamento e na absorção da luz pelos diferentes tecidos, conforme a lei de Lambert-Beer.[2]

A partir da penetração e da absorção da luz, iniciam-se os efeitos modulatórios. Mecanismos biológicos e moleculares são estimulados e modificados pela luz, com ativação de cromóforos, moléculas sinalizadoras, alterações de fatores de transcrição celular e ativação de moléculas efetoras. Resumidamente, serão destacados alguns desses efeitos e mecanismos nas **Figuras 7.3** e **7.4**.

TABELA 7.1
EXEMPLOS DA CONVERSÃO DE DOSIMETRIA ENTRE ENERGIA (J) E FLUÊNCIA (J/cm^2), CONFORME RECOMENDAÇÕES DOSIMÉTRICAS DA WALT PARA A FAIXA DE COMPRIMENTO DE ONDA DE 780-860 NM, CONSIDERANDO A ÁREA DO FEIXE *LASER* DE TRÊS FABRICANTES NACIONAIS, E OS RESPECTIVOS TEMPOS DE APLICAÇÃO (s) DA TERAPIA DE ACORDO COM A POTÊNCIA (mW) DE CADA EQUIPAMENTO

Equipamento	Energia (J)	Fluência (J/cm^2)	Área do feixe (cm^2)	Potência (mW)	Tempo de aplicação (s)
Tendinopatia do tendão de aquiles					
Recover (MMO)	8	266,67	0,0300	100	80
Laserpulse (Ibramed)	8	68,97	0,1160	30	267
Therapy XT (DMC)	8	2.857,14	0,0028	100	80
Tendinopatia do bíceps braquial					
Recover (MMO)	6	200,00	0,0300	100	60
Laserpulse (Ibramed)	6	51,72	0,1160	30	200
Therapy XT (DMC)	6	2.142,86	0,0028	100	60
Osteoartrite medial do joelho					
Recover (MMO)	12	400,00	0,0300	100	120
Laserpulse (Ibramed)	12	103,45	0,1160	30	400
Therapy XT (DMC)	12	4.285,71	0,0028	100	120
Osteoartrite da coluna lombar					
Recover (MMO)	16	533,33	0,0300	100	160
Laserpulse (Ibramed)	16	137,93	0,1160	30	533
Therapy XT (DMC)	16	5.714,29	0,0028	100	160

*Conforme recomendações dosimétricas da WALT para a faixa de comprimento de onda de 780-860 nm.
Fonte: Adaptada de World Association for Laser Therapy.[20]

Diversos mecanismos de ação da fotobiomodulação já foram descobertos e relatados na literatura, tanto a partir de estudos experimentais como em ensaios clínicos randomizados, havendo evidência suficiente que suporta o uso dessa terapia em afecções traumato-ortopé-

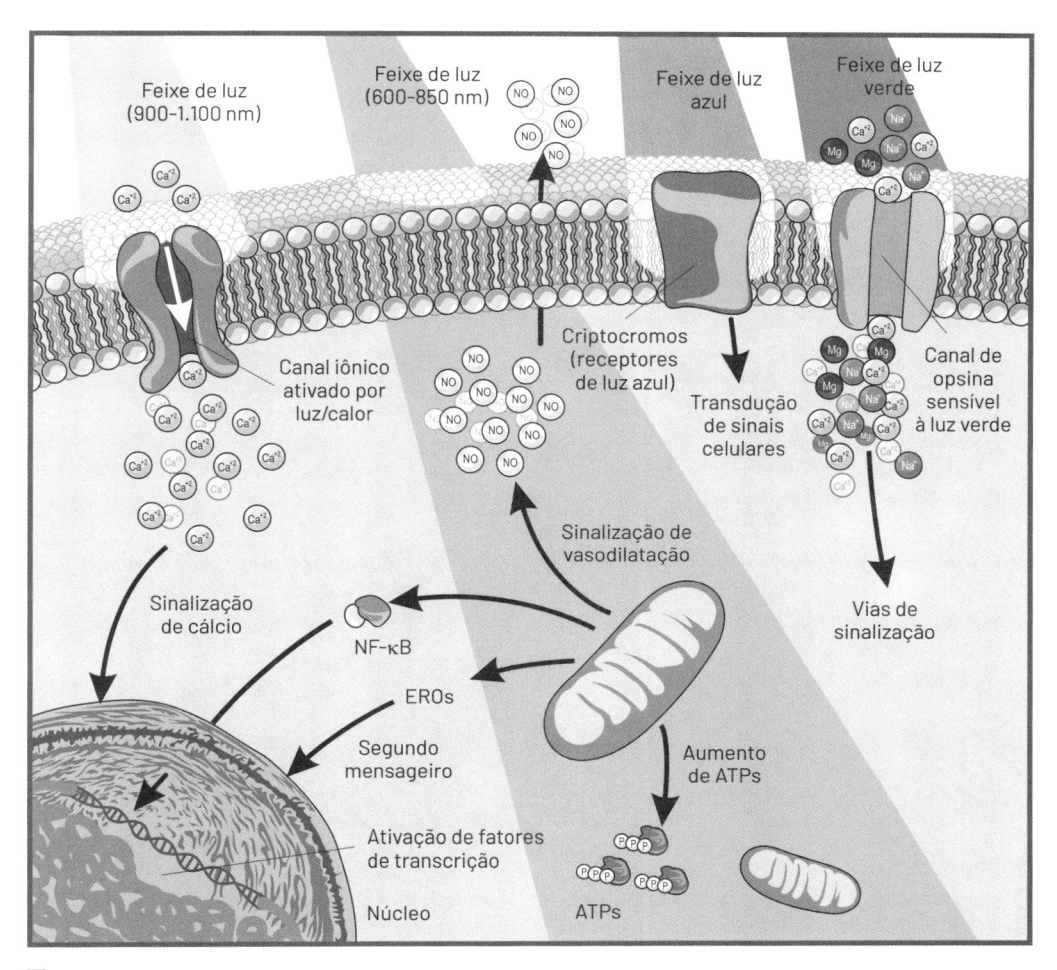

FIGURA 7.3
Mecanismos de ação da luz sobre sistemas biológicos no nível celular e molecular. A luz com comprimentos de onda entre 600 e 850 nm é absorvida pela cadeia transportadora de elétrons mitocondrial e leva à regulação positiva da capacidade respiratória. A luz infravermelha próxima da faixa de 900 a 1.100 nm é absorvida por aglomerados de água estruturados, formados em canais iônicos controlados por calor/luz. Um aumento na energia vibracional do aglomerado de água provoca a perturbação da estrutura da proteína e a abertura do canal, que, por fim, permite a modulação dos níveis de Ca^{2+} intracelular. A absorção de luz verde por fotorreceptores neuronais de opsina (OPN2-5) ativa receptores transitórios de canais potenciais que causam permeabilização não seletiva para Ca^{2+}, Na^+ e Mg^{2+}. Os criptocromos (uma classe de flavoproteínas receptoras de luz azul) absorvem a luz azul e parecem ativar sinais celulares transdutores via parte do nervo óptico para o núcleo supraquiasmático no cérebro, o que é importante na regulação do relógio circadiano.

EROs, espécies reativas de oxigênio; ATP, trifosfato de adenosina.
Fonte: Elaborada com base em Salehpour e colaboradores.[21]

FIGURA 7.4
Aumento no potencial de membrana mitocondrial (ΔΨm) promove ampliação na síntese de ATP e alterações nas concentrações de EROs, cálcio (Ca^{2+}) e óxido nítrico (NO). Além disso, há uma comunicação entre a mitocôndria e o núcleo celular impulsionada por mudanças na ultraestrutura mitocondrial, ou seja, mudanças na homeostase da fissão-fusão em uma rede mitocondrial dinâmica. A alteração na ultraestrutura mitocondrial induz alterações na síntese de ATP, no potencial de redução e oxidação (redox) intracelular, no pH e nos níveis de monofosfato de adenosina cíclico (cAMP, do inglês *cyclic adenosine monophosphate*). A proteína ativadora-1 (AP-1) e o NF-κB têm suas atividades alteradas por mudanças na permeabilidade da membrana e no fluxo iônico na membrana celular. TRPV, receptor de potencial transitório vaniloide (é uma família de canais catiônicos de receptores transitórios).
Fonte: Elaborada com base em Hamblin e colaboradores.[2]

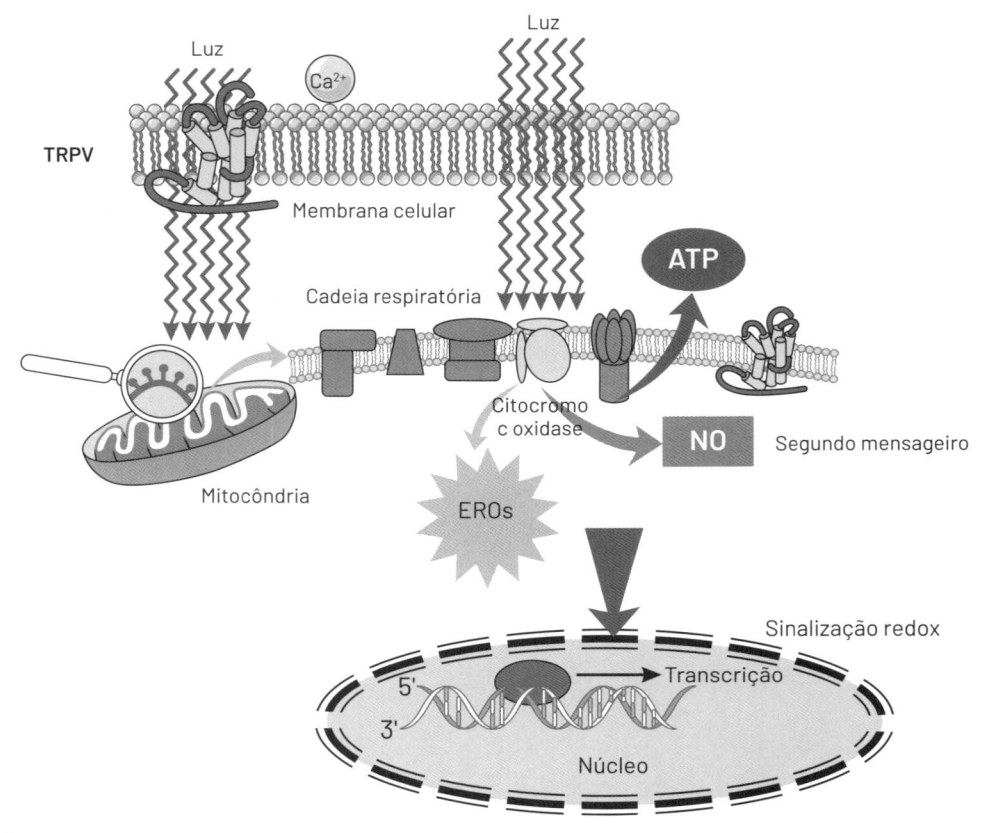

dicas, na melhora do desempenho muscular e na recuperação muscular pós-exercício. Entretanto, os mecanismos completos ainda não foram totalmente elucidados.[12]

Entre os mecanismos já descritos, alguns são destacados a seguir.

- **Aumento do metabolismo energético via mitocôndrias celulares:** um dos principais efeitos relacionados à fotobiomodulação consiste no estímulo à atividade da enzima citocromo c oxidase (complexo IV da cadeia transportadora de elétrons), um importante cromóforo biológico. A partir do seu estímulo, são provocados efeitos como: aumento do potencial de membrana mitocondrial; maior atividade enzimática na cadeia transportadora de elétrons; aumento da síntese de trifosfato de adenosina (ATP, do inglês *adenosine triphosphate*), que é energia para as atividades celulares; proliferação e formação de mitocôndrias gigantes (maior produção de ATP); aumento da atividade da enzima lactato desidrogenase (isoforma lactato oxidase) e oxidação de lactato para síntese de ATP; e maior ressíntese de fosfocreatina via ATP mitocondrial.

- **Modulação de espécies reativas de oxigênio (EROs) e espécies reativas de nitrogênio (ERNs):** já foram demonstrados também os efeitos da fotobiomodulação no aumento da atividade de enzimas antioxidantes, sendo algumas delas a catalase, a glutationa peroxidase e a superóxido dismutase (citosólica e mitocondrial). Essas enzimas são responsáveis por neutralizar as EROs e ERNs que são geradas durante e após exercícios físicos extenuantes. Ainda, elas têm como principal radical livre de nitrogênio o óxido nítrico (NO, do inglês *nitric oxide*), um potente vasodilatador que pode exercer funções tanto em condições patológicas na traumato-ortopedia quanto no desempenho muscular, ao promover o aumento de fluxo sanguíneo.
- **Modulação de fatores de transcrição e genes:** outro mecanismo biomodulatório da luz terapêutica está relacionado à modulação de expressão de fatores de transcrição e genes, que podem atuar no estresse oxidativo, em processos inflamatórios e estão relacionados à hipertrofia muscular. Foram evidenciados aumento de alvo mecanístico da rapamicina (mTOR, do inglês *mechanistic target of rapamycin*); aumento da proliferação mitocondrial via coativador 1-alfa do receptor gama ativado por proliferador de peroxissomo (PPARGC1-α, do inglês *peroxisome proliferator-activated receptor gamma coactivator 1-alpha*) (relacionado à biogênese mitocondrial); aumento da vascularização via fator de crescimento vascular endotelial (VEGF, do inglês *vascular endothelial growth factor*) (relacionado à angiogênese); e melhor combate ao estresse oxidativo via enzimas antioxidantes, como superóxido dismutase 2 (SOD2, do inglês *superoxide dismutase 2*) mitocondrial. Ainda, genes relacionados à inflamação, como interleucina-1β (IL-1β, do inglês *interleukin 1 beta*), à atrofia muscular, como proteína do anel muscular-1 (MuRF1, do inglês *muscle RING-finger protein-1*), e à miostatina tem suas expressões significativamente diminuídas.
- **Prevenção de dano muscular:** a fotobiomodulação, além de sua aplicabilidade nas condições traumato-ortopédicas, pode ser aplicada para a prevenção de dano muscular, com evidências especialmente voltadas para exercícios de alta intensidade. Foi demonstrado que a fotobiomodulação tem efeito protetor sobre o tecido musculoesquelético, ao promover diminuição no nível de incremento de marcadores de dano muscular, como a enzima creatina cinase (CK, do inglês *creatine kinase*) (ou fosfocinase) e a lactato desidrogenase (LDH) na corrente sanguínea. Os efeitos foram observados tanto com a aplicação da fotobiomodulação previamente à execução do exercício quanto imediatamente após.

DISPOSITIVOS EMISSORES DE LUZ PARA A FOTOBIOMODULAÇÃO

Atualmente, há uma ampla variedade de dispositivos emissores de luz no mercado, que, além da área de irradiação e densidade de energia, podem se diferenciar em relação ao número de fontes de luz (diodos do tipo *laser* e/ou LEDs), à potência (W) de cada LED ou diodo de *laser* e à distância entre cada fonte de luz, que afeta a distribuição da luz e a irradiância (densidade de potência [mW/cm^2]) final do dispositivo (**Figura 7.5**). Além disso, frequentemente encontramos estudos que combinam a fotobiomodulação com outros tipos de terapia, como campo magnético, assim como diferentes comprimentos de onda, fatores que podem alterar a eficácia da terapia. Dessa forma, o fisioterapeuta, assim como outros profissionais de saúde que fazem uso da fotobiomodulação, devem se atentar não somente aos efeitos gerados pela terapia durante a leitura de artigos científicos, mas principalmente aos parâmetros descritos pelos autores, que devem ser dispostos no formato de uma tabela, conforme recomendado.[16] Entretanto, infelizmente, ainda não são todos os estudos que reportam os parâmetros de forma completa, e fatores como a associação da fotobiomodulação com outras terapias tornam difícil avaliar se os efeitos obtidos se devem à fotobiomodulação exclusivamente ou se somente são obtidos em conjunto com as outras estratégias de tratamento, como, conforme mencionado, nos estudos que associam a fotobiomodulação ao campo magnético.[22,23]

Adicionalmente, existe a disponibilidade de dispositivos que combinam fonte de luz *laser* e LED. Na utilização desses tipos de equipamentos, torna-se ainda mais importante a verificação e o relato da porcentagem de luz que é emitida por cada fonte de luz, informando a energia total correspondente a cada emissor. Como exemplo, podemos citar Leal-Junior e colaboradores,[23] que, além de combinarem um dispositivo com *lasers* e LEDs, também os combinaram com um campo magnético de 110 mT. No estudo, os autores relataram que o *cluster* utilizado era composto por quatro diodos tipo *laser* superpulsado na faixa do infravermelho (905 nm; 1,25 mW cada), oito LEDs na faixa do vermelho (633 nm; 25 mW cada), oito LEDs na faixa do infravermelho (850 nm; 40 mW cada), energia de 60 J por local de aplicação e área

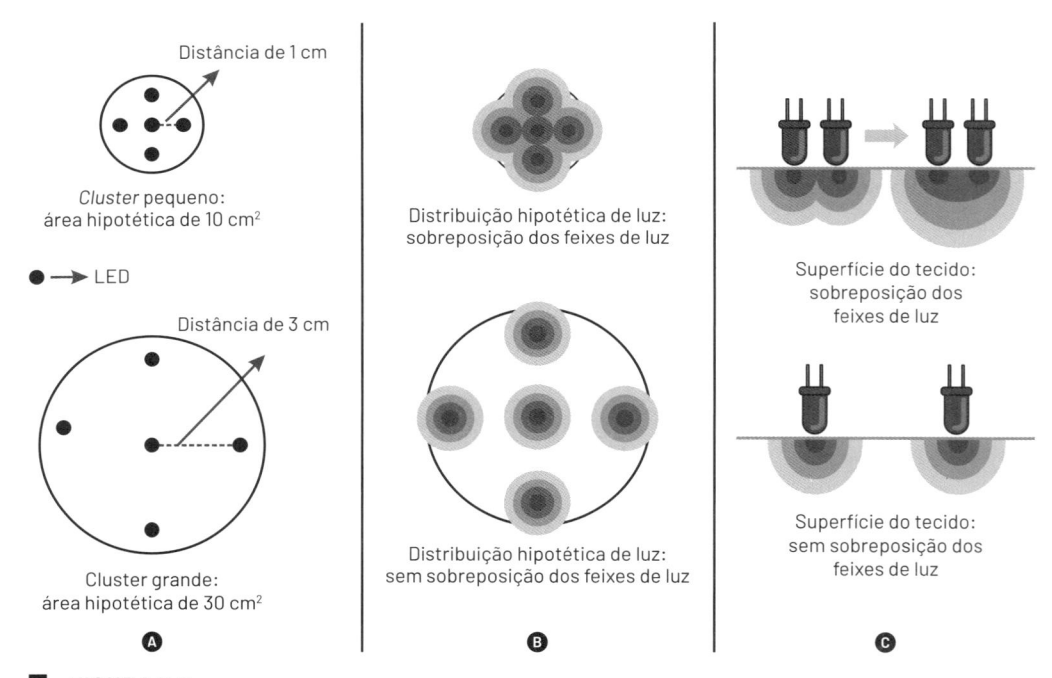

FIGURA 7.5
(**A**) *Clusters* hipotéticos de tamanhos pequeno e grande compostos pelo mesmo número de LEDs, mas com distâncias diferentes entre eles. (**B**) Emissão e distribuição hipotética de luz em um *cluster* pequeno (mostrando uma sobreposição de luz emitida) e emissão e distribuição de luz em um *cluster* grande (sem sobreposição de luz emitida). (**C**) Distribuição hipotética da luz na superfície do tecido com *cluster* pequeno (sobreposição da luz emitida e o possível efeito somatório da potência da luz de LEDs adjacentes) e distribuição hipotética da luz na superfície do tecido com *cluster* grande (sem sobreposição de luz emitida).
Fonte: Elaborada com base em Ferraresi.[18]

do *cluster* de 33 cm². Assim, considerando o relatado pelos autores, concluímos que a energia emitida pelos quatro *lasers* superpulsados, de forma total, foi de aproximadamente 0,6 J, sendo cerca de 1% da energia total aplicada (60 J). Então, grande parte da energia emitida pelo *cluster* foi alcançada pelos LEDs, com emissão de aproximadamente 59,4 J.[23]

Como visto no exemplo anterior, é possível a combinação de comprimentos de onda na faixa do vermelho (geralmente 630-660 nm) e infravermelho (geralmente 808-940 nm).[11] Essa estratégia pode apresentar vantagens devido a possível absorção da luz por diferentes cromóforos no interior das células, mas também é importante considerar que os espectros de comprimento de onda têm diferença na penetração do tecido.[11] Contudo, não há evidência suficiente originada de ensaios clínicos randomizados que mostre com clareza as vantagens ou desvantagens dessa associação de comprimentos de onda para as diferentes condições de saúde.

Outro fator que pode diferir entre dispositivos é a potência da luz (W), que poderá influenciar no grau de penetração da luz no tecido. Já foi demonstrado que, em comprimentos de onda na faixa do vermelho, se deve aplicar irradiância de pelo menos 100 mW/cm² para obter minimamente uma penetração de 50 mm.[24] Dessa forma, ao utilizar dispositivos com baixa potência (W) em grandes áreas (cm²), ocorre uma baixa irradiância (W/cm²), podendo não atingir o tecido-alvo em intensidade suficiente para desencadear os efeitos biológicos desejáveis, que iriam se traduzir em benefícios clínicos na área de fisioterapia traumato-ortopédica. Nesse contexto, deve ser considerado que o número de fontes emissoras de luz e a distância entre elas podem afetar a irradiância final dos dispositivos do tipo *cluster*, ou "mantas", utilizados.

A depender da região a ser tratada, considerando áreas maiores (p. ex., visando ao tratamento da dor lombar ou à recuperação pós-exercício de grandes grupos musculares), torna-se interessante a irradiação da luz sobre grandes áreas corporais.[11-13] Atualmente, novos dispositivos capazes de irradiarem o corpo todo estão surgindo no mercado,[25] com estudos voltados para área de desempenho muscular e recuperação muscular pós-exercício. Ainda não é bem estabelecido se esse tipo de estratégia realmente produz resultados significativos, porém os estudos abrem caminhos para a possibilidade de tratamentos sistêmicos, podendo, inclusive, futuramente ser aplicados em doenças musculares. A **Figura 7.6** demonstra um dispositivo de irradiação de corpo inteiro sendo utilizado para irradiar um atleta de polo aquático.[25]

FOTOBIOMODULAÇÃO NAS CONDIÇÕES ORTOPÉDICAS E TRAUMATOLÓGICAS

Atualmente, é possível observar a gradual formação de um robusto conjunto de evidências que traz a possibilidade de aplicação da fotobiomodulação nas mais diversas condições de saúde. Considerando os possíveis efeitos estimulantes ou inibitórios dessa terapia, pode-se atingir a modulação de diversos processos celulares, alcançando efeitos positivos como aumento de ATP, ampliação da produção de citocinas anti-inflamatórias e intensificação da circulação sanguínea, conforme mencionado.[12] Por sua vez, esses efeitos podem se traduzir em uma melhora clínica do paciente, com promoção de efeitos como analgesia, aumento de mobilidade e melhora do desempenho muscular.[26] Nesse sentido, observa-se uma crescente produção de artigos científicos que visam investigar os efeitos da fotobiomodulação nas condições traumato-ortopédicas, desde ensaios *in vitro* até revisões sistemáticas de ensaios controlados aleatorizados. Hoje, é possível afirmar que a fotobiomodulação apresenta eficácia comprovada tanto em cenários agudos quanto em crônicos, englobando condições como dor cervical, dor no ombro, osteoartrite e tendinopatias, além de sua aplicabilidade na fisioterapia esportiva.[15]

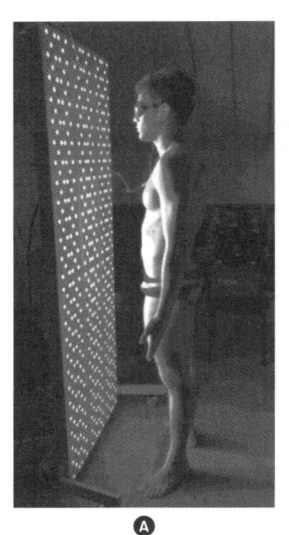

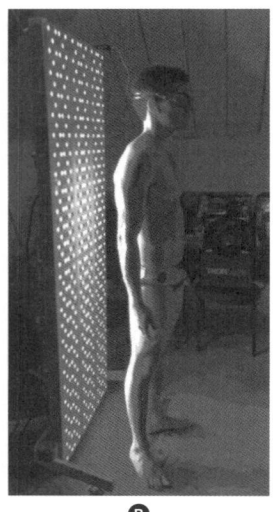

FIGURA 7.6
Irradiação de corpo inteiro em um atleta de polo aquático. (**A**) Irradiação anterior. (**B**) Irradiação posterior.
Fonte: Zagatto e colaboradores.[25]

DOR

Um sintoma frequente vivenciado por pacientes, comum a diversas condições traumato-ortopédicas, é a dor. Nesse sentido, a fotobiomodulação apresenta-se como alternativa promissora para o tratamento dessa sintomatologia. A revisão sistemática de Clijsen e colaboradores,[27] de 2017, avaliou os efeitos da fotobiomodulação na dor de pacientes com condições musculoesqueléticas. De forma geral, a metanálise realizada mostrou uma melhora na dor associada à fotobiomodulação, em comparação aos grupos controle, indicando que há evidência suficiente para o uso desse recurso no alívio da dor em pacientes com condições musculoesqueléticas como lesões meniscais, dor cervical aguda, dor lombar com radiculopatia, síndrome subacromial, osteoartrite de joelho entre outras.

De forma similar, o estudo de Oliveira e colaboradores,[28] de 2022, também voltou sua atenção para os efeitos da fotobiomodulação no controle da dor em condições musculoesqueléticas. Nele, foi mostrado que a fotobiomodulação, associada a exercícios terapêuticos, é uma alternativa eficaz para o tratamento de dor inespecífica na região do joelho, podendo gerar diminuição no nível de dor e aumento na função após 4 semanas de tratamento (com frequência de 3 vezes por semana). A irradiação foi realizada associando o *laser* superpulsado e os LEDs na faixa do vermelho e infravermelho, e a melhora observada permaneceu 30 dias após o tratamento. Ademais, o estudo também reafirma observações da revisão de Clijsen e colaboradores,[27] trazendo robustas evidências que demonstram a efetividade da fotobiomodulação na redução da dor relacionada à osteoartrite de joelho, tanto usada de forma isolada quanto associada a exercícios, especialmente quando são seguidas as doses recomendadas pela WALT.[20] Nesse contexto, para a dor lombar não específica, a fotobiomodulação parece também proporcionar efeitos positivos na redução da dor.[29]

A fotobiomodulação pode produzir também resultados positivos após o procedimento de artroplastia de quadril. Em um estudo, a irradiação com energia de 40 J em cinco pontos na incisão cirúrgica gerou significativa melhora na dor, assim como a modulação do processo inflamatório no período pós-operatório. Ainda, a fotobiomodulação também pode ser empregue com finalidade analgésica nas disfunções temporomandibulares, apresentando efeitos benéficos tanto com aplicações intraorais quanto com extraorais. Para essa condição, orienta-se o uso de fluências de até 10 J/cm², podendo haver piora da dor com valores maiores.[28] Em relação à dosimetria empregue, ambas as revisões trouxeram a problemática relacionada à grande variedade nos parâmetros utilizados, assim como à falta de relato sobre parte dos parâmetros dosimétricos em alguns dos estudos, o que torna difícil a definição dos parâmetros mais adequados com o intuito de promover analgesia na população em questão.[27]

Outra revisão sistemática com metanálise mais antiga, de 2009,[10] porém de alta qualidade metodológica, conseguiu estabelecer possíveis janelas terapêuticas para o alívio da dor cervical. Nela, foi demonstrado que a fotobiomodulação pode reduzir a dor cervical aguda de forma imediata e a dor cervical crônica por um período de até 22 semanas após o tratamento, minimizando também incapacidades. Em relação às dosimetrias, estabeleceu-se indicações diferentes para os comprimentos de onda de 820 a 830 nm (0,8-9,0 J por ponto; 15-180 s) e 904 nm (0,8-4,2 J por ponto; 100-600 s). Considerando os estudos relatados anteriormente, mesmo com a ausência de parâmetros bem estabelecidos para algumas condições patológicas, a fotobiomodulação pode ser uma estratégia terapêutica promissora para redução da dor associada a condições musculoesqueléticas, apresentando vantagens em relação a agentes farmacológicos analgésicos.[26]

OSTEOARTRITE

A osteoartrite (OA) é considerada um distúrbio que envolve principalmente as articulações amplamente móveis, como as articulações do quadril e joelho. Gendron e Hamblin,[26] em 2019, demonstraram que a aplicação da fotobiomodulação em condições musculoesqueléticas relacionadas à osteoartrite pode gerar múltiplos efeitos benéficos.

Particularmente considerando a osteoartrite de joelho, foi observado que a fotobiomodulação pode promover analgesia, aumentar a microcirculação local, melhorar a amplitude de movimento (ADM) e reduzir o edema.

Em um ensaio clínico randomizado,[30] investigou-se os efeitos da fotobiomodulação via *cluster* com um programa de exercício físico na capacidade funcional, biomarcadores séricos inflamatórios e de degradação da cartilagem em pacientes com OA de joelho. Para isso, os pesquisadores avaliaram 42 pacientes, os quais foram alocados aleatoriamente em três grupos: exercício + fotobiomodulação simulada, exercício + fotobiomodulação e grupo controle. Os desfechos analisados no início do estudo e em 8 semanas foram:

- Função – Western Ontario and McMaster Universities Osteoarthritis (WOMAC).
- Concentração de biomarcadores séricos (IL-1β, IL-6, IL-8, IL-10 e TNF-α e CTX-II).

Ao final do estudo, observou-se aumento da capacidade funcional no escore total do WOMAC para ambos os grupos tratados e aumento significativo na concentração de IL-10 no grupo exercício + fotobiomodulação. Dessa forma, os autores concluíram que o exercício físico pode ser uma estratégia para elevar a capacidade funcional e, em associação com a fotobiomodulação, para aumentar os níveis de IL-10 em indivíduos com OA de joelho.[30]

Malik e colaboradores[31] conduziram uma revisão sistemática com o objetivo de verificar os efeitos do *laser* de baixa intensidade (LBI) mais terapia com exercícios (TE) na dor, ADM, força muscular e função na OA de joelho. Foram analisados 14 ensaios clínicos que verificaram os seus efeitos terapêuticos, concluindo que LBI mais TE também podem ser considerados para aliviar a dor na OA de joelho.

Paralelamente, Stausholm e colaboradores[32] investigaram se existe uma relação dose-resposta de LBI na OA de joelho. No total, 22 ensaios clínicos randomizados controlados por placebo foram incluídos e subagrupados por adesão e não adesão às recomendações da WALT[8] para dose de *laser* por local de tratamento. Desses estudos, quando foram utilizadas as doses recomendadas pela WALT, a dor e a incapacidade foram significativamente reduzidas no final do tratamento, sem efeitos adversos.

Em consonância com as recomendações da WALT, Malik e colaboradores[31] e Stausholm e colaboradores,[32] em suas revisões sistemáticas, sugerem que o *laser* com espectro infravermelho é o mais utilizado em doenças articulares crônicas, com comprimentos de onda que variam entre 780 e 904 nm. Para obter o seu efeito analgésico, a quantidade de energia depositada está entre 4 e 8 J por ponto, sendo 4 J a referência mínima, com frequência de pelo menos 2 sessões por semana. Além disso, a WALT também recomenda que o local de irradiação do *laser* deve ser na linha articular e na membrana sinovial do joelho.[20]

REPARO ÓSSEO

No âmbito de fraturas ósseas, encontra-se na literatura uma vasta aplicação da fotobiomodulação com benefícios demonstrados na regeneração óssea, nos defeitos ósseos e em condições como a osteoporose. Entretanto, grande parte dos benefícios foi exemplificada em modelos animais, havendo escassez de ensaios clínicos bem delineados que mostrem se os efeitos benéficos encontrados em animais realmente podem ser transpostos para os humanos.[33] A partir dessa perspectiva, a revisão de Cheng e colaboradores,[33] em 2020, incluiu 10 estudos em modelos animais e quatro ensaios clínicos. Dos estudos realizados em animais, nove apresentaram resultados positivos nos desfechos avaliados, demonstrando uma aceleração da regeneração óssea e melhores achados biomecânicos. Especificamente, foram obtidos efeitos como elevação do volume do calo ósseo, aumento da densidade mineral óssea, maior rapidez no processo de remodelamento da fibrocartilagem, maior deposição de colágeno e menor infiltrado inflamatório, havendo efeitos positivos com energias totais menores, desde 16 J, até energias maiores, como 3.920 J.[33]

A mesma revisão apontou que, em estudos clínicos, de forma geral, não foi observada melhora nos achados radiológicos (taxa de cicatrização óssea), porém há escassez de estudos que consideraram esse desfecho. Entretanto, nos estudos que incluíram avaliações de dor e função, a fotobiomodulação promoveu analgesia e melhora da função por meio de instrumentos como o Questionário de incapacidade do braço, ombro e mão (DASH, do inglês *disabilities of the arm, shoulder and hand*), escala visual analógica e força de preensão manual. Em um estudo, observou-se que apenas uma sessão de fotobiomodulação pode diminuir a dor e a necessidade de analgesia farmacológica no período pós-operatório relacionado à fratura tibial. Em fraturas mandibulares, a aplicação de fotobiomodulação por 15 sessões com energia total de 3.240 J promoveu analgesia, melhora no edema facial e aumento da força de mordida.[33]

Dois estudos clínicos randomizados[34,35] avaliaram o efeito da fotobiomodulação no tratamento de pacientes com fratura de rádio distal (FRD) tratados de forma conservadora. Sæbø e colaboradores[34] selecionaram 50 pacientes com FRD, os quais foram randomizados para receber fotobiomodulação ativa ou fotobiomodulação placebo após a remoção do gesso, além de um programa de terapia de exercícios domiciliar. As medidas de desfecho foram o Questionário de avaliação do pulso e da mão feito pelo paciente (PRWHE, do inglês *patient-rated wrist and hand evaluation*), dor noturna e consumo de medicação analgésica. A dor noturna e o consumo de analgésicos foram significativamente menores no grupo fotobiomodulação ativa, além de haver uma melhora mínima clinicamente importante entre os grupos em favor da fotobiomodulação ativa no questionário de incapacidade. Os autores concluem que a fotobiomodulação é segura e tem efeito positivo a longo prazo na dor e na incapacidade em pacientes com FRD, quando aplicada em combinação com um programa de exercícios de reabilitação domiciliar.

Os mesmos autores do estudo supramencionado realizaram outro estudo clínico randomizado[35] com o objetivo de investigar possíveis efeitos da terapia por fotobiomodulação na FRD, porém, nesse caso, a irradiação foi feita durante imobilização com gesso ortopédico semicircular. A amostra contou com 53 pacientes com FRD, randomizados para receberem nove sessões de fotobiomodulação ou fotobiomodulação placebo. A fotobiomodulação administrada durante o período de imobilização melhorou significativamente a força de pinça e preensão e a ADM, mas esses achados não se traduziram na experiência subjetiva de dor e função. Já a dor noturna foi significativamente reduzida após três semanas no grupo submetido à fotobiomodulação em comparação com aquele submetido ao placebo.

Em relação à dosimetria, foi observada grande divergência entre parâmetros, sendo que a faixa de densidade de energia variou entre 9,7 e 21,6 J/cm², com energia total de 60 a 3.240 J e aplicação da luz tanto na faixa do vermelho quanto na do infravermelho. De forma geral, os achados experimentais e clínicos demonstram que a fotobiomodulação, apesar de parecer não produzir efeitos significativos nos desfechos radiológicos, pode ser uma boa terapia complementar para a melhora do processo de consolidação de fraturas ósseas e de desfechos clínicos como dor e função, mas são necessários mais estudos para definir a janela terapêutica relacionada à dosimetria.[33]

Diante da evidência demonstrada e o não estabelecimento das janelas dosimétricas mais adequadas para a aplicação da fotobiomodulação nos diferentes processos patológicos apresentados, é indicado que sejam seguidas as recomendações de dosagem estabelecidas pela WALT que mais se adequem ao estado clínico do paciente. Apesar das dosimetrias não estarem bem estabelecidas, a fotobiomodulação é um recurso que apresenta evidências positivas para uma ampla gama de condições traumato-ortopédicas, podendo ser um aliado importante no tratamento fisioterapêutico, visando à redução de dores e à promoção da reparação de diferentes tecidos biológicos.

REPARO CUTÂNEO

Acerca do reparo de tecidos moles, há uma gama de estudos que utilizam a fotobiomodulação com o objetivo de acelerá-lo. Os estudos mais expressivos são feitos principalmente sobre lesões de pele e feridas.

É importante lembrar que o processo de reparo constitui uma reação tecidual dinâmica, a qual compreende diferentes fenômenos,[36] como inflamação, proliferação celular e síntese de elementos constituintes da matriz extracelular, incluindo as fibras colágenas, elásticas e reticulares.

Atuando em nível celular, o LBI provoca modificações bioquímicas, bioelétricas e bioenergéticas, atuando no aumento do metabolismo, na proliferação e maturação celular, na quantidade de tecido de granulação e na diminuição dos mediadores pró-inflamatórios, induzindo o processo de cicatrização. A absorção molecular da luz permite uma aceleração do metabolismo celular, caracterizado pela estimulação de fotorreceptores na cadeia respiratória mitocondrial, alterações nos níveis de ATP celular, liberação de fatores de crescimento e síntese de colágeno.[36]

Estudos comparativos examinaram a eficácia relativa da fotobiomodulação em diferentes comprimentos de onda na faixa de luz do visível ao infravermelho (430, 635, 730, 810, 980 e 1.064 nm) entregues com irradiância constante, diferentes densidades de energia e taxa de fluência. Os dados sugerem que a irradiação simultânea de múltiplos comprimentos de onda parecem ser mais eficazes do que comprimentos de onda únicos na cicatrização de feridas.[37]

Dehlin e colaboradores[38] realizaram um estudo clínico randomizado que contou com 76 pacientes com úlceras grau II, os quais foram randomizados em um grupo de fotobiomodulação ativo e um grupo placebo. Foi utilizada uma manta com 30 diodos emitindo luz infravermelha a 956 nm e 80 diodos emitindo luz vermelha em 637 nm. A luz infravermelha foi aplicada com irradiância de 55 W/m² e, logo após, a luz vermelha, com irradiância de 21 W/m². Após 12 semanas de fotobiomodulação, houve redução no tamanho da úlcera de 80% em comparação com 50% pacientes do grupo controle, além disso, a irradiação com 660 e 880 nm reduziu a área inicial da úlcera em 13 vezes quando comparou-se com os indivíduos controle.

SISTEMA NERVOSO PERIFÉRICO

Além de lesões de pele, há evidências para a utilização da fotobiomodulação em reparo de lesões em nervos periféricos. Traumas como esmagamentos e secções totais são as causas mais comuns de lesões nos nervos periféricos e, comumente, resultam em incapacidades funcionais, afetando atividades ocupacionais e sociais do indivíduo. Nesse contexto, muitos recursos vêm sendo pesquisados com o intuito de acelerar a regeneração nervosa, destacando-se a terapia por luz. Estudos sugerem que a fotobiomodulação promove diminuição do processo inflamatório e aumento da proliferação celular, resultando em aceleração da regeneração nervosa pós-lesão.[39] No entanto, grande parte dos benefícios também foram demonstrados em modelos animais.

Endo e colaboradores[40] investigaram os efeitos do *laser* AsGa (904 nm, 20 W, largura de pulso de 180 ns e dose de 4 J/cm²) na regeneração após lesão nervosa por esmagamento e verificaram que a irradiação com o *laser* de baixa intensidade influenciou positivamente na velocidade de regeneração axonal e na sua estrutura de sustentação. Além disso, Barbosa e colaboradores[41] demonstraram que o *laser* AsGaAl (660 nm, 10 J/cm², 30 mW e 0,06 cm²) obteve melhores resultados no índice funcional do ciático (SFI, do inglês *sciatic functional index*) em ratos submetidos à lesão do nervo ciático por esmagamento após 14 dias da cirurgia, quando comparado com o *laser* AsGaAl de 830 nm, 10 J/cm², 30 mW e 0,116 cm².

Uma revisão sistemática[42] avaliou o efeito da fotobiomodulação em estudos experimentais na regeneração nervosa periférica após lesão por esmagamento do nervo ciático em roedores. Os autores identificaram que os parâmetros mais encontrados nos manuscritos foram comprimentos de onda entre 660 nm e 830 nm, potência de 30 e 40 mW e densidade de energia de 4 e 10 J/cm². Entre os 19 estudos selecionados para a revisão, 17 relataram efeitos positivos na regeneração nervosa.

A partir dos estudos apresentados, pode ser observado que a fotobiomodulação apresenta um possível efeito estimulador no processo de reparo após lesão do nervo periférico. No entanto, há uma variedade muito grande de parâmetros e protocolos utilizados pelos diferentes autores.

CONTROLE DA EFICÁCIA DO TRATAMENTO

Ao utilizar a fotobiomodulação como parte integrante do tratamento fisioterapêutico, deve--se ter em mente que, além da influência da dosimetria empregue, a depender da condição a ser tratada, outros fatores também terão papel importante na reabilitação do paciente, podendo haver influência da idade, da presença de processos infecciosos, das medicações em uso e do estado do tecido biológico em questão.[2,33] Deve ser feito bom uso da evidência disponível na literatura, com aplicação da fotobiomodulação em condições em que ela é devidamente indicada, observando-se as contraindicações existentes.

É importante ressaltar que a fotobiomodulação trará maiores benefícios quando for componente de um programa de reabilitação fisioterapêutica associado ao exercício físico, diante das indicações apropriadas, sendo um recurso adjunto ao tratamento padrão. Indica-se o uso de instrumentos que avaliem a melhora do paciente ao longo do tempo, constituídos por avaliações principalmente da dor e da mobilidade para verificar se a dosimetria empregue está gerando os resultados esperados. A resposta do paciente deve ser observada, para a realização de ajustes nos parâmetros ao longo do tempo quando se mostrar necessário.[26]

INDICAÇÕES E CONTRAINDICAÇÕES

Considerando as evidências atuais demonstradas ao longo deste capítulo, a fotobiomodulação pode ser indicada para uma ampla variedade de condições traumato-ortopédicas. Especialmente, condições em que há presença de dor e nas quais as características inflamatórias parecem responder bem a essa terapia, assim como seu uso para o desempenho muscular e a recuperação muscular pós-exercício. A fotobiomodulação é indicada, de forma geral, para a reparação dos tecidos biológicos, podendo ser utilizada como terapia adjunta também no período pós-operatório e na dor pós-traumática. Algumas indicações possíveis da fotobiomodulação são para alívio de sintomas, dores não específicas no joelho, osteoartrite, dor cervical, dor no ombro e o pós-operatório de artroplastia de quadril.[28]

De forma geral, não foram encontrados eventos adversos relacionados ao uso da fotobiomodulação em condições traumato-ortopédicas gerais.[28] Porém, deve-se estar atento às contraindicações, das quais as principais são áreas de carcinoma ativo e região toracoabdominal e pélvica em mulheres grávidas.[33]

RECUPERAÇÃO MUSCULAR

Além de a fotobiomodulação ser utilizada na fisioterapia traumato-ortopédica, ela vem sendo cada vez mais investigada com o intuito de melhorar o desempenho e a recuperação muscular pós-exercício. O exercício físico constitui parte integral do tratamento fisioterapêutico relacionado à grande maioria das afecções traumato-ortopédicas e da atividade física. Durante a realização de exercícios, o músculo esquelético sofre processos para melhorar o seu desempenho, o que provoca danos fisiológicos, estresses metabólicos e dor muscular de início tardio (DMIT), condições que precisam ser recuperadas para a próxima sessão de exercício, de treinamento, ou mesmo para uma segunda fase de competição no mesmo dia, também visando a uma maior adesão do paciente ao tratamento fisioterapêutico.[43,44]

O uso da luz emitida por *lasers* de baixa intensidade e/ou luz emitida por LEDs[3] nesse âmbito vem sendo estudado desde 1996, porém somente um longo tempo depois sua devida eficácia foi demonstrada.[11] Em 2006, estudos em modelos animais desenvolveram estratégias que são utilizadas até hoje.[11-13,45,46] O primeiro estudo realizou um protocolo de fotobiomodulação em membros posteriores de ratos, com aplicações após cada sessão de treinamento, objetivando a aceleração da recuperação muscular. Dessa forma, foi desenvolvida a estratégia de irradiação de músculos esqueléticos como terapia de recuperação muscular (irradiação após o exercício).[45] O segundo estudo trouxe uma estratégia diferente, realizando a irradiação da luz antes de um protocolo de fadiga muscular, atuando como uma terapia de pré-condicionamento (antes do exercício).[46]

Além de ter efeitos no desempenho muscular, a fotobiomodulação demonstra eficácia na recuperação muscular pós-exercício. São obtidos efeitos como a prevenção de danos musculares, observada a partir da diminuição da atividade da CK ou da lactato desidrogenase, medida na corrente sanguínea, como relatado em revisões e metanálises prévias.[11,13] Conforme mencionado anteriormente, alguns mecanismos de ação da fotobiomodulação podem ser responsáveis por esses efeitos,[11] sendo os principais deles a modulação da expressão gênica relacionada à síntese/degradação de proteínas, a inflamação e o estresse oxidativo.[11]

Além dos mecanismos de ação, outras duas questões principais também têm sido investigadas, as quais serão descritas a seguir.

Tempo-resposta

O tempo-resposta diz respeito ao tempo necessário para a luz induzir seus efeitos biomoduladores quando aplicada como pré-condicionamento.[47,48] Estudos experimentais (*in vitro* e *in vivo*) observaram que a melhor janela de tempo para respostas relacionadas à realização de exercícios e à síntese de ATP é entre 3 e 6 horas,[47-49] sendo confirmado posteriormente por um ensaio clínico que o melhor tempo é de 6 horas.[48] No entanto, recentemente, outro ensaio clínico não encontrou diferenças nos efeitos da fotobiomodulação aplicada como pré-condicionamento 5 minutos antes até 6 horas antes do exercício.[23] Assim, mais estudos devem ser conduzidos para que haja uma maior clareza sobre o tempo-resposta em seres humanos.

Também se debate na literatura sobre o melhor momento para aplicação da fotobiomodulação sobre os músculos esqueléticos: antes ou após o exercício? Nesse sentido, um estudo do tipo *Masterclass*,[50] o qual expressa a opinião de autores, trouxe recomendações de que a fotobiomodulação seja aplicada no momento anterior à cada sessão de exercício durante programas de treinamento de força. No entanto, as evidências são conflitantes. Alguns estudos apontam que a fotobiomodulação pode promover melhores efeitos quando aplicada após as sessões de exercício,[51] outros indicam o pré-condicionamento como melhor estratégia,[22] e também há um estudo que não encontrou diferenças entre os momentos de irradiação antes (pré-condicionamento) ou depois da realização do exercício, considerando a fadiga muscular.[52] Assim, são necessários mais estudos para obter-se maior clareza sobre o melhor momento de aplicação.

Dose-resposta

A dose-resposta, resposta à dose de luz aplicada, ou janela terapêutica, indica a quantidade de energia (J) que melhor estimula o músculo esquelético para o desempenho no exercício e/ou recuperação pós-exercício.[11,13] A seleção da dosimetria adequada é uma problemática observada na aplicação da fotobiomodulação nas mais diversas condições de saúde, porém, felizmente, visando a um melhor desempenho muscular e à recuperação pós-exercício, alguns autores já obtiveram êxito na indicação da dose-resposta.

Uma recente revisão da literatura foi capaz de identificar janelas terapêuticas, baseadas na energia (J) total, relacionadas a diferentes musculaturas e tipos de exercícios. Segundo os autores, o músculo bíceps braquial deve ser estimulado com 20 a 80 J. Já o quadríceps femoral responde melhor a energias de 56 a 315 J de forma aguda, e 18 a 240 J de forma crônica. Em exercícios de corrida em esteira, a melhor resposta é obtida com aplicação de 360 a 510 J.[11] Outra revisão sistemática com metanálise também trouxe janelas terapêuticas específicas, definindo uma dose de 20 a 60 J para pequenos grupos musculares, e 60 a 300 J para grandes grupos musculares.[13] Ainda, a mesma *Masterclass* mencionada anteriormente[50] trouxe uma atualização das recomendações clínicas e científicas para o uso da fotobiomodulação para o aprimoramento do desempenho muscular e da recuperação muscular pós-exercício. As **Figuras 7.7** e **7.8** trazem um comparativo das janelas terapêuticas publicadas por Ferraresi e colaboradores,[11] em 2016, por Vanin e colaboradores,[13] em 2018, e, em 2019, pela *Masterclass* conduzida por Leal-Junior e colaboradores.[50]

Contudo, embora janelas terapêuticas tenham sido identificadas, estudos ainda relatam não encontrarem efeitos positivos da fotobiomodulação no aumento do desempenho muscular ou na recuperação muscular pós-exercício.[53,54] Dessa forma, é importante mencionarmos que a mesma energia (J) pode ser entregue de formas diferentes: com alta ou baixa potência (W) de luz e com curto ou longo tempo de irradiação (s), respectivamente,[19] o que pode exercer influência na eficácia da terapia. A **Figura 7.9** mostra a relação entre as combinações de densidade de potência ou irradiância (mW/cm^2) e tempo de irradiação (s), entregando diferentes densidades de energia, que podem gerar estímulo ou inibição dos processos biológicos mediados pela fotobiomodulação.

Nesse contexto, devemos considerar também o tipo de dispositivo que está sendo usado. Temos, atualmente, uma ampla diversidade de equipamentos disponíveis, como canetas de *laser* (LLLT), canetas de LED, *cluster* de LEDs, *cluster* de LEDs mais diodos de *laser*, *cluster* de diodos de *laser*, arranjos de LEDs no formato de "manta" e *cluster* de LEDs mais diodos de *laser* combinados com terapia por campo magnético.[11-13] Dessa forma, a mesma energia total também pode ser entregue a partir de diferentes distribuições de energia ao longo do grupamento muscular, sendo relevante utilizar o parâmetro de densidade de energia ou fluência (J/cm^2)

FIGURA 7.7

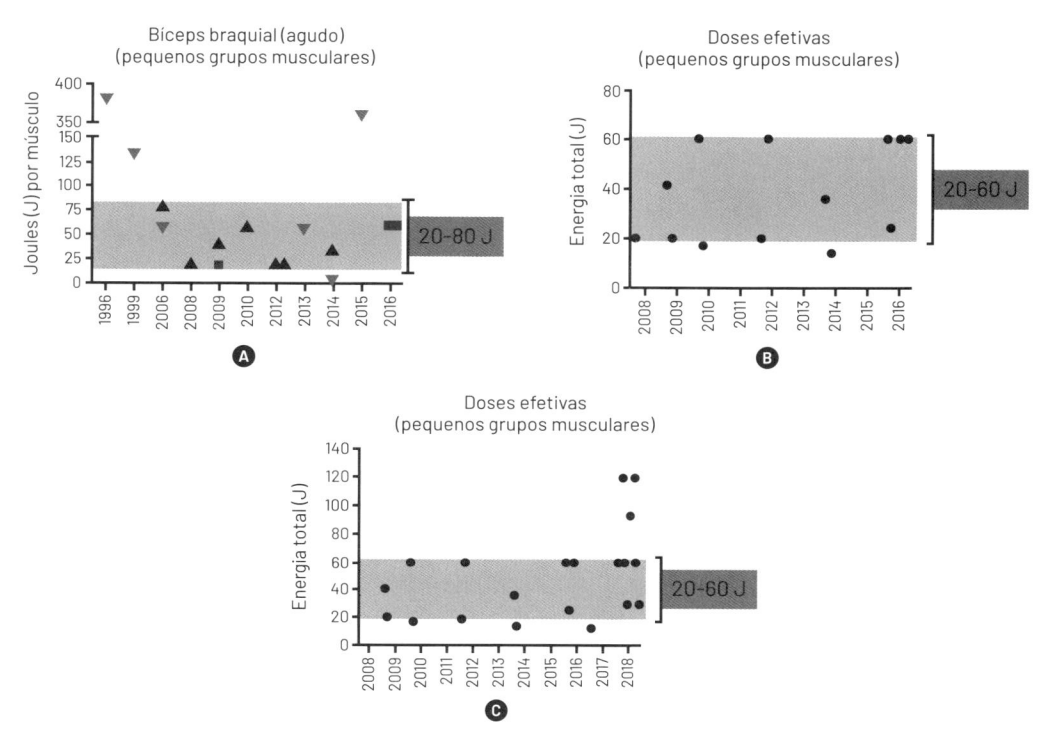

(**A**) Janela terapêutica baseada na energia total (J) aplicada sobre o músculo bíceps braquial em exercícios agudos, publicada em 2016. (**B**) Janela terapêutica baseada na energia total (J) aplicada sobre pequenos grupos musculares (ensaios clínicos randomizados que investigaram os efeitos da fotobiomodulação sobre o bíceps braquial), publicada em 2018. (**C**) Atualização da janela terapêutica baseada na energia total (J) aplicada sobre pequenos grupos musculares (ensaios clínicos randomizados que investigaram os efeitos da fotobiomodulação sobre o bíceps braquial), publicada em 2019.

Fonte: Elaborada com base em Ferraresi e colaboradores,[11] Vanin e colaboradores[13] e Leal-Junior e colaboradores.[50]

em dispositivos do tipo *cluster*. Como um exemplo simples, um *cluster* de LEDs de 30,2 cm² entregando 30 J por local de irradiação (p. ex., 2 locais – energia total de 60 J) sobre o bíceps braquial (dose de 0,99 J/cm² por local de aplicação) promoveu redução da fadiga muscular,[55] enquanto uma "manta" de LEDs aplicando os mesmos 60 J sobre uma área de 166,75 cm² (dose de 0,35 J/cm²) não promoveu redução da fadiga muscular.[54]

Dessa maneira, embora ambos os estudos tenham seguido a janela terapêutica de 60 J aplicados sobre o músculo bíceps braquial,[11,13,50] os resultados obtidos foram diferentes. A **Figura 7.5** aborda percepções sobre o tamanho (área – cm²), distância entre cada fonte emissora de luz e distribuição da luz entre diferentes dispositivos de fotobiomodulação (*cluster*).

Considerando os possíveis benefícios da fotobiomodulação no âmbito do desempenho muscular e da recuperação muscular pós-exercício, a utilização desse recurso pode ser uma boa estratégia tanto no âmbito esportivo quanto na fisioterapia traumato-ortopédica, podendo trazer uma maior adesão de pacientes ao tratamento fisioterapêutico.

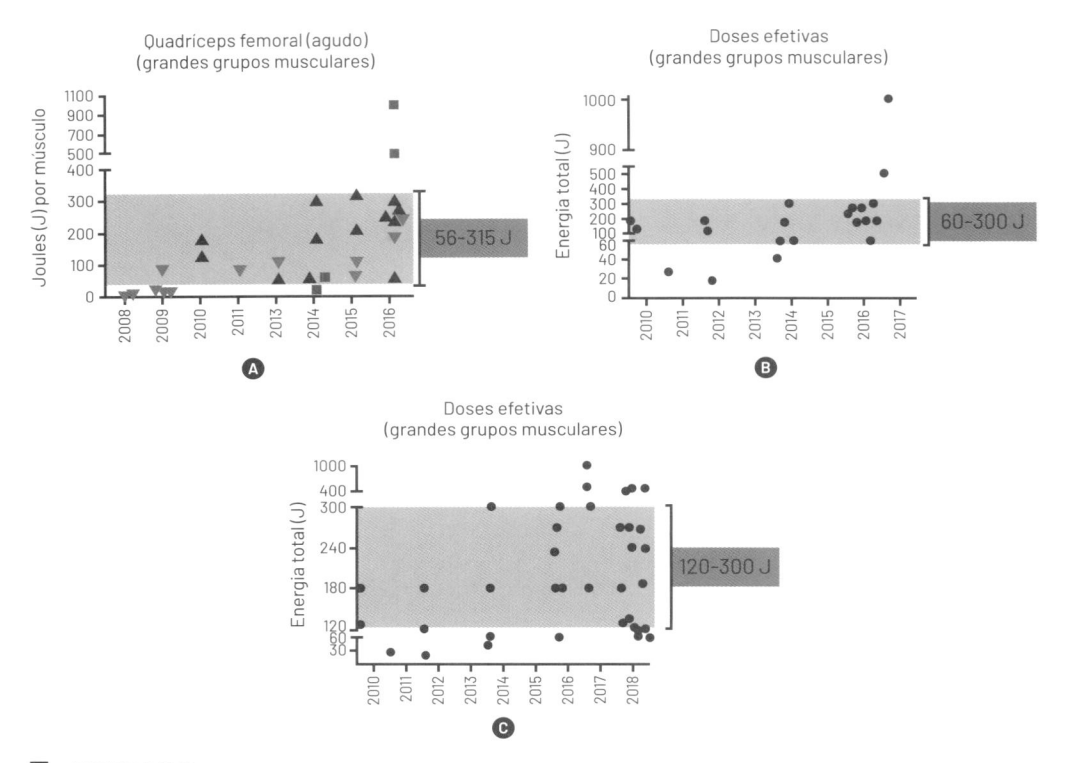

FIGURA 7.8
(**A**) Janela terapêutica baseada na energia total (J) aplicada sobre o músculo quadríceps femoral em exercícios agudos, publicada em 2016. (**B**) Janela terapêutica baseada na energia total (J) aplicada sobre grandes grupos musculares (ensaios clínicos randomizados que investigaram os efeitos da fotobiomodulação sobre o quadríceps femoral), publicada em 2018. (**C**) Atualização da janela terapêutica baseada na energia total (J) aplicada sobre grandes grupos musculares (ensaios clínicos randomizados que investigaram os efeitos da fotobiomodulação sobre o quadríceps femoral), publicada em 2019.

Fonte: Elaborada com base em Ferraresi e colaboradores,[11] Vanin e colaboradores[13] e Leal-Junior e colaboradores.[50]

CONSIDERAÇÕES FINAIS

A fotobiomodulação constitui um recurso adjunto com grande aplicabilidade em diversas condições traumato-ortopédicas, e atua principalmente como recurso analgésico e modulador da inflamação, favorecendo o reparo de tecidos biológicos. Embora existam evidências importantes demonstrando a eficácia desse recurso nas mais variadas doenças, a literatura ainda necessita de uma padronização nos parâmetros da fotobiomodulação tanto em condições patológicas quanto para o aumento do desempenho muscular e da recuperação muscular pós-exercício, estabelecendo parâmetros que funcionem efetivamente em ambientes controlados, como laboratórios de pesquisa, e na prática clínica do fisioterapeuta.

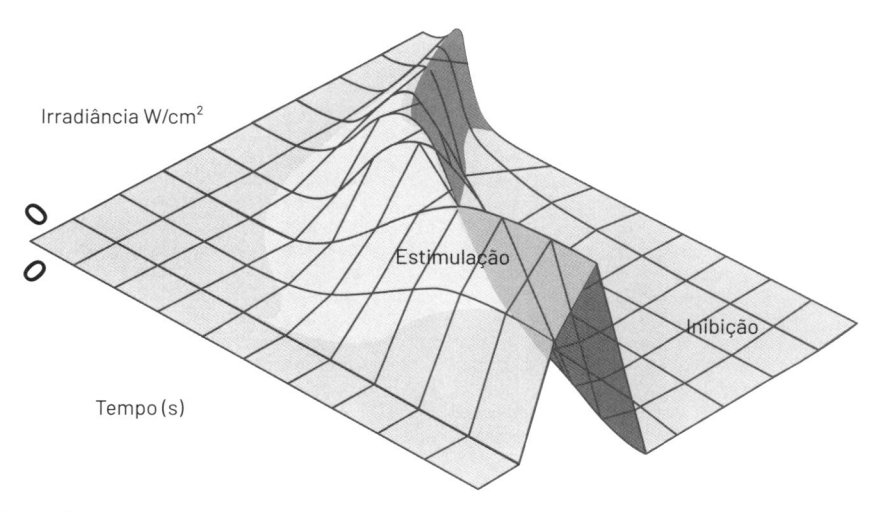

FIGURA 7.9
Resposta bifásica à dose de fotobiomodulação. Gráfico tridimensional ilustrando os efeitos de variação do tempo e de irradiância (densidade de potência) equivalente à fluência ou à densidade de energia (J/cm^2) na resposta biológica, resultando em estimulação ou inibição.
Fonte: Elaborada com base em Chung e colaboradores.[19]

REFERÊNCIAS

1. Heiskanen V, Hamblin MR. Photobiomodulation: lasers vs. light emitting diodes? Photochem Photobiol Sci. 2018;17(8):1003-17.
2. Hamblin MR, Ferraresi C, Huang YY, Freitas LF, Carroll JD. Low-level light therapy: Photobiomodulation. Bellingham: SPIE; 2018.
3. Anders JJ, Lanzafame RJ, Arany PR. Low-level light/laser therapy versus photobiomodulation therapy. Photomed Laser Surg. 2015;33(4):183-4.
4. Forman P. Inventing the maser in postwar America. Osiris. 1992;7:105-34.
5. Schawlow AL, Townes CH. Infrared and optical masers. Phys Rev. 1958;112(6):1940.
6. Okon TM, Biard JR. The first practical LED. Schenectady: Edison Tech Center; 2015.
7. Holonyak N Jr. From transistors to lasers and light-emitting diodes. MRS Bull. 2005;30(7):509-15.
8. Mester E, Ludány G, Sellyei M, Szende B, Gyenes G, Tota GJ. Studies on the inhibiting and activating effects of laser beams. Langenbecks Arch Chir. 1968;322:1022-7.
9. Rodrigues FM, Santos GV, Dutra OB, Parizotto NA, Ferraresi C. Fotobiomodulação para aumento de desempenho muscular e recuperação muscular pós-exercício: o que a literatura atual nos diz? In: Associação Brasileira de Fisioterapia Traumato Ortopédica; Silva MF, Barbosa RI, organizadores. PROFISIO Programa de Atualização em Fisioterapia Traumato-Ortopédica: Ciclo 6. Porto Alegre: Artmed Panamericana; 2023. p. 10-68. (Sistema de Educação Continuada a Distância, v. 2).
10. Chow RT, Johnson MI, Lopes-Martins RA, Bjordal JM. Efficacy of low-level laser therapy in the management of neck pain: a systematic review and meta-analysis of randomised placebo or active-treatment controlled trials. Lancet. 2009;374(9705):1897-908.
11. Ferraresi C, Huang YY, Hamblin MR. Photobiomodulation in human muscle tissue: an advantage in sports performance? J Biophotonics. 2016;9(11-12):1273-99.
12. Ferraresi C, Hamblin MR, Parizotto NA. Low-level laser (light) therapy (LLLT) on muscle tissue: performance, fatigue and repair benefited by the power of light. Photonics Lasers Med. 2012;1(4):267-86.
13. Vanin AA, Verhagen E, Barboza SD, Costa LOP, Leal-Junior ECP. Photobiomodulation therapy for the improvement of muscular performance and reduction of muscular fatigue associated with exercise in healthy people: a systematic review and meta-analysis. Lasers Med Sci. 2018;33(1):181-214.
14. Huang YY, Chen ACH, Carroll JD, Hamblin MR. Biphasic dose response in low level light therapy. Dose Response. 2009;7(4):358-83.
15. Tripodi N, Feehan J, Husaric M, Kiatos D, Sidiroglou F, Fraser S, et al. Good, better, best? The effects of polari-

zation on photobiomodulation therapy. J Biophotonics. 2020;13(5):e201960230.
16. Hamblin MR. How to write a good photobiomodulation article. Photobiomodul Photomed Laser Surg. 2019;37(6):325-6.
17. Jenkins PA, Carroll JD. How to report low-level laser therapy (LLLT)/photomedicine dose and beam parameters in clinical and laboratory studies. Photomed Laser Surg. 2011;29(12):785-7.
18. Ferraresi C. Use of photobiomodulation therapy in exercise performance enhancement and postexercise recovery: true or myth? Photobiomodul Photomed Laser Surg. 2020;38(12):705-7.
19. Chung H, Dai T, Sharma SK, Huang YY, Carroll JD, Hamblin MR. The nuts and bolts of low-level laser (light) therapy. Ann Biomed Eng. 2012;40(2):516-33.
20. World Association for Laser Therapy. Recommended treatment doses for low level laser therapy. Barcelona: WALT; 2010.
21. Salehpour F, Mahmoudi J, Kamari F, Sadigh-Eteghad S, Rasta SH, Hamblin MR. Brain photobiomodulation therapy: a narrative review. Mol Neurobiol. 2018;55(8):6601-36.
22. Vanin AA, Miranda EF, Machado CS, Paiva PR, Albuquerque-Pontes GM, Casalechi HL, et al. What is the best moment to apply phototherapy when associated to a strength training program? A randomized, double-blinded, placebo-controlled trial: phototherapy in association to strength training. Lasers Med Sci. 2016;31(8):1555-64.
23. Leal-Junior ECP, Oliveira MFD, Joensen J, Stausholm MB, Bjordal JM, Tomazoni SS. What is the optimal time-response window for the use of photobiomodulation therapy combined with static magnetic field (PBMT-sMF) for the improvement of exercise performance and recovery, and for how long the effects last? A randomized, triple-blinded, placebo-controlled trial. BMC Sports Sci Med Rehabil. 2020;12:64.
24. Hu D, van Zeyl M, Valter K, Potas JR. Sex, but not skin tone affects penetration of red-light (660 nm) through sites susceptible to sports injury in live and cadaveric tissues. J Biophotonics. 2019;12(7):e201900010.
25. Zagatto AM, Dutra YM, Lira FS, Antunes BM, Faustini JB, Malta ES, et al. Full body photobiomodulation therapy to induce faster muscle recovery in water polo athletes: preliminary results. Photobiomodul Photomed Laser Surg. 2020;38(12):766-72.
26. Gendron DJ, Hamblin MR. Applications of photobiomodulation therapy to musculoskeletal disorders and osteoarthritis with particular relevance to Canada. Photobiomodul Photomed Laser Surg. 2019;37(7):408-20.
27. Clijsen R, Brunner A, Barbero M, Clarys P, Taeymans J. Effects of low-level laser therapy on pain in patients with musculoskeletal disorders: a systematic review and meta-analysis. Eur J Phys Rehabil Med. 2017;53(4):603-10.
28. Oliveira MF, Johnson DS, Demchak T, Tomazoni SS, Leal-Junior EC. Low-intensity laser and LED (photobiomodulation therapy) for pain control of the most common musculoskeletal conditions. Eur J Phys Rehabil Med. 2022;58(2):282-9.
29. Glazov G, Yelland M, Emery J. Low-level laser therapy for chronic non-specific low back pain: a meta-analysis of randomised controlled trials. Acupunct Med. 2016;34(5):328-41.
30. Vassão PG, Souza ACF, Campos RMS, Garcia LA, Tucci HT, Renno ACM. Effects of photobiomodulation and a physical exercise program on the expression of inflammatory and cartilage degradation biomarkers and functional capacity in women with knee osteoarthritis: a randomized blinded study. Adv Rheumatol. 2021;61:62.
31. Malik S, Szarma S, Dutta S, Khurana D, Sharma RK, Sharma S. Effect of low-level laser therapy plus exercise therapy on pain, range of motion, muscle strength, and function in knee osteoarthritis: a systematic review and meta-analysis. Somatosens Mot Res. 2023;40(1):8-24.
32. Stausholm MB, Naterstad IF, Joensen J, Lopes-Martins RAB, Saebo H, Lund H, et al. Efficacy of low-level laser therapy on pain and disability in knee osteoarthritis: systematic review and meta-analysis of randomised placebo-controlled trials. BMJ Open. 2019;9(10):e031142.
33. Cheng W, Yao M, Sun K, Li W. Progress in photobiomodulation for bone fractures: a narrative review. Photobiomodul Photomed Laser Surg. 2020;38(5):260-71.
34. Sæbø H, Naterstad IF, Joensen J, Stausholm MB, Bjordal JM. Pain and disability of conservatively treated distal radius fracture: a triple-blinded randomized placebo-controlled trial of photobiomodulation therapy. Photobiomodul Photomed Laser Surg. 2022;40(1):33-41.
35. Saebø H, Naterstad IF, Bjordal JM, Stausholm MB, Joensen J. Treatment of distal radius fracture during immobilization with an orthopedic cast: a double-blinded randomized controlled trial of photobiomodulation therapy. Photobiomodul Photomed Laser Surg. 2021;39(4):280-8.
36. Kuffler DP. Photobiomodulation in promoting wound healing: a review. Regen Med. 2016;11(1):107-22.
37. Leyane TS, Jere SW, Houreld NN. Cellular signalling and photobiomodulation in chronic wound repair. Int J Mol Sci. 2021;22(20):11223.
38. Dehlin O, Elmstahl S, Gottrup F. Monochromatic phototherapy: effective treatment for grade II chronic pressure ulcers in elderly patients. Aging Clin Exp Res. 2007;19(6):478-83.
39. Ziago EKM, Fazan VPS, Iyomasa MM, Sousa LG, Yamauchi PY, Silva EA. et al. Analysis of the variation in low-level laser energy density on the crushed sciatic nerves of rats: a morphological, quantitative, and morphometric study. Lasers Med Sci. 2017;32(2):369-78.
40. Endo C, Barbieri CH, Mazzer N, Fasan VS. A laserterapia de baixa intensidade acelera a regeneração de nervos periféricos. Acta Ortop Bras. 2008;16(5):305-10.
41. Barbosa RI, Marcolino AM, Guirro RRJ, Mazzer N, Barbieri CH, Fonseca MCR. Comparative effects of wavelengths of low-power laser in regeneration of sciatic nerve in rats following crushing lesion. Lasers Med Sci. 2010;25(3):423-30.
42. Sasso LL, Souza LG, Girasol CE, Marcolino AM, Guirro RRJ, Barbosa RI. Photobiomodulation in sciatic nerve crush injuries in rodents: a systematic review of the literature and perspectives for clinical treatment. J Lasers Med Sci. 2020;11(3):332-44.
43. Allen DG, Lamb GD, Westerblad H. Skeletal muscle fatigue: cellular mechanisms. Physiol Rev. 2008;88(1):287-332.
44. Westerblad H, Bruton JD, Katz A. Skeletal muscle: energy metabolism, fiber types, fatigue and adaptability. Exp Cell Res. 2010;316(18):3093-9.
45. Vieira WHB, Goes R, Costa FC, Parizotto NA, Perez SEA, Baldissera V, et al. Adaptação enzimática da LDH em ratos

submetidos a treinamento aeróbio em esteira e laser de baixa intensidade. Rev Bras Fisioter. 2006;10(2):205-11.
46. Lopes-Martins RA, Marcos RL, Leonardo PS, Prianti AC, Jr., Muscara MN, Aimbire F, et al. Effect of low-level laser (Ga-Al-As 655 nm) on skeletal muscle fatigue induced by electrical stimulation in rats. J Appl Physiol. 2006;101(1):283-8.
47. Ferraresi C, Sousa MV, Huang YY, Bagnato VS, Parizotto NA, Hamblin MR. Time response of increases in ATP and muscle resistance to fatigue after low-level laser (light) therapy (LLLT) in mice. Lasers Med Sci. 2015;30(4):1259-67.
48. Rossato M, Dellagrana RA, Sakugawa RL, Lazzari CD, Baroni BM, Diefenthaeler F. Time response of photobiomodulation therapy on muscular fatigue in humans. J Strength Cond Res. 2018;32(11):3285-93.
49. Ferraresi C, Kaippert B, Avci P, Huang YY, Sousa MV, Bagnato VS, et al. Low-level laser (light) therapy increases mitochondrial membrane potential and ATP synthesis in C2C12 myotubes with a peak response at 3-6 h. Photochem Photobiol. 2015;91(2):411-6.
50. Leal-Junior ECP, Lopes-Martins RAB, Bjordal JM. Clinical and scientific recommendations for the use of photobiomodulation therapy in exercise performance enhancement and post-exercise recovery: current evidence and future directions. Braz J Phys Ther. 2019;23(1):71-5.
51. Ferraresi C, Parizotto NA, Sousa MVP, Kaippert B, Huang YY, Koiso T, et al. Light-emitting diode therapy in exercise-trained mice increases muscle performance, cytochrome c oxidase activity, ATP and cell proliferation. J Biophotonics. 2015;8(9):740-54.
52. Reis FA, Silva BA, Laraia EM, Melo RM, Silva PH, Leal-Junior EC, et al. Effects of pre- or post-exercise low-level laser therapy (830 nm) on skeletal muscle fatigue and biochemical markers of recovery in humans: double-blind placebo-controlled trial. Photomed Laser Surg. 2014;32(2):106-12.
53. Dutra YM, Claus GM, Malta ES, Brisola GMP, Esco MR, Ferraresi C, et al. Acute photobiomodulation by LED does not alter muscle fatigue and cycling performance. Med Sci Sports Exerc. 2020;52(11):2448-58.
54. Abreu JSS, Santos GV, Fonsati L, Marques NR, Ferraresi C. Time-response of photobiomodulation therapy by light-emitting diodes on muscle torque and fatigue resistance in young men: randomized, double-blind, crossover and placebo-controlled study. Photobiomodul Photomed Laser Surg. 2020;38(12):750-7.
55. Rossato M, Dellagrana RA, Lanferdini FJ, Sakugawa RL, Lazzari CD, Baroni BM, et al. Effect of pre-exercise phototherapy applied with different cluster probe sizes on elbow flexor muscle fatigue. Lasers Med Sci. 2016;31(6):1237-44.

8

Ultrassom terapêutico na fisioterapia traumato-ortopédica

CARLOS E. PINFILDI
RICARDO LUÍS SALVATERRA GUERRA
ANDRÉ CABRAL SARDIM

RESUMO

Este capítulo tem como objetivo trazer ao leitor uma visão científica sobre a literatura acerca do ultrassom terapêutico nas lesões musculoesqueléticas mais comuns no ambiente clínico da fisioterapia traumato-ortopédica. No entanto, devemos destacar que, após a leitura, o profissional perceberá que a ciência sobre esse tópico está em constante desenvolvimento associada também ao avanço da tecnologia dos equipamentos. Os parâmetros físicos estão descritos de forma mais pragmática e voltada ao fisioterapeuta clínico. A dosimetria é abordada em todas as lesões discutidas, assim como alguns conceitos fundamentais para o seu entendimento.

Palavras-chave: Ultrassom terapêutico; lesões musculoesqueléticas; dosimetria; dor; reparo tecidual.

O ultrassom de baixa intensidade, terapia por ultrassom ou apenas ultrassom (US) é um dos agentes eletrofísicos (AEFs) mais utilizados no tratamento de afecções musculoesqueléticas no ambiente clínico da fisioterapia.[1] Entretanto, a literatura vem discutindo, ao longo dos anos, a eficácia desse recurso nos ensaios clínicos, revisões sistemáticas e metanálises realizados, a maior parte demonstrando ausência de efeitos significativos.[2] Esse tópico é importante para entendermos o atual momento do ultrassom, cientificamente, no cenário das lesões musculoesqueléticas.

Por ser um recurso complexo, em razão da diversidade de parâmetros, indicações, contraindicações, técnicas de aplicação e calibração dos equipamentos, a translação dos estudos experimentais (em animais) para os estudos clínicos (ensaios clínicos controlados randomizados) vem sendo realizada com qualidade insatisfatória e em pouco número. Há necessidade de estudos de melhor qualidade, com indicações mais claras e objetivas sobre os parâmetros adotados, sendo fundamental para que possamos aumentar a quantidade de artigos científicos que embasem e assegurem o uso do US.

A primeira tomada de decisão do fisioterapeuta que utiliza o US no dia a dia é se certificar da calibração do equipamento. Historicamente, os fisioterapeutas não se preocupam com essa etapa, desde 1997 até o presente momento, como mencionado por Guirro e Santos,[3] que, em 2002, mostraram que 62,5% dos equipamentos aferidos estavam descalibrados. Em 2010, Ferrari e colaboradores,[4] em um estudo que avaliou o desempenho de 31 equipamentos de US, chegaram à conclusão de que nenhum dos equipamentos estava de acordo com as normas técnicas em relação a todos os parâmetros mensurados, como potência acústica, área de radiação efetiva (ERA, do inglês *effective radiation area*), taxa de não uniformidade do feixe (BNR, do inglês *beam nonuniformity ratio*), intensidade máxima efetiva, frequência acústica de operação, fatores de modulação e formas de onda no modo pulsado. Isso nos mostra que a utilização do US, na grande maioria das clínicas, pode apresentar ineficiência ou até mesmo oferecer perigo ao paciente.

Antes de abordarmos os questionamentos sobre os efeitos da onda acústica do US, há claramente uma demanda pela calibração dos equipamentos. Somente após essa etapa poderemos iniciar efetivamente a discussão sobre seus efeitos ou não efeitos.

Atualmente, existem dois momentos na literatura científica que demandam cautela e análise criteriosa dos estudos. A translação dos estudos experimentais para os estudos clínicos é um ponto crítico devido à baixa qualidade e à falta de objetivos claros, além da transposição de doses de animais para humanos. Esse fato pode levar décadas até que seja ajustado e consolidado. O segundo momento é a translação dos estudos clínicos para o usuário final do US, o fisioterapeuta, em sua clínica ou local de trabalho. Essa segunda translação também exige conhecimento e domínio dos parâmetros e do equipamento de US.

Devido à diversidade de afecções no âmbito musculoesquelético, não há suporte científico para o fisioterapeuta utilizar o US em todas as demandas de tratamento. Por isso, o discernimento e o entendimento no momento de utilizar o US, com base em algum estudo realizado, são primordiais para que não seja propagado o seu uso de forma amadora e descompromissada.

Pode-se notar que um dos fatores complicadores do US é a dosimetria, tanto para pesquisa quanto para uso clínico. Em relação à dose, não se pode levar em consideração somente a intensidade (W/cm^2), que é exaustivamente comentada e aprendida nas aulas da graduação. A análise deve ir além do "W/cm^2" e abordar o tempo de aplicação, a frequência do transdutor, a potência acústica, a técnica de aplicação, o modo de utilização (contínuo ou pulsado) e todos os detalhes no momento da utilização que fazem parte da dosimetria. Ao se estabelecer a dose somente por W/cm^2, o foco está em um item específico do tratamento, e todos os outros aspectos e parâmetros estão em segundo plano, o que dificulta o entendimento sobre como translacionar os estudos científicos para o uso clínico.

A indicação de uso do US também é outro tópico que levanta discussões quanto ao efeito esperado. O fato de poder usá-lo de duas formas, contínuo ou pulsado, altera significativamente a indicação do uso e o efeito desejado, além de alterar também a dosimetria aplicada. Cisowska-Adamiak e colaboradores[5] realizaram um ensaio clínico controlado randomizado para avaliar o efeito do US contínuo em pacientes com dor lombar crônica, comparando duas intensidades (1 W/cm^2 e 0,5 W/cm^2). Os autores puderam observar que o efeito analgésico após o uso do US contínuo com 1 W/cm^2, devido aos seus efeitos térmicos, foi significativamente melhor. Esses pacientes não realizaram outro tipo de tratamento, somente US.

Com base nesse estudo, questiona-se: e se o US fosse utilizado somente com a intensidade de 0,5 W/cm^2? Muito provavelmente o estudo em questão estaria na lista dos que concluem que o US não trouxe benefício aos pacientes com dor lombar crônica. Mas isso não significa que o US não deva ser utilizado nesses pacientes. Isso nos mostra que a dosimetria é crucial para que possamos entender nossas indicações e aquilo que podemos esperar do tratamento com US. Não seria razoável esperar um efeito analgésico, nos pacientes com dor lombar crônica, se utilizássemos o US pulsado. A indicação, a dose e o efeito são diferentes, ou seja, o tratamento é diferente.

Com o passar dos anos, os equipamentos de US estão cada vez mais seguros e mais eficientes em relação à potência, à BNR e à ERA. Esse processo de evolução é um incentivo para que os estudos aprimorem e modifiquem algumas técnicas de aplicação, tempo de tratamento e intensidades. Atualmente, há pouco desenvolvimento de estudos que utilizam técnicas estacionárias, aplicação em modo contínuo com altas intensidades ou no modo pulsado em baixíssimas intensidades, além de aplicações com tempos elevados.

Esse processo de evolução, tanto tecnológica quanto científica, nos leva a refletir quanto ao uso do US. A liberdade em experimentar novas técnicas e dosimetria, de forma segura, depende do conhecimento do fisioterapeuta e de seu domínio sobre o US. Seria importante que os fisioterapeutas focassem mais no estado fisiopatológico da lesão[6] antes de selecionarem os parâmetros para determinar se desejam o efeito térmico ou não térmico, intensidades elevadas ou baixas, tempo prolongado, energia total, técnicas estacionárias ou se realmente há indicação do uso. O ultrassom terapêutico (UST) é um dos AEFs mais utilizados nas clínicas de fisioterapia do mundo. As suas indicações, diversas vezes, são baseadas em estudos com modelos animais, que demonstram melhora no processo de reparo tecidual, no controle de sinais inflamatórios e na redução da dor.

A maior dificuldade do UST é a translação desses efeitos fisiológicos, demonstrados em modelos animais, para o uso clínico. Diversos ensaios clínicos não conseguem demonstrar a efetividade terapêutica do UST em algumas condições musculoesqueléticas. Um grande desafio é identificar parâmetros adequados para a sua utilização, assim como uma técnica de aplicação eficaz, visto que os ensaios clínicos realizados apresentam uma ampla heterogeneidade.

Neste capítulo, descreveremos indicações clínicas do UST com base na literatura atual, a partir daquilo que conhecemos sobre as técnicas e os parâmetros para uso clínico desse recurso, que, quando bem indicado e associado à cinesioterapia, pode ser um bom mecanismo auxiliar na recuperação de lesões traumato-ortopédicas.

CONCEITOS BÁSICOS

O ultrassom é definido como um tipo de onda sonora com frequência acima da faixa audível pelo ouvido humano, normalmente superior a 20.000 Hertz (20 kHz). As ondas de ultrassom são geradas por meio de um transdutor, que é um dispositivo capaz de converter energia elétrica em energia mecânica na forma de vibrações sonoras de alta frequência. O transdutor é geralmente produzido por materiais piezoelétricos, que são substâncias que têm a capacidade de gerar uma carga elétrica quando submetidas a uma pressão mecânica. Quando uma corrente elétrica é aplicada a esses materiais, eles vibram a uma frequência ultrassônica, emanando ondas de ultrassom.

As ondas de ultrassom são capazes de penetrar nos tecidos do corpo e produzir efeitos térmicos e não térmicos nos tecidos-alvo. No contexto terapêutico, o US é usado para promover a cicatrização de feridas, reduzir a dor, aumentar a circulação sanguínea e melhorar a extensibilidade dos tecidos. A energia do ultrassom é transmitida para os tecidos por meio de um recurso de acoplamento, geralmente um gel, que permite uma melhor transmissão das ondas sonoras e minimiza a perda de energia na interface entre o transdutor e a pele.

FREQUÊNCIAS E ONDAS ULTRASSÔNICAS

O ultrassom é caracterizado por ondas sonoras de alta frequência, em geral superiores ao limite audível humano de 20 kHz. A frequência das ondas ultrassônicas é um fator fundamental na aplicação terapêutica do US, influenciando diretamente a profundidade de penetração e os efeitos terapêuticos alcançados. As ondas ultrassônicas são categorizadas em diferentes faixas de frequência, cada uma com propriedades específicas e aplicações clínicas distintas.

Na terapia com US, as frequências geralmente variam entre 1 e 3 MHz. As ondas de 1 MHz têm uma maior profundidade de penetração nos tecidos e são comumente usadas para tratar estruturas mais profundas, como músculos, ligamentos e articulações. Por outro lado, as ondas de 3 MHz têm menor penetração e são mais adequadas para o tratamento de tecidos superficiais (**Figura 8.1**).

As ondas ultrassônicas propagam-se pelos tecidos corporais, produzindo efeitos térmicos e mecânicos. A energia das ondas de ultrassom é transmitida aos tecidos por meio de partículas vibratórias. Essa vibração molecular gera calor, levando a efeitos térmicos como o aumento da circulação sanguínea e a extensibilidade do tecido. Os efeitos mecânicos incluem fenômenos como cavitação ou *microstreaming*, que resultam em alterações celulares e estimulação do processo de reparo tecidual. A força de radiação dá origem à transmissão acústica. Ao encontrar um objeto com interface sólida, a onda acústica cessa sua transmissão, porém não a pressão acústica gerada.[7]

É importante ressaltar que a seleção da frequência adequada de ultrassom depende de vários fatores, incluindo a profundidade da estrutura-alvo, a condição clínica a ser tratada e as características individuais do paciente. Além disso, a dosimetria do ultrassom, ou seja, a determinação da dose apropriada de US, é um aspecto crítico do tratamento. A dosimetria envolve

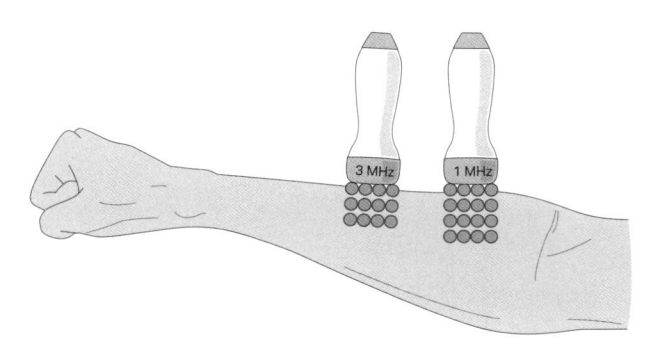

FIGURA 8.1
As frequências do ultrassom são inversamente proporcionais à profundidade alcançada. A frequência de 1 MHz pode atingir tecidos mais profundos (> 2 cm) do que a frequência de 3 MHz (< 2 cm).

a seleção cuidadosa de parâmetros como frequência, intensidade, duração e ciclo de trabalho, levando em consideração as características do paciente e os objetivos terapêuticos específicos.

MODO DE EMISSÃO

Ultrassom contínuo

O ultrassom contínuo é uma modalidade terapêutica em que as ondas ultrassônicas são emitidas de forma ininterrupta durante o tratamento. Esse tipo de US é caracterizado por uma emissão constante de ondas sonoras de alta frequência, que penetram nos tecidos e produzem efeitos térmicos e mecânicos.

As características distintivas do ultrassom contínuo incluem um ciclo de trabalho de 100%, ou seja, a energia ultrassônica é entregue de forma constante durante todo o período de tratamento. Isso resulta em um aquecimento mais rápido e eficiente dos tecidos-alvo, promovendo aumento da circulação sanguínea, extensibilidade do tecido e relaxamento muscular (**Figura 8.2**).

O ultrassom contínuo é comumente utilizado na fisioterapia para o tratamento de uma ampla gama de condições musculoesqueléticas e do tecido mole. Devido à sua capacidade de gerar calor nos tecidos, ele é particularmente útil no tratamento de condições associadas à rigidez muscular, a espasmos e contraturas. O calor gerado pelo ultrassom contínuo pode ajudar a aliviar a dor, relaxar os músculos tensos e aumentar a amplitude de movimento nas articulações afetadas.

As aplicações clínicas do ultrassom contínuo incluem o tratamento de condições como tendinopatias, bursopatias, entorses, distensões musculares, fibromialgia e osteoartrite. Ele também é usado na reabilitação após lesões esportivas ou cirurgias ortopédicas, ajudando a acelerar a recuperação e a melhorar a funcionalidade do paciente.

Ultrassom pulsado

O ultrassom pulsado é uma modalidade terapêutica em que as ondas ultrassônicas são emitidas em pulsos intermitentes, em vez de em uma emissão contínua. Ele é caracterizado por um ciclo de trabalho abaixo de 100%, indicando que a energia ultrassônica é entregue apenas durante uma fração do tempo total de tratamento. Durante os períodos "*off*" do ciclo, não há emissão de US, permitindo que os tecidos se resfriem, minimizando, assim, o risco de superaquecimento.

As características distintivas do ultrassom pulsado incluem a capacidade de produzir efeitos terapêuticos com menor geração de calor nos tecidos em comparação ao ultrassom contínuo. Isso é benéfico em situações em que o objetivo terapêutico não é necessariamente o aquecimento dos tecidos, mas a estimulação do processo de reparo tecidual ou a redução da inflamação.

O ultrassom pulsado é usado na fisioterapia para tratar uma variedade de condições que são restauradas por efeitos terapêuticos sem a necessidade de aquecimento significativo dos tecidos. Essas condições incluem lesões agudas, inflamação, edema e cicatrização de feridas.

As aplicações clínicas do ultrassom pulsado incluem o tratamento de condições como entorses agudas, contusões, tendinites agudas, bursites e lesões pós-operatórias. Ele é eficaz na promoção do processo de reparo tecidual, na redução do edema e na aceleração da resolução da inflamação. Isso é particularmente útil no tratamento de lesões agudas, em que o controle da inflamação e o estímulo à cicatrização são prioridades terapêuticas.

Além disso, o ultrassom pulsado também é usado na terapia de feridas, nas quais estimula a formação de tecido de granulação, aumenta a circulação sanguínea local e acelera a cicatrização daquelas que são crônicas e de difícil cicatrização.

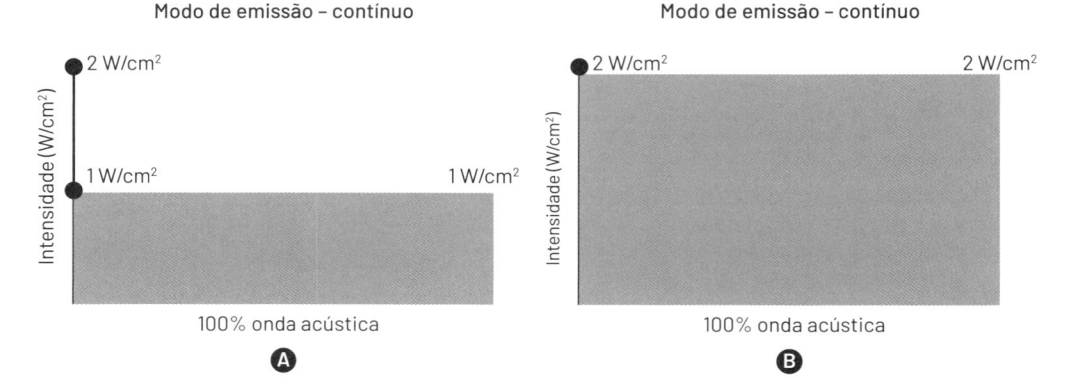

FIGURA 8.2
Ultrassom contínuo com dois exemplos de intensidades. (**A**) No primeiro exemplo, pode-se observar a intensidade de 1 W/cm² com 100% de onda acústica, permanecendo com a mesma intensidade ao término do tratamento. (**B**) No segundo exemplo, nota-se que o pico de intensidade é alterado para 2 W/cm², permanecendo também com a mesma intensidade.

No entanto, é fundamental que os parâmetros de tratamento do ultrassom pulsado, como frequência, intensidade, duração e ciclo de trabalho, sejam ajustados de acordo com as características individuais do paciente e as condições clínicas a serem tratadas (**Figura 8.3**).

BNR

A taxa de não uniformidade do feixe do ultrassom é uma forma de determinar a distribuição espacial do depósito de energia. Essa avaliação geralmente é realizada em laboratórios com tanque de água com hidrofones para captar a geração do US e suas características. A BNR é representada pela razão do mais alto pico de intensidade do campo de ultrassom pela média de intensidade da área de radiação efetiva (ERA). Algumas vezes, a distribuição pode não ser uniforme, o que pode originar regiões de alta pressão local, também chamadas de *hot spots*.[7,8] Essas regiões podem produzir aquecimento excessivo em regiões pequenas. Aquelas com BNR maior do que 8 são consideradas não seguras. Por isso, equipamentos com razão de BNR mais baixas podem ser mais seguros para utilização de técnicas estacionárias ou muito lentas com intensidades usuais clinicamente (0,8-1,5 W/cm²). Porém, as técnicas estacionárias vêm sendo utilizadas com intensidades baixas, o que facilita o uso de equipamentos com BNR abaixo de 8:1. Quanto mais uniforme for o feixe de onda acústica, mais seguro será o tratamento. Na figura a seguir, há demonstração de três tipos de razões de BNR para exemplificar como o pico de intensidade e média podem ser visualizados (**Figura 8.4**).

CONCEITOS DE DOSIMETRIA

A efetividade terapêutica do UST depende da absorção de energia mecânica pelos tecidos, produzindo efeitos biológicos e/ou a conversão dessa energia em calor. Com isso, devemos considerar que o UST, assim como quase todos os AEFs, é dose-dependente. Porém, sabe-se que uma determinada dose de energia pode ser aplicada de diversas formas, e que diferenças

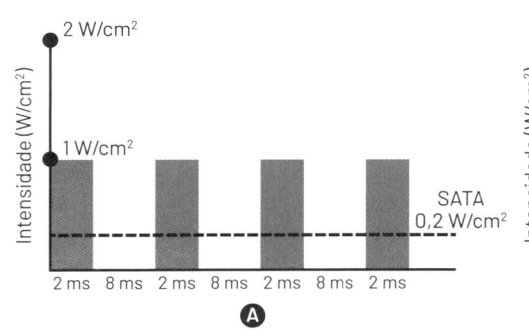

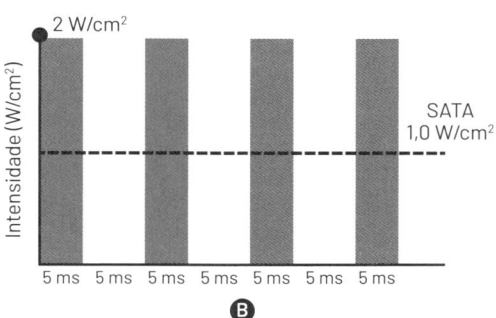

FIGURA 8.3
Ultrassom pulsado com dois exemplos de intensidades e modos de emissão. (**A**) No primeiro exemplo pode-se observar a intensidade de 1 W/cm^2, com *duty cycle* de 20% de onda acústica. Nota-se que a intensidade média se torna 0,2 W/cm^2 (SATA). (**B**) No segundo exemplo nota-se que o pico de intensidade é alterado para 2 W/cm^2, com 50% de *duty cycle*, gerando uma intensidade média de 1,0 W/cm^2 (SATA).

na entrega da energia aos tecidos podem resultar em distintos resultados terapêuticos. Sendo assim, é necessário entendermos dois conceitos fundamentais: dose e exposição.[1-3]

DOSE

O conceito de **dose** se refere à quantidade de energia fornecida ao tecido, ou alguma medida da cavitação gerada, decorrente da exposição do tecido à onda acústica.[1] Seguindo esse conceito, uma forma de quantificar a dose de ultrassom emitida é por meio de Joules (J), porém pode-se observar que a maior parte da literatura sobre UST não apresenta esse valor de dose fornecida ao tecido. Contudo, é possível calcular a dose com base em informações referentes à **exposição**.

EXPOSIÇÃO

O conceito de **exposição** se refere ao fluxo da energia acústica gerada pela onda ultrassônica.[1] Variáveis importantes da exposição são intensidade, ERA, modo de emissão, ciclo de trabalho (CT) e tempo total de aplicação.

Multiplicando-se a intensidade, medida em Watts por centímetro quadrado (W/cm^2), pela ERA em cm^2, pelo percentual de CT e pelo tempo de aplicação em segundos, chega-se ao valor da **dose** de energia aplicada em Joules.

Vejamos os exemplos abaixo para melhor compreensão da relação entre dose e exposição.

- **Exemplo 1**
    - Intensidade = 1,0 W/cm^2
    - ERA = 10 cm^2
    - Modo contínuo (CT = 100%)
    - Tempo = 10 minutos (600 s)
    - **Dose = 1,0 W/cm^2 × 10 cm^2 × 100% × 600 segundos = 6.000 J**
- **Exemplo 2**
    - Intensidade = 2,0 W/cm^2
    - ERA = 5 cm^2

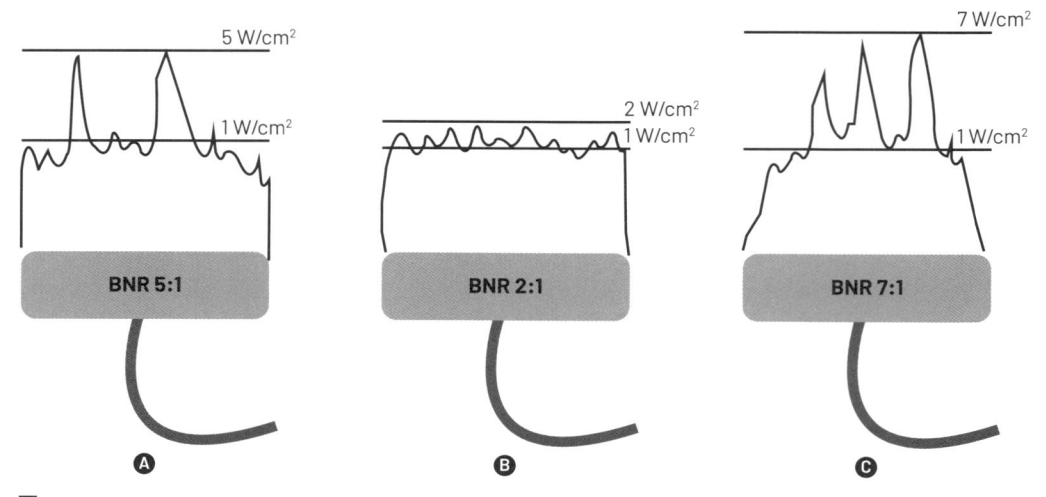

FIGURA 8.4
A taxa de não uniformidade do feixe pode apresentar diferentes relações. **(A)** BNR de 5:1 indica que pode haver picos de intensidade de 5 W/cm² e média de 1 W/cm². **(B)** BNR de 2:1 sinaliza que o pico de intensidade pode atingir 2 W/cm² e média de 1 W/cm². **(C)** BNR de 7:1 mostra que o pico de intensidade atinge 7 W/cm², enquanto a média permanece em 1 W/cm².

- Modo pulsado (CT = 50%)
- Tempo = 20 minutos (1.200 s)
- **Dose = 2,0 W/cm² × 5 cm² × 50% × 1.200 segundos = 6.000 J**
- Exemplo 3
  - Intensidade = 1,0 W/cm²
  - ERA = 20 cm²
  - Modo pulsado (CT = 20%)
  - Tempo = 25 minutos (1.500 s)
  - **Dose = 1,0 W/cm² × 20 cm² × 20% × 1.500 segundos = 6.000 J**

Note que, nos três exemplos, a dose de energia aplicada foi a mesma, mas com parâmetros diferentes de exposição. Ou seja, o tecido-alvo recebeu a mesma quantidade de energia, porém de maneiras distintas em relação ao tempo, à intensidade e à área de irradiação, o que possivelmente produz resultados terapêuticos diferentes, mesmo com doses iguais.

DOSIMETRIA

A dosimetria é considerada por muitos o principal problema ou a principal solução para o uso do US. Essa "via de mão dupla" desmotiva os fisioterapeutas a estudarem o US e os graduandos de fisioterapia a seguirem com motivação para entender, de fato, a mecânica dos parâmetros. A forma de entendimento da dosimetria necessita urgentemente de mudanças para que não continuemos adotando o método de ensinar tabelas dosimétricas e estipulando a dose com apenas números de intensidade (W/cm²), como observado no dia a dia do fisioterapeuta. O fato de o fisioterapeuta ter uma tabela com parâmetros pré-estipulados no equipamento é um facilitador ilusório, já que não é possível compreender a dosimetria dessa forma.

Cada vez mais tem sido observado o conformismo e a superficialidade sobre o entendimento dos parâmetros. Profissionais cientes de que estão realizando tratamento placebo continuam a utilizar o US sem calibração do equipamento, utilizando parâmetros pré-estipulados e sem o conhecimento do que está sendo aplicado no tecido do paciente. Assim, iniciar o tratamento do paciente sem saber o que está sendo aplicado, sem o domínio da técnica correta, tendo a consciência de que pode estar realizando placebo e, consequentemente, causando danos ao paciente pode ser considerado um comportamento extremamente antiético do ponto de vista profissional. Por isso, o tema dos AEFs (no caso, o US) necessita de uma repaginação na forma de ensino em relação à formação dos novos fisioterapeutas e no reforço do entendimento dos veteranos.

Atualmente, há uma discussão pública evidente sobre a utilização ou não do US, tanto do ponto de vista científico quanto clínico. O questionamento sobre a real efetividade do US deve ser feito entre os profissionais e avaliado com cautela para que não haja posições rígidas e empíricas acerca de seu emprego.

A dosimetria, historicamente, não tem mostrado bons argumentos quanto à sua fundamentação teórica, gerando mais dúvidas e questionamentos do que respostas que convençam e esclareçam o tópico em questão.

O estudo de Gürsel e colaboradores,[9] citado anteriormente, provocou a literatura a fazer algumas críticas em relação aos parâmetros selecionados, à qualidade do método e ao ajuste do US de acordo com a dor do paciente. Os referidos autores foram contestados por outros, os quais justificaram que a qualidade do ensaio clínico não é suficiente para concluir que o US não traz benefício quando adicionado ao tratamento de lesões no ombro.

Essa relação controversa entre a literatura científica e os fisioterapeutas se deve ao fato de que, na prática clínica, muitas vezes os resultados são positivos, enquanto os ensaios clínicos mostram o oposto. Fatores como dosimetria e qualidade de estudos são fundamentais para o entendimento deste confronto.

Como mencionado anteriormente, a dosimetria pode ser dividida, de forma didática, entre "exposição" e "dose". A exposição é o fluxo de pressão acústica de uma onda ultrassônica incidente na região de tratamento, enquanto dose é a quantidade de energia absorvida ou alguma medida da cavitação resultante da exposição. Ou seja, nem toda exposição de onda acústica entregue ao tecido se transforma em dose. A relação entre tempo de exposição e de dose é denominada energia. Nesse caso, a dose do US é fornecida em W, e o tempo de exposição é fornecido em segundos. Assim, obtemos a energia por meio da fórmula:

$$\text{Potência (W)} \times \text{Tempo (s)} = \text{Energia (J)}$$

Uma das primeiras teorias de dosimetria do US foi levantada por Hoogland[10] e pela divisão de técnicas médicas da Siemens (de Erlangen, Alemanha ocidental), que defendem o uso da intensidade e da frequência como critério para profundidade do tratamento, levando em consideração as características de cada tecido em relação às condições metabólicas. Essa dosimetria ficou conhecida como D/2 (densidade pela metade do valor) e considera a atenuação dos tecidos de acordo com a frequência do transdutor (1 MHz ou 3 MHz). Essa atenuação, associada à intensidade necessária para cada tecido, pode ser calculada pela estimativa da espessura dos tecidos sobre o tecido-alvo (**Tabelas 8.1 e 8.2**).

A fundamentação teórica dessa dosimetria é, de certa forma, interessante, pois sabe-se que a onda mecânica do ultrassom sofre diferentes atenuações de acordo com os tecidos. Porém, a subjetividade e a origem dos valores são contestadas, e não há embasamento científico suficiente para afirmar que cada tecido necessita de uma intensidade exata para ter o efeito desejado, como descrito na **Tabela 8.2**.

TABELA 8.1
ATENUAÇÃO DOS TECIDOS DE ACORDO COM A FREQUÊNCIA DO TRANSDUTOR

Tecido	1 MHz	3 MHz
Pele	11,1	4
Gordura	50	16,5
Músculo	9	3
Tendão	6,2	2
Cartilagem	6	2
Osso	2,1	-

Fonte: Hoogland.[10]

TABELA 8.2
INTENSIDADE A SER ATINGIDA PARA SURTIR EFEITO NO TECIDO-ALVO, DE ACORDO COM A CAPACIDADE METABÓLICA DOS TECIDOS

Tecido	Intensidade (W/cm^2)
Nervo	0,8-1,2
Músculo	0,8-1,0
Cápsula	0,5-0,7
Tendão	0,4-0,7
Ligamento	0,3-0,6
Bursa	0,4-0,6
Adiposo	1-1,5

Fonte: Hoogland.[10]

Outra dosimetria muito utilizada é comentada por Watson[11] e realizada por meio de *flowchart* (**Figura 8.5**). Esse método é baseado em três questionamentos levantados pelo fisioterapeuta relacionados à profundidade da lesão, ao modo do US e à intensidade requerida. Os últimos dois deles devem seguir a fase em que a lesão está aguda, subaguda ou crônica. Se observarmos atentamente essa dosimetria, veremos que não há menção sobre a atenuação dos tecidos relacionada à intensidade, mas à frequência do transdutor. Esse modelo também gera dúvidas em relação à intensidade selecionada, atingindo 0,1 a 1,0 W/cm^2, e, como de costume, traz uma intensidade que se encaixa em todas as fases da lesão (0,3 W/cm^2). A intensidade não poderia ser utilizada com 1,0 W/cm^2 e no modo pulsado a 20% ou 50%, já que, pelo *flowchart*, ela só poderia ser utilizada em modo contínuo (crônico). Se detalharmos esse método, veremos que realmente é constituído por diretrizes de dosimetria e não deveria ser considerado uma regra. Nesse caso, se houver dois pacientes com a mesma lesão, na mesma fase (aguda, subaguda ou crônica) e com composição corporal diferentes (tecido adiposo ou muscular), teríamos que utilizar a mesma dosimetria, desconsiderando qualquer atenuação.

Uma terceira forma de dosimetria do US também foi adaptada por Watson em seu site,* levando em consideração uma mescla entre a dosimetria de meio valor (D/2) e a do *flowchart*, descrito anteriormente. Dessa forma, conforme indicam os dados da **Tabela 8.3**, não basta apenas saber o tipo de lesão e a fase em que ela está, a atenuação do tecido é importante para conseguir atingir o tecido-alvo com alguma energia significativa. Pode-se notar, assim, que não há cálculos para atenuação, mas uma ideia de que a intensidade necessita ser aumentada de acordo com a profundidade do tecido-alvo (um valor entre 20-25% a cada cm). Também há, nesse caso, a subjetividade da dosimetria, assim como em todos os modelos já descritos.

Esses diferentes métodos de dosimetria trazem outro ponto relevante para discussão: a profundidade. O que pode ser feito para atingir tecidos mais profundos? Basta a frequência do transdutor ou a intensidade também é importante? Tais dúvidas ainda permanecem sem respostas.

---

* Ver www.electrotherapy.org.

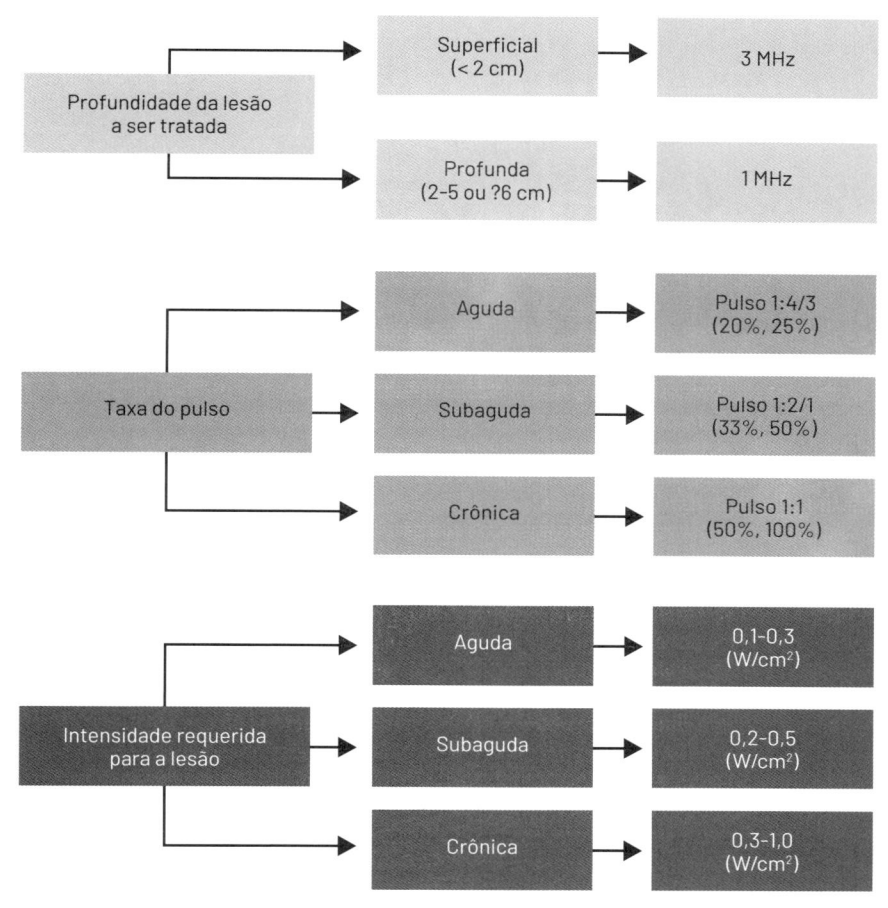

FIGURA 8.5
Flowchart da dosimetria relacionada ao estado da lesão (aguda, subaguda e crônica).
Fonte: Adaptada de Watson.[12]

Alexander e colaboradores[13] realizaram uma revisão sistemática com estudos que utilizaram US em pacientes com lesões de tecidos moles no ombro (tendinopatias, em grande parte). Os autores relataram um total de 121 pacientes que foram beneficiados com o uso do US e 465 pacientes nos quais os resultados foram iguais aos do placebo. Analisou-se que os 121 pacientes foram expostos ao US em um total de 5,3 horas, enquanto os 465 pacientes que não obtiveram resultados foram expostos ao US por 1,3 horas. Tal fato levanta um tópico importante para os fisioterapeutas (que muitas vezes não o levam em consideração no momento do tratamento) – o tempo de aplicação.

Sabe-se que a relação entre potência e tempo é determinante para os AEFs, e não poderia ser diferente para o US. Nesse mesmo estudo foi observado que a energia entregue aos pacientes que tiveram bons resultados atingiu 2.250 a 6.114 J, com média de 4.228 J. Já para os pacientes que não tiveram bons resultados, a energia entregue foi de 181 a 4.095 J, com média de 2.019 J. Portanto, para atingir energias elevadas, é necessário aumentar o tempo de tratamento (min) ou alterar a intensidade (W/cm^2). Nesse caso, se alterarmos a intensidade

TABELA 8.3
OS VALORES INDICAM A INTENSIDADE NECESSÁRIA NA SUPERFÍCIE DA PELE (W/cm²) PARA ATINGIR O TECIDO COM FREQUÊNCIAS DE 1 E 3 MHz

Intensidade requerida para a lesão (W/cm²)	Profundidade da lesão (cm)						
	0,5	1	2	3	4	5	6
	3 MHz			1 MHz			
1,0	1,20	1,40	1,80	1,75	2,00	2,25	2,50
0,9	1,8	1,26	1,62	1,58	1,80	2,03	2,25
0,8	0,96	1,12	1,44	1,40	1,60	1,80	2,00
0,7	0,84	0,98	1,26	1,23	1,40	1,58	1,75
0,6	0,72	0,84	1,08	1,5	1,20	1,35	1,50
0,5	0,60	0,70	0,90	0,88	1,00	1,13	1,25
0,4	0,48	0,56	0,72	0,70	0,80	0,90	1,00
0,3	0,36	0,42	0,54	0,53	0,60	0,68	0,75
0,2	0,24	0,28	0,36	0,35	0,40	0,45	0,50
0,1	0,12	0,14	0,18	0,18	0,20	0,23	0,25

Fonte: Adaptada de Watson.[12]

com o propósito de atingir altas energias, não há como seguir as dosimetrias estabelecidas por outros autores (como visto acima). Ou deve-se permanecer por, no mínimo, 10 a 15 minutos no tratamento.[13]

O tempo de tratamento tem sido descrito em alguns artigos, porém sem o relato da metodologia aplicada. Algumas formas são descritas em livros, e outras são apenas comentadas entre os fisioterapeutas, sem embasamento científico ou empírico. Se levarmos em consideração o tempo de tratamento apenas como um meio para ligar o US, não precisamos nos preocupar com esse parâmetro, como observado por diversos fisioterapeutas clínicos que utilizam o US por apenas 2, 3 ou 4 minutos. Por outro lado, se pensarmos no tempo de tratamento como parte da dosimetria, veremos que é fundamental seguir algum método para que possamos comparar e observar as diferenças ao aplicarmos 5, 10, 15 ou 20 minutos de terapia. Como comentado anteriormente, o tempo de tratamento é primordial para atingirmos energias mais elevadas. Ao analisarmos a literatura, a variedade de tempo de exposição ao US é enorme, e não há menção alguma a esse parâmetro.

As formas mais comuns de métodos para selecionar o tempo de tratamento são dividir a ERA (cm²) pela área da lesão (cm²) ou contar o número de transdutores do US que corresponde ao tamanho da área da lesão e multiplicá-lo por 2 ou por 1. Não é possível afirmar que existe algum método certo ou errado, pois a forma de selecionar o tempo é basicamente empírica, já que não há como saber, até o momento, qual é a quantidade de tempo suficiente para gerar resultados. Alguns outros meios de selecionar tempo também são descritos, como por Watson,[11] que orienta utilizar 1 minuto × número de vezes do transdutor dentro da área da lesão × razão do pulso (*duty cycle*). Para determinar a razão do pulso, são sugeridas tais regras: para pulsado de 1:4 (20%), adicione 5; para pulsado de 1:2 (33%), adicione 3; para pulsado de 1:1 (50%), adicione 2.

Hecox e colaboradores[14] também sugerem outra forma de utilizar o US, levando em consideração a fase da lesão. Para a fase subaguda, deve-se calcular o tempo dividindo a área da lesão por 1,5 × ERA (área / 1,5 × ERA); para a fase crônica, deve-se dividir a área da lesão por 1 × ERA (área / 1 × ERA); e para atingir o máximo efeito térmico, deve-se dividir a área da lesão por 0,8 × ERA (área / 0,8 × ERA).

Resumindo, não existe uma forma clara para seleção do tempo de tratamento, e sim fórmulas e métodos sem embasamento científico que servem apenas para o uso do US. Nesse sentido, a discussão sobre energia (J) vem crescendo entre os usuários de US e na literatura, pois isso pode facilitar a forma de utilizá-lo.

O equilíbrio entre intensidade e tempo para atingir energias mais elevadas é uma visão interessante que também contribuiu para a dosimetria do US. Talvez a análise mais flexível da dosimetria, sem fixar a dose com base somente na intensidade, facilite o dia a dia do fisioterapeuta que utiliza o US. Vale salientar que, ao utilizar o modo contínuo do US, o fisioterapeuta atingirá energias mais elevadas com tempo menor de tratamento, e o oposto acontece no modo pulsado. Resumindo, você utiliza o modo pulsado porque deseja o efeito dele ou porque não pode utilizar o modo contínuo devido à fase aguda? Vale a pena explorar a energia e observar os seus resultados. Receba sempre o *feedback* do paciente para que você possa opinar sobre a dosimetria utilizada e utilize equipamentos que lhe permitam alterar as técnicas e doses de forma segura. Caso contrário, você não conseguirá acompanhar as mudanças que a literatura nos oferece e permanecerá se baseando em dosimetrias pré-fixadas pelo fabricante do equipamento.

INDICAÇÕES CLÍNICAS

ULTRASSOM

Em 1955, o Council on Physical Medicine and Rehabilitation of the American Medical Association recomendou o US como técnica terapêutica adjunta para o tratamento de dor, lesões de tecidos moles e disfunções articulares como osteoartrite, periartrite, bursite, tenossinovite e outras síndromes musculoesqueléticas. Após esse período, outras aplicações surgiram, como aceleração na cicatrização de feridas, fonoforese com uso de medicamentos, lesões esportivas, entre outras.[15]

Em 2003, Warden[16] apresentou, em seu artigo, um novo direcionamento para o uso do US na medicina esportiva. Em torno de 87% dos fisioterapeutas disseram que o US pode ser ainda utilizado na prática clínica para o tratamento de lesões esportivas, mesmo com a falta de evidências.[17] Isso nos leva a pensar que a utilização do US na prática clínica pode resultar em melhoras satisfatórias, porém não encontramos evidências que suportem a melhora comprovada dos pacientes. Esse ponto de inflexão da literatura com a prática é um dos fatores motivadores para as pesquisas seguirem caminhos mais pragmáticos em relação ao uso do US, pois como é um recurso dose-dependente, além de ser térmico ou não térmico, a alteração da dose de acordo com a evolução da lesão é um ponto importante a ser considerado nos ensaios clínicos.

Como já mencionado na introdução deste capítulo, as indicações para a utilização do US foram sendo modificadas de acordo com a possibilidade do uso de modo pulsado, transformando a ideia de utilizá-lo em fases agudas (para gerar o mínimo aquecimento possível) em tratamento diário, mesmo em fases mais crônicas. Com isso, os estudos experimentais e *in vitro* sobre o modo pulsado começaram a mostrar efeitos em relação ao movimento unidirecional de moléculas dos tecidos na interface da membrana celular, como o aumento da taxa de difusão celular, a permeabilidade celular, a condução nervosa e a aceleração da síntese de colágeno.[18]

Uma das hipóteses refere-se às microbolhas – devido à oscilação quando expostas à onda mecânica do ultrassom e à baixa amplitude de pressão, podem gerar uma cavitação estável por longo período, provocando alteração na permeabilidade da membrana celular com estresse celular normal. Já as altas pressões podem levar à cavitação inercial, causando o colapso delas. Essa interface entre baixa e alta amplitude de pressão (dose) pode ser uma das principais hipóteses do aumento da permeabilidade do plasma da membrana, permitindo o aumento do fluxo intracelular.[19,20]

Talvez o principal motivo para o descrédito que a literatura vem levantando sobre o uso do US nos últimos anos seja porque o efeito gerado pelo US não é correspondido clinicamente nos pacientes dos ensaios clínicos realizados. Conforme já mencionado, a diversidade dos parâmetros associada à indicação obscura de tratamento e avaliações frágeis podem contribuir para esse ponto de vista.

CONSOLIDAÇÃO DE FRATURAS

Uma das indicações que nos últimos anos vem ganhando destaque na literatura e está sendo cada vez mais utilizada em ambiente clínico é o US aplicado em fraturas, também conhecido como ultrassom pulsado de baixa intensidade (LIPUS, do inglês *low-intensity pulsed ultrasound*).

Aquecimento, cavitação e transmissão acústica têm sido propostos como os principais mecanismos físicos para estimular células *in vitro*. O estímulo com LIPUS tem sido realizado com frequências entre 45 kHz e 3 MHz, níveis de intensidade entre 5 e 1.000 mW/cm^2 (média espacial, média temporal [SATA, do inglês *spatial average, temporal average*]), em modo contínuo ou *burst* e com tempos de exposição diários entre 1 e 20 minutos.

Em 2017, três revisões sistemáticas e metanálise foram publicadas com o objetivo de avaliar o uso do LIPUS em fraturas recentes, não união de fraturas e atrasos de consolidação, além de compará-lo com a fotobiomodulação (FBM).[21-23]

A indicação do LIPUS como um recurso efetivo e seguro que pode auxiliar na melhora do reparo do tecido ósseo foi feita para as fraturas com atrasos de consolidação e com prognóstico ruim.[24] Porém, nos casos de fraturas recentes e com bom prognóstico, o LIPUS vem mostrando resultados satisfatórios, como visto na metanálise realizada por Lou e colaboradores,[21] que avaliaram um total de 12 ensaios clínicos (ao término de todos os filtros) de alta e moderada qualidade de um total de 1.099 pacientes, mostrando que o tempo de consolidação diminuiu consideravelmente sem alterar a taxa de atraso de consolidação ou não união óssea. O uso do LIPUS em fraturas recentes, chamadas pelos autores de *fresh fractures*, pode ser considerado uma boa modalidade de tratamento.

Não é esperado que as fraturas não consolidadas se recuperem isoladamente, por isso ela requerem intervenções como a cirurgia, por exemplo, para tentar recuperar a consolidação óssea. Dependendo da localização e do tipo de cirurgia de revisão, a taxa de sucesso pode atingir em torno de 68 a 96%.[25] Entretanto, a técnica para cirurgias de revisão de fraturas é complexa e pode levar a riscos de complicações, além de não garantir ao paciente o resultado desejado. Quando a cirurgia é opcional, mais modalidades de tratamento conservador estão sendo utilizadas com o intuito de diminuir ou evitar os riscos desse tipo de cirurgia.

Leighton e colaboradores[22] avaliaram mais de 4.600 artigos relacionados ao uso do LIPUS em fraturas com não união óssea e chegaram a 2.002 artigos realizados em humanos, dos quais 13 foram selecionados e considerados de alta qualidade. Essa metanálise apoia o uso do LIPUS em pacientes com não união de fraturas. Os resultados são melhores quando o LIPUS é utilizado em fraturas sem cirurgia de revisão e durante 3 a 6 meses após a última cirurgia de revisão. A taxa de sucesso do LIPUS foi de mais de 80%, com isso a literatura necessita de ensaios clínicos que comparem o tratamento com LIPUS *versus* cirúrgico para casos de não consolidação.

Os parâmetros geralmente selecionados para esse tipo de tratamento estão relacionados à baixa intensidade, e, na maioria dos estudos, um equipamento específico para uso em fraturas é utilizado. As revisões sistemáticas com metanálise não têm discutido os parâmetros utilizados nos estudos e não dão atenção à técnica de aplicação. Apesar de a aplicação estacionária ser largamente empregada nesses casos, alguns estudos não abordam equipamentos especificamente desenvolvidos para o uso em fraturas. Um dos únicos parâmetros discutidos é o tempo de aplicação, como visto por Lou e colaboradores,[21] que relataram 20 minutos e 1 vez ao dia sendo o tempo e a frequência mais utilizados pela literatura.

Porém, os equipamentos desenvolvidos para essa finalidade trabalham com intensidades com SATA entre 0,03 e 0,05 W/cm^2, *duty cycle* de 20%, frequência de 1,5 MHz, ERA de 3,88 cm^2, onda colimada e BNR máxima de 4:1. Os equipamentos utilizados pelos fisioterapeutas no dia a dia não têm essas características, e, portanto, para que o US seja utilizado nesses casos, os profissionais têm que inicialmente se certificar de que o seu equipamento esteja calibrado, pois trata-se de uma técnica estacionária. Caso contrário, poderá haver riscos ao paciente.

A utilização do US para consolidação de fraturas pode ser feita com equipamentos convencionais, porém o fisioterapeuta necessita de conhecimento aprofundado sobre parâmetros e sobre como atingir intensidades muito baixas modificando o *duty cycle*, a SATA e o tempo de tratamento.

A estimulação do reparo ósseo é a aplicabilidade mais estudada do UST, tanto em modelos animais quanto em ensaios clínicos, sendo que as primeiras publicações sobre tal tópico datam da década de 1980. Apesar de o UST demonstrar capacidade de acelerar as fases iniciais da formação óssea, sua principal indicação é em quadros de retardo de consolidação ou não consolidação de fraturas e osteotomias, pois fraturas recentes, em pacientes que não apresentam fatores de risco para má evolução, devem se consolidar naturalmente sem a necessidade de estimulação.[26]

O retardo de consolidação óssea é definido como uma falha na resposta do periósteo nas fases finais da ossificação, mas com um processo de neoformação óssea endotelial.[27] Nesses casos, os exames de imagem mostram evolução do foco da fratura, porém com falha na formação cortical do osso, resultando em menor resistência óssea.

Já a não consolidação óssea, também chamada de não consolidação atrófica, ocorre em todo o processo de reparo, não havendo sinal algum de consolidação, nem a nível de endotélio ósseo.[27]

O dispositivo de ultrassom mais utilizado mundialmente para o tratamento de fraturas e osteotomias é o LIPUS, que emite uma onda ultrassônica de 1,5 MHz, com intensidade de pico de 0,15 W/cm^2, modulada na frequência de 1 kHz, com pulsos de 200 microssegundos e ciclo de trabalho de 20%, resultando em uma intensidade média de 0,03 W/cm^2. Esse recurso é normalmente disponibilizado em equipamentos para uso domiciliar dos pacientes, não há possibilidade de modificação dos parâmetros do ultrassom, e o tempo de aplicação também é fixo em 20 minutos, 1 vez ao dia.[28]

Os resultados do LIPUS na literatura ainda são controversos, e ainda não há recomendação de seu uso com boas evidências.[29] Apesar disso, vários trabalhos em modelos animais e alguns ensaios clínicos têm demonstrado efetividade no processo de ossificação em casos de retardo de consolidação.[30]

Diversos fatores podem influenciar tanto na evolução natural do processo de consolidação das fraturas quanto na efetividade do UST na estimulação do reparo. Watanabe e colaboradores conduziram um grande trabalho entre maio de 1998 e abril de 2007, no qual fizeram a aplicação de LIPUS em 184 casos de fraturas de osso longo, sendo que, destes, 151 casos tinham diagnóstico de retardo de consolidação ou não consolidação. A partir dessa análise, os autores identificaram que existem três fatores que influenciam negativamente a efetividade do LIPUS: instabilidade no foco de fratura, espaço maior que 7 mm entre os fragmentos e sinais de não consolidação atrófica. Além disso, a presença de haste intramedular como fixadora da fratura também pode reduzir a efetividade do LIPUS. Com isso, eles concluíram que o LIPUS é um bom recurso terapêutico adjuvante a uma boa técnica de fixação de fratura.[28]

Liu e colaboradores[30] conduziram um ensaio clínico randomizado para avaliar a efetividade do LIPUS no tratamento de 81 casos de fratura de rádio distal. Os pacientes foram distribuídos em dois grupos, um deles foi tratado com LIPUS e o outro foi tratado apenas com imobilização gessada. Os autores concluíram que o LIPUS foi efetivo na redução do tempo para a consolidação das fraturas e, consequentemente, no retorno dos pacientes ao trabalho.

No Brasil, assim como em outros países, não há equipamentos de LIPUS disponíveis no mercado. Então, algumas pesquisas com fraturas têm sido realizadas com equipamentos clínicos convencionais de UST.

Em um modelo animal de fratura da diáfise do fêmur, o grupo foi tratado com cinco sessões semanais de UST convencional, com frequência de onda de 1 MHz, pulsado em 20% com 100 Hz de frequência de pulso e 20 minutos de aplicação com 0,5 W/cm^2 de intensidade de pico. Após 40 dias de tratamento, os animais apresentaram conteúdo mineral do osso 16,9% superior ao dos animais que não receberam UST. Além disso, esses animais tiveram aumento de 25,8% no volume ósseo e de 81,3% na tolerância à carga.[31]

Em 2021, Pinfildi e colaboradores[32] publicaram um relato de caso com aplicação do UST convencional no tratamento de osteotomia de tíbia com fixador externo do tipo Ilizarov. Nesse caso, o paciente esteve em acompanhamento ortopédico por 5 meses, sem evolução no foco da osteotomia, com um espaçamento maior que 2 cm e sem sinal de formação de calo ósseo. O tratamento foi realizado com aplicações estacionárias de UST de 1 MHz, pulsado em 20% com frequência de pulso de 100 Hz e intensidade de 0,5 W/cm^2, por 20 minutos. A terapia teve duração de 12 semanas, totalizando 35 aplicações, e houve consolidação total da osteotomia.[26] No relato desse caso, nota-se a presença de dois fatores que influenciam negativamente a ação do UST no tratamento das fraturas: espaço maior que 8 mm no foco da fratura e sinais de não consolidação atrófica.[22] Mesmo assim, o resultado foi muito satisfatório, como pode ser observado na **Figura 8.6**, demonstrando que o UST convencional também pode ser um recurso terapêutico válido no tratamento de lesões ósseas.

TENDINOPATIAS

O UST é um agente físico muito popular no tratamento conservador das tendinopatias, e há um volume considerável de estudos em modelos animais demonstrando efetividade na melhora da qualidade do tecido tendinoso e nos aspectos físicos e moleculares da interação entre a onda mecânica e o tecido. Porém, o volume de ensaios clínicos que demonstram efetividade terapêutica no controle da dor e na melhora da função ainda é pequeno.[33]

A avaliação histológica das tendinopatias demonstra um processo pobre de reparo, sem a presença de células inflamatórias, degeneração e desorganização das fibras de colágeno e neovascularização espalhada pelo tendão.[33]

Atualmente, o grande desafio do uso do UST em tendinopatias é a translação dos resultados demonstrados em modelos animais para os ensaios clínicos. Os estudos em animais utilizam basicamente modelos agudos, com procedimentos cirúrgicos de tenotomias parciais ou lesões por compressão, em que a aplicação do UST é realizada nas fases iniciais do processo de reparo. Porém, as tendinopatias atendidas nas clínicas de fisioterapia são predominantemente crônicas, com um processo degenerativo presente na estrutura dos tendões.[33,34]

A aplicação de 10 minutos de UST com frequência de 1 MHz nas fases iniciais de lesões tendinosas parece promover maior síntese de colágeno tipo I, que apresenta notável organização em feixes, promovendo mais qualidade do tecido cicatricial. Estudos mostram que aplicações em modo contínuo, com intensidade entre 1 e 2 W/cm^2, ou em modo pulsado 20%,

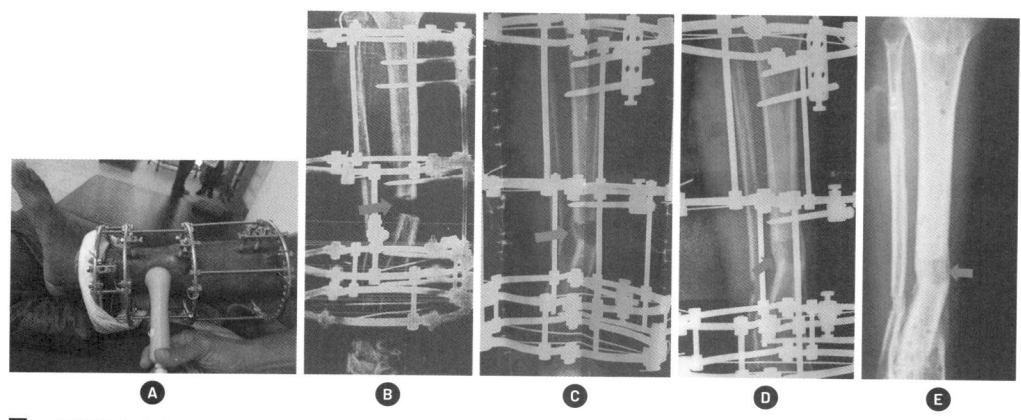

FIGURA 8.6
(**A**) Imagem que mostra a técnica estacionária do ultrassom no local da fratura. (**B**) Osteotomia tibial após 5 meses com fixador externo. (**C**) Ponte óssea após 9 sessões de ultrassom. (**D**) Segunda ponte óssea após 18 sessões de ultrassom. (**E**) Retirada do fixador externo após 35 sessões de ultrassom.

com intensidade superior a 2 W/cm², devem ser eficientes no tratamento, resultando em aumento da força tênsil e extensibilidade do tendão.[13,33] É importante destacar que estudos que utilizaram o UST com frequência de 3 MHz não demonstraram boa efetividade, possivelmente porque a taxa de absorção do ultrassom no tendão é muito elevada com a frequência mais alta, gerando maior conversão em calor e menor intensidade acústica.[13]

Uma revisão sistemática desenvolvida por Alexander e colaboradores,[13] em 2010, sugere que o UST é um recurso eficiente no tratamento das tendinopatias, mas ainda é necessário um melhor conhecimento sobre os ajustes dos parâmetros para maior efetividade. Nesse estudo, em que foram incluídos oito ensaios clínicos sobre tendinopatias e bursopatias do ombro, os autores verificaram que as aplicações utilizadas nos ensaios clínicos foram muito heterogêneas em todos os parâmetros (intensidade, ciclo de trabalho, ERA, tempo de aplicação por sessão, número total de sessões). Os resultados obtidos nessa revisão demonstraram que o UST é capaz de reduzir a dor e a área de calcificação de tendões do manguito rotador, além de promover melhora da função do ombro. No entanto, isso foi observado apenas em dois estudos que realizaram 24 a 40 sessões, com aproximadamente 15 minutos de aplicação cada, e intensidade superior a 1,0 W/cm². Os demais estudos incluídos na revisão não apresentaram efetividade do UST no tratamento das tendinopatias e bursopatias do ombro, mas as aplicações foram de, no máximo, 10 minutos em cada sessão, e quantidade máxima de 15 sessões durante os estudos.

Alguns estudos clínicos não obtiveram resultados satisfatórios no uso do UST para tendinopatia lateral do cotovelo, mas é importante ressaltar que, neles, foram feitas aplicações entre 3 e 5 minutos por sessão.[35,36] Se analisarmos os estudos realizados em modelos animais, que sugerem a necessidade de ao menos 10 minutos de utilização para melhora na qualidade do tendão, é possível que a falta de efetividade do tratamento de alguns ensaios clínicos esteja relacionada ao pouco tempo de aplicação.

Hsu e Holmes[37] publicaram, em 2016, uma série de 14 casos de tendinopatia do calcâneo tratados com LIPUS. Todos esses casos foram selecionados por terem sido objeto de outros tratamentos conservadores sem sucesso. O LIPUS é uma tecnologia desenvolvida que tem apresentado bons resultados para a estimulação de reparo ósseo pós-fraturas ou osteotomias, com ultrassom com frequência de 1,5 MHz, pulsado em 1 kHz com ciclo de trabalho de 20% e intensidade média (SATA) de 0,03 W/cm² (SATP = 0,15 W/cm²). Nessa série de casos, os pacientes passaram por aplicações diárias de 20 minutos de LIPUS por 8 semanas; 50% dos pacientes (sete casos) obtiveram redução total dos sintomas, e outros dois pacientes conseguiram redução satisfatória da dor e melhora da função.[8] Como não se trata de um ensaio clínico, não é possível afirmar que o LIPUS seja um recurso efetivo para o tratamento das tendinopatias do calcâneo, mas esse trabalho também sinaliza uma possível necessidade de maiores tempos de aplicação de UST no tratamento das tendinopatias. Outro aspecto relevante dessa série de casos é que nenhum paciente relatou piora dos sintomas ou surgimento de outros sintomas, o que demonstra que o LIPUS pode ser uma opção segura para o tratamento.

Outra afecção vastamente tratada clinicamente com ultrassom é a tendinopatia, seja do tendão do calcâneo, patelar ou do tendão supraespinal.

Como visto em outras lesões, as diferenças entre os resultados dos estudos experimentais em animais para os estudos clínicos continuam em direções opostas. Os parâmetros utilizados nos estudos são diversos e conseguem mostrar alguns efeitos relacionados ao US na forma pulsada. A intenção dos estudos experimentais, em sua grande maioria, é o uso do US pulsado devido ao estágio em que se encontra a lesão, fato este que favorece os estudos em animais. Entretanto, os estudos clínicos ou o uso do US em âmbito clínico, na grande maioria das vezes, são utilizados em pacientes com lesões crônicas do tendão.

No estudo realizado por Wood e colaboradores,[38] observou-se que o US de 3 MHz, SATA de 0,2 W/cm² e *duty cycle* de 20% por 5 minutos foi efetivo para a melhora da organização das fibras de colágeno em lesão parcial de tendão do calcâneo em ratos. Esse estudo também comparou a utilização da FBM e a associação de FBM com US. Todos os recursos, FBM e US, foram melhores do que somente o placebo para as avaliações de colágeno tipos I e III, além da birrefringência do tendão. Para o colágeno tipo I, os grupos FBM, US e FBM+US apresentaram diferenças significativas. De acordo com esse estudo, o uso da FBM antes do US é benéfico quando comparado ao uso do US antes da FBM. Essas alterações estruturais do tendão são os fatores que levam os fisioterapeutas a utilizarem o US com o objetivo de reparo tecidual.

Outro estudo realizado por Warden e colaboradores[39] utilizou o LIPUS em 37 pacientes com tendinopatia patelar crônica em um ensaio clínico placebo controlado. Os parâmetros descritos para a LIPUS foram: transdutor de 1 MHz com frequência de 100 Hz, SATA de 0,1 W/cm², com técnica estacionária por 20 minutos. Quando comparado ao placebo, não foi possível observar diferença entre os grupos. Um dos fatos que chamaram atenção foi o período de tratamento com LIPUS, que ocorreu 7 vezes por semana por 12 semanas, totalizando 84 sessões de tratamento consecutivas. De imediato, pode-se pensar que a aplicação do US por esse período não é um tratamento clínico convencional, mas os autores relataram que é uma intervenção curta, levando em consideração o tratamento para tendinopatia como um todo.

Não podemos esquecer que, por mais que a intensidade seja baixa, não quer dizer que a dose também seja. Dose não é somente a intensidade, mas a somatória de todos os fatores que interferem na quantidade de onda mecânica entregue ao tecido (tempo, intensidade, potência, ERA, BNR e frequência). Os autores do estudo recém citado mencionam o período de tratamento pensando mais na reabilitação da tendinopatia do que no uso do US, pois, se o objetivo é avaliar a influência do LIPUS no tendão, o tempo de tratamento exposto à onda mecânica pode ser considerado uma hiperdosagem na somatória dos dias.[39] Outro aspecto é o fato das tendinopatias crônicas serem tratadas com US pulsado, já que não há indicação na literatura que sustente a hipótese de melhora da tendinopatia com modo pulsado. É importante salientar que o fato de utilizar LIPUS, pensando na melhora das fraturas, não quer dizer que o estresse mecânico ocorra da mesma forma em tecido tendíneo. Pelo contrário, o tecido crônico precisa de estímulo, o que não ocorreu com o LIPUS.

Esse estudo levanta uma discussão importante sobre dosimetria e a indicação do US para o tratamento que visa ao reparo tecidual. Se realizarmos a translação do estudo de Warden e colaboradores[39] para a prática clínica, veremos que não há indicação do uso do LIPUS em tendinopatias para melhorar o reparo tecidual ou diminuir o quadro álgico, já que o estímulo mecânico a longo prazo não é indicador de melhora em tecido que não seja ósseo. Por isso, não se pode afirmar que o US não funciona, mas que a técnica empregada para esse caso realmente não foi a mais indicada. Talvez o US contínuo fosse uma alternativa mais viável.

As tendinopatias do ombro, manguito rotador ou síndrome do impacto também têm sido estudadas com o uso do US associado a exercícios e confrontadas com outros AEFs, como correntes elétricas e FBM. Gürsel e colaboradores[9] estudaram a adição do US em protocolo de exercícios para lesões de tecidos moles em ombro, comparando ao US simulado (placebo). Foi utilizado US com 1 MHz em modo contínuo e intensidade de 1,5 W/cm^2 por 10 minutos. Não foi encontrada diferença entre os grupos tratados, concluindo que a adição do US em protocolo de exercícios não altera a melhora do dor. Ambos os grupos obtiveram melhora significativa.

Com base somente na conclusão do artigo de Gürsel e colaboradores,[9] observa-se que o US não promove benefício. Porém, no grupo US simulado, os autores relataram que os pacientes sentiam dor e limitação de movimento e, por isso, não se sentiam confortáveis em utilizar o US simulado. No entanto, resolveram utilizar recursos analgésicos como corrente interferencial e calor superficial (*hot packs*), além do US simulado. Como foi visto anteriormente, a qualidade dos ensaios clínicos é determinante para podermos entender realmente o funcionamento do US. Nesse caso, não há como concluir de forma alguma que o US não teve melhora quando comparado ao grupo simulado, já que foram utilizados recursos analgésicos e as avaliações foram todas comprometidas com o objetivo final do estudo. Resumindo, as falhas metodológicas nos levam à descrença do uso do US, mas não se pode afirmar que não houve melhora, pois as avaliações intragrupos apresentaram melhora significativa. A comparação intergrupo foi completamente prejudicada pelo método do estudo aplicado.

Um exemplo de adição do US em protocolos também foi estudado por Otadi e colaboradores,[40] em conjunto com a FBM. Os grupos realizaram o mesmo protocolo de reabilitação, porém um deles utilizou o US + exercícios (E), e o outro utilizou US + FBM + E. Os parâmetros do US + E foram: 1 MHz, 1 W/cm^2 por 5 minutos e 20% de *duty cycle*, com SATA de 0,2 W/cm^2, enquanto o outro grupo adicionou a FBM de 830 nm com potência de 30 mW e energia de 0,09 J. Levando em consideração somente as doses de ambos os recursos, pode-se considerar que houve o uso de doses baixas e que a literatura preconiza doses maiores. Porém, esse estudo mostra que ambos os recursos trouxeram benefícios aos pacientes com tendinopatia do ombro, e que a adição da FBM atingiu 100% de melhora da dor e da função dos pacientes (**Figura 8.7**). Uma questão relevante é o fato de que o US não é considerado um recurso analgésico de primeira ação, principalmente quando é aplicado o modo pulsado, e nesse estudo foi possível observar que o incremento da FBM, considerado um recurso analgésico, trouxe mais benefício. Mesmo que o grupo que utilizou US + E tenha mostrado melhora da dor, não podemos considerar que o US foi responsável por isso, pois não temos, nesse estudo, um grupo de exercícios de forma isolada.

Portanto, alguns parâmetros e técnicas estão sendo alterados com o intuito de verificar realmente o efeito do US nas tendinopatias. A técnica estacionária, ou dosimetria aos extremos, tem sido descrita, e progressivamente a literatura vem renunciando às doses medianas do cotidiano por não ter encontrado resultados satisfatórios nos ensaios clínicos. Porém, não podemos assumir completamente essa posição, pois os estudos ainda são escassos e de baixa qualidade. Esse fato é importante para observarmos o caminho que a literatura vem seguindo.

Apesar de ainda haver poucos trabalhos, uma nova linha de aplicação de UST em tendinopatias utiliza intensidades baixas, em torno de 0,15 W/cm^2, por períodos bastante prolongados, de aproximadamente 4 horas por dia.[41] Esse tipo de aplicação só é viável com equipamentos que o paciente possa utilizar sozinho em casa. Pela baixa intensidade, não há necessidade de movimentação do transdutor, e os equipamentos funcionam com bateria, permitindo que a aplicação seja feita durante as atividades diárias do paciente.

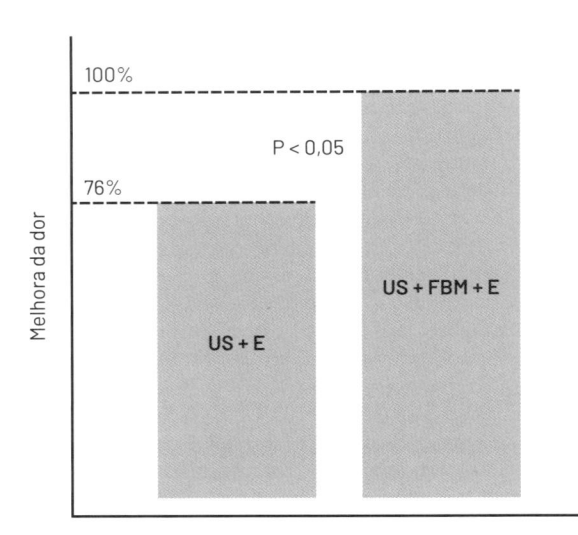

FIGURA 8.7
Gráfico mostrando a melhora da dor para dois grupos: US + E (ultrassom + exercícios) e US + FBM + E (ultrassom + fotobiomodulação + exercícios). O grupo US + E atingiu 76% de melhora, enquanto o grupo US + FBM + E apresentou 100% de melhora da dor.
Fonte: Pinfildi e colaboradores.[32]

OSTEOARTRITE DE JOELHO

Nos quadros de osteoartrite (OA) de joelho, a aplicação de UST está sendo bastante estudada e vem mostrando boa efetividade. Em 2022, Chen e colaboradores[42] demonstraram, em uma revisão sistemática e metanálise, que o ultrassom de baixa intensidade traz benefícios importantes para pacientes com OA de joelho. Nessa revisão, pode-se notar que os parâmetros adotados pelos estudos incluídos foram de baixa intensidade, como 0,03 W/cm², 0,1 W/cm², 0,04 W/cm², e com tempos mais longos de tratamento, como 20 minutos e 40 minutos, de forma pulsada. Os resultados evidenciaram benefícios para diminuição de dor e aumento dos escores funcionais, como o índice de Lequesne, o escore de Lysholm e o Questionário Western Ontario and McMaster Universities Osteoarthritis (WOMAC). Vale salientar que os autores deixam como conclusão que o ultrassom de baixa intensidade pode aliviar e promover melhora funcional como monoterapia, preferencialmente em um período curto de até 4 semanas.

Em uma revisão Cochrane de 2010, Rutjes e colaboradores[43] também demonstraram que o UST de 1 MHz é eficiente no controle da dor de pacientes com OA de joelho, tanto no modo de emissão contínua com intensidade entre 1 e 1,5 W/cm² quanto no modo de emissão pulsada com intensidade entre 2 e 2,5 W/cm². Nesse trabalho, não foi apresentada referência em relação ao tempo de aplicação.

Nas OA de joelho, os ensaios clínicos utilizam parâmetros muito variados (assim como no uso do UST em tendinopatias), sobretudo no tempo de aplicação e no número de sessões. Esse fato é bem elucidado nas revisões sistemáticas com metanálises realizadas por Wu e colaboradores[44] e Dantas e colaboradores,[45] que identificaram 19 ensaios clínicos com aplicações variando de 5 a 20 minutos, de 10 a 24 sessões no total. Essas revisões também apresentam melhores resultados com o uso de UST pulsado, com intensidades superiores a 1,7 W/cm².

Em relação à técnica de aplicação, vários estudos incluídos nas revisões citadas anteriormente e um ensaio clínico realizado por Alfredo e colaboradores[46] conseguiram bons resultados com a aplicação de 5 minutos de UST na interlinha articular medial, além de 5 minutos adicionais na interlinha articular lateral.

Outra opção de uso do UST para OA de joelho é a aplicação de baixa intensidade e longa duração, realizada pelo próprio paciente em casa. Draper e colaboradores[47] conduziram um ensaio clínico em que os pacientes aplicavam o UST de 3 MHz em modo contínuo, com intensidade de 0,132 W/cm², de forma estacionária, 4 horas por dia, 7 dias por semana, durante 6 semanas, com dois transdutores com ERA de 5 cm² posicionados nas linhas articulares medial e lateral. Nesse estudo, os pesquisadores demonstraram resultado satisfatório no controle da dor e na melhora da função do joelho.[13]

DOR MIOFASCIAL

O UST gera aumento da temperatura muscular, da extensibilidade do tecido conectivo, do fluxo sanguíneo e altera a velocidade de condução das fibras nervosas.[48,49] Todos esses efeitos fisiológicos podem justificar o uso desse recurso para o controle de dor musculoesquelética.

Assim como já relatado anteriormente, referente ao uso do UST nas tendinopatias e na OA de joelho, os ensaios clínicos realizados para tratamento da dor miofascial (DMF) apresentam parâmetros muito heterogêneos entre eles.

Em uma revisão sistemática com metanálise publicada em 2021, que incluiu oito ensaios clínicos sobre o uso do UST em pontos-gatilhos musculares de pacientes com cervicalgia, os autores sugeriram que o UST pode reduzir a dor e melhorar a mobilidade cervical, porém não conseguiram concluir sobre janelas de parâmetros mais adequadas para o tratamento.[50] É possível observar, nessa revisão, que os trabalhos com melhores resultados fizeram a aplicação de UST no modo contínuo, com frequência de 1 MHz, intensidade de 1,5 W/cm², de 5 a 6 minutos de aplicação em cada ponto-gatilho. Entretanto, é importante ressaltar que o número de estudos apresentados é muito pequeno para que seja feita uma recomendação consistente desses parâmetros. Salienta-se que, para aplicações no modo contínuo e com doses mais elevadas, como no exemplo anterior, o terapeuta deve estar com o equipamento devidamente calibrado para esse tipo de uso e deve sempre perguntar ao paciente sobre a sensação térmica dele. As aplicações com doses baixas ou com doses mais elevadas geralmente são acompanhadas de técnicas de tratamento estacionárias ou de formas muito lentas somente sobre a lesão. Para isso, é primordial que o terapeuta tenha equipamentos de qualidade e calibrados.

Poucos estudos utilizaram o UST em modo pulsado para pontos-gatilhos musculares, mas é possível que essa modalidade também tenha efetividade para o tratamento. Ilter e colaboradores,[51] em um ensaio clínico, utilizaram UST de 3 MHz com intensidade de 1,0 W/cm² por 5 minutos, sendo os voluntários divididos em três grupos: emissão contínua, emissão pulsada com ciclo de trabalho de 50% e placebo (equipamento desligado) em pontos-gatilhos de trapézio superior. Tal estudo demonstrou que tanto o modo pulsado quanto o modo contínuo foram superiores ao placebo no controle da dor durante o repouso, e o modo contínuo foi superior ao pulsado. Contudo, em todos os desfechos da pesquisa, os três grupos apresentaram melhora significativa, e a dor causada por movimento e por palpação no ponto-gatilho não apresentou diferença entre os grupos. Os autores atribuíram esses resultados ao fato de que todos os grupos receberam a aplicação de compressa quente sobre o músculo trapézio e fizeram exercícios de alongamento.

Baltazar e colaboradores[52] analisaram o uso do UST no tratamento da síndrome de dor miofascial abdominal associada à dor crônica pélvica de mulheres. Nesse estudo, o uso de UST contínuo com 1,0 W/cm² em modo contínuo por 5 minutos, 1 vez por semana, sobre o ponto-gatilho muscular apresentou resultado satisfatório no controle da dor e na melhora na qualidade de vida das mulheres, tendo resultado igual ao da realização de injeções semanais de lidocaína nos pontos-gatilhos.

A utilização do UST aplicado em casa pelo próprio paciente, com intensidade bastante baixa, em torno de 0,1 W/cm², e tempo prolongado, em torno de 4 horas por dia, também tem sido estudada para o tratamento das dores miofasciais. Apesar de ser uma técnica recente, estudos clínicos atuais têm demonstrado bons resultados.[53]

Com base na literatura vigente, é possível afirmar que o UST é um recurso eficiente, quando associado a exercícios terapêuticos ou a técnicas de terapia manual, no controle da dor ao repouso, tanto em curto quanto em médio prazos, em pacientes com quadros de dores miofasciais. Porém, para outros desfechos, como dor ao movimento e amplitude de movimento, o UST não tem demonstrado efetividade.[52,54]

É necessário que futuros estudos procurem determinar parâmetros do UST que sejam mais eficientes no tratamento da dor miofascial.

DOR CERVICAL, DOR LOMBAR E PONTOS-GATILHOS

Em uma revisão sistemática realizada por Noori e colaboradores,[2] fica claro que o US está sendo cada vez mais descrito como parte do tratamento das afecções musculoesqueléticas, principalmente para dor cervical (DC) e dor lombar crônica (DLC), mas não é considerado um recurso imprescindível para o tratamento. Observou-se, em todos os ensaios clínicos, tanto para DC quanto para DLC, que o US foi utilizado no modo contínuo e as intensidades variaram entre 1 W/cm^2 e 2,5 W/cm^2, com ERA de 4 a 5 cm^2 e com transdutores de 1 MHz. Para DLC, três estudos (com 102 pacientes) relataram melhora da dor tanto após o uso de US quanto após o placebo. Porém, em cada um desses estudos, o US foi mais efetivo que o placebo em somente uma das avaliações, a escala de dor.

O US não está definido como a primeira linha de tratamento para DLC e DC, pois ele é indicado juntamente a outros tratamentos, como fisioterapia ou atividade física. Um dos fatores que pode ser importante é a relação da média e da alta intensidades e do tempo durante o tratamento. Essa junção denomina-se energia (J), podendo auxiliar no entendimento do fisioterapeuta para o uso clínico do US. Não se pode esquecer de que a intensidade é a potência (W) dividida pela ERA (cm^2) e de que existe uma potência de saída (W) quando escolhemos os parâmetros para o tratamento.

Majlesi e Unalan[55] puderam observar essa relação da intensidade com a dor ao pesquisarem o uso das altas intensidades, chamada de técnica de alta potência de ultrassom por limiar de dor (do inglês *high power pain threshold ultrasound technique*), em 72 pacientes com dor aguda em um dos lados do pescoço diagnosticado como ponto-gatilho miofascial ativo. A técnica se resume a utilizar o US no modo contínuo com o transdutor sobre o local de dor (ponto-gatilho) e de forma estacionária, também chamada de *held motionless* ("segurar sem movimento"), e a aumentar a intensidade até o limiar de dor do paciente (o quanto ele puder tolerar), permanecendo por 4 a 5 segundos, e então reduzi-la para a metade do valor atingido, permanecendo por 15 segundos. Esse procedimento é realizado três vezes. Vale salientar que o US foi utilizado em dois grupos associado a um protocolo de exercícios, porém, em um dos grupos, foi usado o US convencional (intensidade de 1,5 W/cm^2) e, no outro, a técnica de alta potência. Pode-se observar que a técnica de alta potência, de forma estacionária, resolve mais rapidamente o ponto-gatilho ativo do que o ultrassom convencional. Talvez, futuramente, possa ser avaliado o custo-benefício, já que houve uma diminuição significativa no número de sessões para atingir o objetivo proposto, como pode-se observar na **Figura 8.8**. Vale ressaltar que, para aplicar essa técnica, o fisioterapeuta deve estar familiarizado com ela e ter o equipamento devidamente calibrado, de preferência com BNRs baixas (< 4:1).

Como podemos observar, a alternância de parâmetros é crucial para que possamos compreender os resultados obtidos clinicamente. A dosimetria não é uma ciência exata, pois depende de fatores biológicos que a todo momento se modificam, tanto para evolução quanto para cronificação. Portanto, o *feedback* do paciente e a experiência do fisioterapeuta são ferramentas importantes para o resultado.

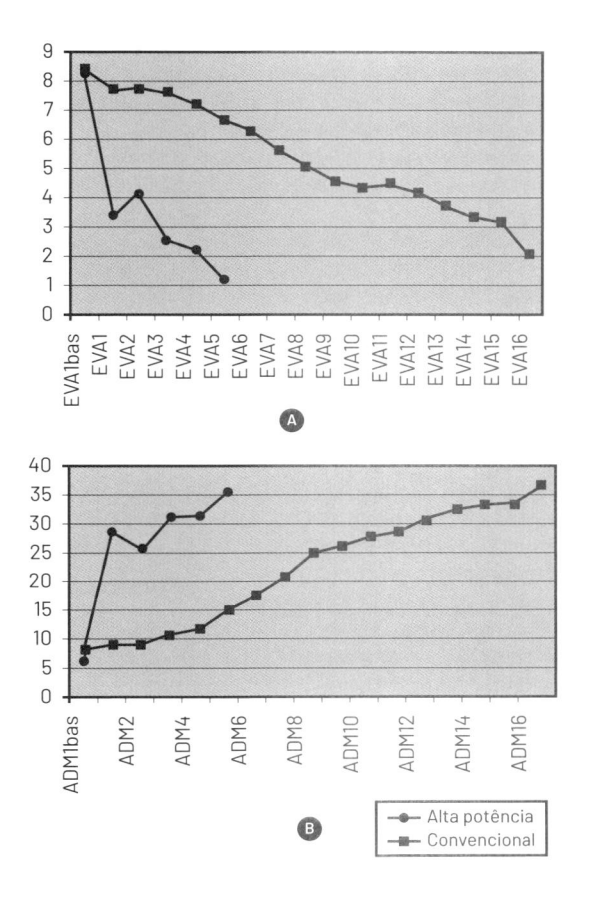

FIGURA 8.8
(**A**) O gráfico mostra os valores de escala visual analógica (EVA) dos dois grupos antes da primeira sessão (EVA1bas) e após cada sessão. (**B**) O gráfico mostra os valores de amplitude de movimento (ADM) antes (ADM1bas) e após cada sessão.
Fonte: Adaptada de Majlesi e Unalan.[55]

CONSIDERAÇÕES FINAIS

Apesar de ser um recurso antigo da fisioterapia, o UST ainda apresenta um baixo nível de evidência científica sobre sua eficiência clínica no tratamento das disfunções traumato-ortopédicas. Isso é decorrente principalmente da baixa padronização de parâmetros nos ensaios clínicos já publicados, dificultando a análise de suas reais efetividades, e dos ajustes de parâmetros adequados para cada indicação clínica.

Considerando a literatura atual, acreditamos que este capítulo apresentou as situações clínicas nas quais a aplicação do UST tem indicação como um possível recurso fisioterapêutico adjuvante no tratamento das disfunções traumato-ortopédicas. Todavia, é importante ressaltar que as orientações apresentadas sobre os parâmetros de aplicação foram baseadas em uma literatura ainda muito divergente, e por isso recomendamos fortemente que os fisioterapeutas que trabalham com o UST fiquem atentos a novas publicações sobre esse recurso e que utilizem instrumentos objetivos para avaliar a efetividade do tratamento e a evolução dos pacientes.

REFERÊNCIAS

1. Wong RA, Schumann B, Townsend R, Phelps CA. A survey of therapeutic ultrasound use by physical therapists who are orthopaedic certified specialists. Phys Ther. 2007;87(8):986-94.
2. Noori SA, Rasheed A, Aiyer R, Jung B, Bansal N, Chang KV, et al. Therapeutic ultrasound for pain management in chronic low back pain and chronic neck pain: a systematic review. Pain Med. 2020;21(7):1482-93.
3. Guirro R, Santos SCB. Evaluation of the acoustic intensity of new ultrasound therapy equipment. Ultrasonics. 2002;39(8):553-7.
4. Ferrari CB, Andrade MAB, Adamowski JC, Guirro RRJ. Evaluation of therapeutic ultrasound equipment performance. Ultrasonics. 2010;50(7):704-9.
5. Cisowska-Adamiak M, Mackiewicz-Milewska M, Szymkuć-Bukowska I, Hagner W, Beuth W. Ultrasound therapy: dose-dependent effects in LBP treatment. J Back Musculoskelet Rehabil. 2019;32(2):339-43.
6. Padilla F, Puts R, Vico L, Guignandon A, Raum K. Stimulation of bone repair with ultrasound. Adv Exp Med Biol. 2016;880:385-427.
7. Ibrahín Gutiérrez M, Calás H, Ramos A, Vera A, Leija L. Acoustic field modeling for physiotherapy ultrasound applicators by using approximated functions of measured non-uniform radiation distributions. Ultrasonics. 2012;52(6):767-77.
8. Žauhar G, Radojčić DS, Kaliman Z, Schnurrer-Luke-Vrbanić T, Jurković S. Determination of physiotherapy ultrasound beam quality parameters from images derived using thermochromic material. Ultrasonics. 2019;99:105943.
9. Gürsel YK, Ulus Y, Bilgiç A, Dinçer G, van der Heijden GJMG. Adding ultrasound in the management of soft tissue disorders of the shoulder: a randomized placebo-controlled trial. Phys Ther. 2004;84(4):336-43.
10. Hoogland R. Manual de terapia ultrasônica. Delft: Manufacturer of Enraf Nonius; 1986.
11. Watson T. Ultrasound dose calculations. In Touch. 2002;101:14-7.
12. Watson T. Ultrasound dose calculations [Internet]. Tim Watson; 2024 [capturado em 13 mar. 2024]. Disponível em: https://www.electrotherapy.org/ultrasound-dose-calculations.
13. Alexander LD, Gilman DRD, Brown DR, Brown JL, Houghton PE. Exposure to low amounts of ultrasound energy does not improve soft tissue shoulder pathology: a systematic review. Phys Ther. 2010;90(1):14-25.
14. Hecox B, Tsega AM, Weisberg J, Sanko J. Integrating physical agents in rehabilitation. 2nd ed. Hoboken: Pearson; 2019.
15. Draper DO. Facts and misfits in ultrasound therapy: steps to improve your treatment outcomes. Eur J Phys Rehabil Med. 2014;50(2):209-16
16. Warden SJ. A new direction for ultrasound therapy in sports medicine. Sports Med. 2003;33(2):95-107.
17. Warden SJ, McMeeken JM. Ultrasound usage and dosage in sports physiotherapy. Ultrasound Med Biol. 2002;28(8):1075-80.
18. Lammertink B, Deckers R, Storm G, Moonen C, Bos C. Duration of ultrasound-mediated enhanced plasma membrane permeability. Int J Pharm. 2015;482(1-2):92-8.
19. Zhou Y, Yang K, Cui J, Ye JY, Deng CX. Controlled permeation of cell membrane by single bubble acoustic cavitation. J Control Release. 2012;157(1):103-11.
20. Cavalli R, Bisazza A, Lembo D. Micro- and nanobubbles: a versatile non-viral platform for gene delivery. Int J Pharm. 2013;456(2):437-45.
21. Lou S, Lv H, Li Z, Zhang L, Tang P. The effects of low-intensity pulsed ultrasound on fresh fracture: a meta-analysis. Medicine. 2017;96(39):e8181.
22. Leighton R, Watson JT, Giannoudis P, Papakostidis C, Harrison A, Steen RG. Healing of fracture nonunion treated with low-intensity pulsed ultrasound (LIPUS): a systematic review and meta-analysis. Injury. 2017;48(7):1339-47.
23. Bayat M, Virdi A, Jalalifirouzkouhi R, Rezaei F. Comparison of effects of LLLT and LIPUS on fracture healing in animal models and patients: a systematic review. Prog Biophys Mol Biol. 2018:132:3-22.
24. Siska PA, Gruen GS, Pape HC. External adjuncts to enhance fracture healing: what is the role of ultrasound. Injury. 2008;39(10):1095-105.
25. Gebauer D, Mayr E, Orthner E, Ryaby JP. Low-intensity pulsed ultrasound: effects on nonunions. Ultrasound Med Biol. 2005;31(10):1391-402.
26. Harrison A, Alt V. Low-intensity pulsed ultrasound (LIPUS) for stimulation of bone healing: a narrative review. Injury. 2021;52 Suppl 2:S91-6.
27. Marsh D. Concepts of fracture union, delayed union, and nonunion. Clin Orthop Relat Res. 1998;(355 Suppl):S22-30.
28. Watanabe Y, Arai Y, Takenaka N, Kobayashi M, Matsushita T. Three key factors affecting treatment results of low-intensity pulsed ultrasound for delayed unions and nonunions: instability, gap size, and atrophic nonunion. J Orthop Sci. 2013;18(5):803-10.
29. Poolman RW, Agoritsas T, Siemieniuk RAC, Harris IA, Schipper IB, Mollon B, et al. Low intensity pulsed ultrasound (LIPUS) for bone healing: a clinical practice guideline. BMJ. 2017;356:j576.

30. Liu Y, Wei X, Kuang Y, Zheng Y, Gu X, Zhan H, et al. Ultrasound treatment for accelerating fracture healing of the distal radius: a control study. Acta Cir Bras. 2014;29(11):765-70.
31. Warden SJ, Fuchs RK, Kessler CK, Avin KG, Cardinal RE, Stewart RL. Ultrasound produced by a conventional therapeutic ultrasound unit accelerates fracture repair. Phys Ther. 2006;86(8):1118-27.
32. Pinfildi CE, Guerra RS, Ventura MC. Six month nonunion tibial diaphysis osteotomy treated with conventional pulsed therapeutic ultrasound: a case report. Physiother Theory Pract. 2022;38(13):3233-40.
33. Tsai WC, Tang ST, Liang FC. Effect of therapeutic ultrasound on tendons. Am J Phys Med Rehabil. 2011;90(12):1068-73.
34. Smallcomb M, Khandare S, Vidt ME, Simon JC. Therapeutic ultrasound and shockwave therapy for tendinopathy: a narrative review. Am J Phys Med Rehabil. 2022;101(8):801-7.
35. Yalvaç B, Mesci N, Külcü DG, Yurdakul OV. Comparison of ultrasound and extracorporeal shock wave therapy in lateral epicondylosis. Acta Orthop Traumatol Turc. 2018;52(5):357-62.
36. Yan C, Xiong Y, Chen L, Endo Y, Hu L, Liu M, et al. A comparative study of the efficacy of ultrasonics and extracorporeal shock wave in the treatment of tennis elbow: a meta-analysis of randomized controlled trials. J Orthop Surg Res. 2019;14(1):248.
37. Hsu AR, Holmes GB. Preliminary treatment of achilles tendinopathy using low-intensity pulsed ultrasound. Foot Ankle Spec. 2016;9(1):52-7.
38. Wood VT, Pinfildi CE, Neves MAI, Parizoto NA, Hochman B, Ferreira LM. Collagen changes and realignment induced by low-level laser therapy and low-intensity ultrasound in the calcaneal tendon. Lasers Surg Med. 2010;42(6):559-65.
39. Warden SJ, Metcalf BR, Kiss ZS, Cook JL, Purdam CR, Bennell KL, et al. Low-intensity pulsed ultrasound for chronic patellar tendinopathy: a randomized, double-blind, placebo-controlled trial. Rheumatology. 2008;47(4):467-71.
40. Otadi K, Hadian MR, Olyaei G, Jalaie S. The beneficial effects of adding low-level laser to ultrasound and exercise in Iranian women with shoulder tendonitis: a randomized clinical trial. J Back Musculoskel Rehabil. 2012;25(1):13-9.
41. Shaw A, ter Haar G, Haller J, Wilkens V. Towards a dosimetric framework for therapeutic ultrasound. Int J Hyperthermia. 2015;31(2):182-92.
42. Chen H, Wang Z, Zhang X, Sun M. Effects of low-intensity pulsed ultrasound on knee osteoarthritis: A systematic review and meta-analysis of randomized controlled trials. Clin Rehabil. 2022,36(9):1153-69.
43. Rutjes AW, Nüesch E, Sterchi R, Jüni P. Therapeutic ultrasound for osteoarthritis of the knee or hip. Cochrane Database Syst Rev. 2010;(1):CD003132.
44. Wu Y, Zhu S, Lv Z, Kan S, Wu Q, Song W, et al. Effects of therapeutic ultrasound for knee osteoarthritis: a systematic review and meta-analysis. Clin Rehabil. 2019;33(12):1863-75.
45. Dantas LO, Osani MC, Bannuru RR. Therapeutic ultrasound for knee osteoarthritis: a systematic review and meta-analysis with grade quality assessment. Braz J Phys Ther. 2021;25(6):688-97.
46. Alfredo PP, Steagall W Junior, Casarotto RA. Efficacy of continuous and pulsed therapeutic ultrasound combined with exercises for knee osteoarthritis: a randomized controlled trial. Clin Rehabil. 2020;34(4):480-90.
47. Draper DO, Klyve D, Ortiz R, Best TM. Effect of low-intensity long-duration ultrasound on the symptomatic relief of knee osteoarthritis: a randomized, placebo-controlled double-blind study. J Orthop Surg Res. 2018;13(1):257.
48. Uddin SMZ, Komatsu DE, Motyka T, Petterson S. Low-intensity continuous ultrasound therapies: a systematic review of current state-of-the-art and future perspectives. J Clin Med. 2021;10(12):2698.
49. Chen FR, Manzi JE, Mehta N, Gulati A, Jones M. A review of laser therapy and low-intensity ultrasound for chronic pain states. Curr Pain Headache Rep. 2022;26(1):57-63.
50. Qing W, Shi X, Zhang Q, Peng L, He C, Wei Q. Effect of therapeutic ultrasound for neck pain: a systematic review and meta-analysis. Arch Phys Med Rehabil. 2021;102(11):2219-30.
51. Ilter L, Dilek B, Batmaz I, Ulu MA, Sariyildiz MA, Nas K, et al. Efficacy of pulsed and continuous therapeutic ultrasound in myofascial pain syndrome: a randomized controlled study. Am J Phys Med Rehabil. 2015;94(7):547-54.
52. Baltazar MCDV, Russo JAO, De Lucca V, Mitidieri AMS, Silva APM, Gurian MBF, et al. Therapeutic ultrasound versus injection of local anesthetic in the treatment of women with chronic pelvic pain secondary to abdominal myofascial syndrome: a randomized clinical trial. BMC Womens Health. 2022;22(1):325.
53. Lewis GK Jr, Langer MD, Henderson CR Jr, Ortiz R. Design and evaluation of a wearable self-applied therapeutic ultrasound device for chronic myofascial pain. Ultrasound Med Biol. 2013;39(8):1429-39.
54. Xia P, Wang X, Lin Q, Cheng K, Li X. Effectiveness of ultrasound therapy for myofascial pain syndrome: a systematic review and meta-analysis. J Pain Res. 2017;10:545-55.
55. Majlesi J, Unalan H. High-power pain threshold ultrasound technique in the treatment of active myofascial trigger points: a randomized, double-blind, case control study. Arch Phys Med Rehabil. 2004;85(5):833-6.

LEITURA RECOMENDADA

Gallo JA, Draper DO, Brody LT, Fellingham GW. A comparison of human muscle temperature increases during 3-MHz continuous and pulsed ultrasound with equivalent temporal average intensities. J Orthop Sports Phys Ther. 2004;34(7):395-401.

9
Aplicabilidade das ondas de choque na fisioterapia traumato-ortopédica

DIEGO GALACE DE FREITAS
CLAUDIO CAZARINI JUNIOR
ANA CRISTINI LINS FERNANDES

RESUMO

A terapia por ondas de choque envolve o uso de energia mecânica de alta pressão propagada aos tecidos, nos quais irá promover efeitos terapêuticos, podendo causar reparo e regeneração tecidual por meio de mudanças microestruturais. Sua aplicação inicial tinha como foco o tratamento de cálculo renal, na década de 1980. Com o tempo, ela foi sendo utilizada, principalmente, para tratar doenças ósseas e tendíneas, como processos de calcificação e tendinopatias e, mais recentemente, vem sendo investigada para o tratamento de dores miofasciais. Segundo os achados da literatura atual, indica-se a terapia por ondas de choque para os casos de fasciopatia plantar, esporão do calcâneo, tendinopatias do tendão calcâneo, patelar, calcária e glútea, osteoartrite, síndrome do estresse medial e síndrome do túnel do carpo. Revisões sistemáticas não apoiam o uso dela para epicondilite lateral. Assim, a terapia por ondas de choque tem se tornado um adjuvante no tratamento das doenças citadas, mas é preciso, contudo, ressaltar a necessidade de novos estudos com um número maior de participantes e de delimitação nas terapias a serem comparadas. Ademais, tais estudos também são necessários para aprimorar as definições dos parâmetros utilizados.

Palavras-chave: Tratamento por ondas de choque extracorpóreas; tendinopatia; esporão do calcâneo; síndrome do túnel do carpo; reconstrução do ligamento cruzado anterior.

HISTÓRICO E CONCEITOS BÁSICOS DAS ONDAS DE CHOQUE

Ondas de choque são geradas por eventos tecnológicos e explosivos na natureza, transmitindo energia a longas distâncias. Na área da saúde, esse princípio foi adaptado para aplicações terapêuticas, utilizando ondas de duas formas, principalmente:

- Ondas de choque extracorpóreas focais: geradas de forma não invasiva[1,2] e com pulsos de pressão únicos focalizados em áreas específicas do corpo,[1-3] transmitidas por meio dos tecidos para induzir efeitos terapêuticos.[1,2]
- Ondas de choque extracorpóreas radiais: ondas de baixa e média energia geradas pneumaticamente e transmitidas de forma radial.[3]

O princípio da terapia por ondas de choque extracorpóreas envolve a produção de energia mecânica de alta pressão, que é propagada nos tecidos e pode resultar em efeitos terapêuticos, reparo e regeneração tecidual, promovendo alterações microfuncionais e microestruturais.[4]

Estudos foram realizados para investigar possíveis efeitos colaterais nos tecidos atingidos pelas ondas de choque, observando tanto a área de maior energia quanto a área circundante (de menor energia). Efeitos destrutivos e regenerativos foram observados nos tecidos ósseos, e a energia aplicada está relacionada aos resultados obtidos – a menor energia leva à regeneração.[5-7]

A terapia por ondas de choque extracorpóreas começou a ser aplicada na medicina em 1980, principalmente para o tratamento de cálculo renal.[8] Desde então, milhões de pessoas se beneficiaram desse método não invasivo. E, com o avanço dos estudos demonstrando efeitos regenerativos para o tecido musculoesquelético, no começo da década de 1990, deu-se início à indicação de tal terapia também para distúrbios musculoesqueléticos.[5,6]

A princípio, seu uso era voltado particularmente para ossos e tendões, assim como para o tratamento de estruturas calcificadas.[9-11] Ao longo dos anos, a terapia por ondas de choque extracorpóreas se tornou uma área de grande interesse, especialmente no tratamento da síndrome da dor miofascial. Vários estudos têm demonstrado a eficácia dessa terapia no alívio da dor e na melhoria clínica de pacientes com síndrome da dor miofascial, embora a fisiopatologia exata dessa condição ainda não seja totalmente compreendida.[12-15]

Assim, um dos estudos que buscou avaliar o potencial da terapia por ondas de choque extracorpóreas no tratamento da síndrome da dor miofascial foi um ensaio clínico randomizado com 30 participantes com síndrome de dor miofascial no músculo trapézio, os quais foram divididos em dois grupos: terapia por ondas de choque (n = 15) e injeções de pontos-gatilho com eletroestimulação nervosa transcutânea (n = 15). A intervenção foi aplicada por três semanas. Em seus resultados, os autores identificaram uma melhora dos sintomas em ambos os grupos, sendo a terapia por ondas de choque tão efetiva quanto a do grupo controle.[12]

Outro estudo, com 22 indivíduos diagnosticados com síndrome da dor miofascial em trapézio superior, dividiu randomicamente os participantes em terapia por ondas de choque (quatro sessões) e grupo controle (tratamento padrão). Os autores indicaram uma melhora significativa da dor apenas no grupo de terapia por ondas de choque.[13]

Porém, devemos considerar que o número de participantes em ambos os estudos foi pequeno, e isso pode ter influenciado nos achados. Desse modo, um outro ensaio clínico avaliou 61 indivíduos com a mesma doença e localização; destes, 31 estavam no grupo laserterapia (1 vez por dia, por 3 semanas) e 30 estavam no grupo de ondas de choque (1 vez por semana, por 3 semanas). Nesse estudo, mesmo com um número maior de participantes, foi demonstrado que ambos os tratamentos foram efetivos na melhora da síndrome miofascial no músculo trapézio.[15]

Sendo assim, a terapia por ondas de choque extracorpóreas tem se mostrado eficaz no tratamento de diversas condições musculoesqueléticas, como fraturas não consolidadas, tendinites calcificadas e fascite plantar.[16]

No início dos anos 2000, foram introduzidos dispositivos de terapia por ondas de choque extracorpóreas (**Figura 9.1**) com ondas de pressão balísticas. Esses equipamentos são mais acessíveis, menores e mais fáceis de usar. Entretanto, fornecem energia máxima na interface da pele, exercendo, assim, uma pressão de pico maior, mas com uma duração do pulso muito menor. Essa tecnologia é conhecida como terapia por ondas de choque extracorpóreas radiais (rESWT, do inglês *radial extracorporeal shockwave therapy*) e tem sido aceita no tratamento de alterações musculoesqueléticas superficiais.[2,9]

Embora o uso das ondas de choque radiais no tratamento da síndrome da dor miofascial ainda precise ser mais bem investigado, existem evidências de sua eficácia no tratamento de condições como fasciopatia plantar e esporão de calcâneo.[18-21] A terapia por ondas de choque extracorpóreas radiais é uma opção terapêutica não invasiva que oferece alívio da dor e melhoria clínica para os pacientes, auxiliando no reparo e na regeneração dos tecidos.

As contraindicações da terapia por ondas de choque radial são: mulheres gestantes, presença ou histórico de distúrbios de coagulação sanguínea, infecção na área de tratamento, tumores, pacientes com distúrbios neurológicos, ferida aberta no local de tratamento, doenças sistêmicas não controladas e pacientes fazendo uso de anticoagulantes.[22]

PARÂMETROS FÍSICOS

Primeiramente, é preciso ressaltar que as ondas geradas pelo equipamento são de características mecânicas e, assim, propagam-se no meio, que acaba por se deformar ou alterar sua densidade em resposta à onda emitida. Porém, tal deformação é reversível devido à sua força restauradora. Tendo em vista os parâmetros físicos das ondas de choque, deve-se considerar os seguintes meios: água, pois todas as mensurações são realizadas na água; e tecido humano, porque é o alvo da terapia por ondas de choque em todas as suas indicações ortopédicas.[23]

Além disso, para melhor compreensão de quais devem ser os parâmetros físicos utilizados, é preciso entender os efeitos biofísicos da terapia por ondas de choque, os quais serão promovidos quando a técnica for aplicada de forma adequada. As respostas e os efeitos da terapia por ondas de choque no tecido podem ser divididos em algumas fases, denominadas efeito físico, efeito físico-químico, efeito bioquímico e efeito biológico.[24]

Na fase de efeito físico, as ondas de choque causam uma pressão positiva que gera absorção, reflexão, refração e transmissão de energia mecânica entre os tecidos e as células. Além disso,

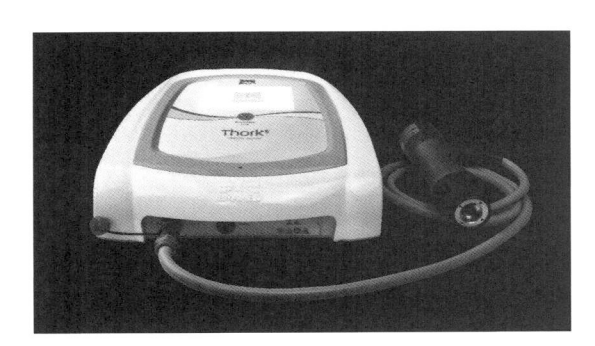

FIGURA 9.1
Aparelho de ondas de choque.
Fonte: HS Med.[17]

TABELA 9.1
DOSIMETRIA

Lesão/condição	Frequência (Hz)	Número de pulsos	Densidade de energia (mJ/mm^2)
Tendinopatia patelar	5-10	2.000-3.000	0,15-0,3
Tendinopatia calcárea	5-10	1.000-6.000	0,02-0,6
Fasciopatia plantar	5-15	1.000-4.000	0,03-0,42
Consolidação óssea	5-10	3.000-5.000	0,3-0,5
Pontos-gatilho	1-5	1.000-2.000	0,1-0,2
Necrose avascular da cabeça do fêmur	5-10	2.000-6.000	0,47-0,62
Osteoartrite	5-10	2.000	0,1-0,16
Epicondilites	10	2.000	0,03-0,17
Síndrome do estresse tibial	-	2.000	0,01

Fonte: Elaborada com base em Rompe e colaboradores,[7,27] Hausdorf e colaboradores[25] e Metzner e colaboradores.[26]

elas ocasionam a cavitação, promovendo um aumento da permeabilidade das membranas celulares e a ionização das moléculas biológicas.[24]

Com relação ao efeito físico-químico, o estímulo físico culmina em reações químicas, como a liberação de biomoléculas de trifosfato de adenosina (ATP, do inglês *adenosine triphosphate*) para a ativação da sinalização celular. Já na fase de efeito bioquímico, as ondas de choque promovem alteração das funções dos canais iônicos nas membranas celulares, além de mobilização de cálcio, substância fundamental no processo de síntese proteica.[24]

Por fim, na fase de efeito biológico, ocorre a modulação do processo de angiogênese e as ações anti-inflamatórias, e a terapia atua no processo de cicatrização de tecidos moles e ósseos.[24] Com relação a este último, o estudo de Abe e colaboradores[23] mostrou que a terapia por ondas de choque tem importante papel na cicatrização desses tecidos, pois as ondas de choque de baixa energia são capazes de estimular uma mudança no fenótipo do macrófago de M1 para M2, sendo este um evento significativo para potencializar o processo regenerativo tecidual.

Após entendermos sobre os efeitos gerados pela terapia por ondas de choque, devemos ter em mente que as doses e os parâmetros da terapia radial dependem da doença a ser tratada, considerando os efeitos esperados da terapia. Os parâmetros administrados são a frequência do estímulo, o número de disparos e a densidade de energia (mJ/mm^2) (**Tabela 9.1**).

CONTROLE DA EFICÁCIA DO TRATAMENTO

O uso da terapia por ondas de choque vem crescendo nos últimos anos, entretanto, sua eficácia ainda é questionada devido aos resultados apresentados e, especialmente, devido ao número pequeno de participantes presentes em estudos. Ainda assim, serão discutidos a seguir alguns resultados recentes encontrados na literatura sobre o uso da terapia por ondas de choque no tratamento de diferentes doenças ortopédicas.

As doenças mais referidas são as tendinopatias e as lesões ligamentares. Nesse sentido, um estudo realizado por Carreras e Montalvo[28] buscou avaliar a efetividade da terapia por ondas de choque em tais casos. Foram inclusos 107 participantes (entre 51-60 anos, maioria do sexo feminino) com as seguintes doenças: tendinite do supraespinal (40,2%), tenossinovite calcânea calcificada (22,4%), epicondilite (18,7%), esporão do calcâneo e fasciopatia plantar (18,7%).[28]

Todos os participantes receberam a terapia por ondas de choque (intensidade baixa à máxima tolerada; pressão máxima de 6-126 MPa; 3-5 semanas; 20-30 min). Antes do tratamento, eles apresentavam dor, e apenas 4,7% não tinham incapacidade, segundo o Questionário de incapacidade do braço, ombro e mão (DASH, do inglês *disabilities of the arm, shoulder and hand*), sendo que 43% possuiam incapacidade total. Ao final do tratamento, 78,5% dos pacientes não apresentavam dor, 71% não possuíam incapacidade e 5,6% tinham incapacidade total. Uma limitação desse estudo foi não utilizar uma escala para avaliar a função de membros inferiores.[28]

Portanto, Carreras e Montalvo[28] demonstraram um efeito benéfico da terapia por ondas de choque no tratamento das lesões em tendões e ligamentos. No entanto, o protocolo do estudo não foi tão bem delimitado, envolvendo diversas doenças.

FASCIOPATIA PLANTAR E ESPORÃO DO CALCÂNEO

Especificamente com relação à fasciopatia plantar, uma revisão sistemática com metanálise em rede, realizada por Chang e colaboradores,[18] incluiu 12 estudos e demonstrou que o uso da terapia por ondas de choque é benéfico para tratá-la.[18,19]

Somado a isso, um estudo de Leão e colaboradores[20] avaliou a terapia por ondas de choque para fasciopatia plantar como efetiva. Os autores obtiveram uma amostra de 56 participantes (78,6% do sexo feminino, idade média de 49,1±2,9 anos) com fasciopatia plantar há, em média, 24,3 meses (78,2% com esporão do calcâneo).[20]

Todos os participantes foram submetidos a uma sessão de ondas de choque (900 disparos; energia de 0,13 mJ/mm²; frequência de 4 pulsos/s), e foram avaliados antes e após 3, 6 e 12 semanas, apresentando melhora progressiva e significativa da dor (segundo a escala visual analógica [EVA]) e da função (de acordo com a escala da American Orthopaedic Foot and Ankle Society [AOFAS]).[20]

Um ensaio clínico randomizado realizado por Topalovic e colaboradores[21] demonstrou benefícios da terapia por ondas de choque no esporão do calcâneo. Os autores incluíram 124 participantes, divididos em dois grupos: terapia por ondas de choque (16 Hz; 1.600 disparos; 1,6 bar de pressão; 1 vez por semana, por 10 semanas); e terapia por ultrassom (0,5-0,8 W/cm²; 5 min), demonstrando melhora significativa da dor, com grande efeito, em favor do grupo terapia por ondas de choque, além de redução significativa da calcificação no mesmo grupo.[21]

TENDINOPATIA PATELAR

Uma revisão de literatura realizada por Kertzman e colaboradores[19] incluiu dois ensaios clínicos sobre a terapia por ondas de choque no tratamento de tendinopatia patelar. O primeiro estudo, de 2007,[29] demonstrou resultados funcionais favoráveis e redução da espessura do tendão patelar no ultrassom no grupo que realizou ondas de choque. O segundo estudo, de 2011,[30] não demonstrou efetividade no tratamento por ondas de choque. Assim, os autores consideraram os resultados conflituosos, não podendo ser conclusiva a indicação ou contraindicação desse tratamento.[19,29,30]

CONSOLIDAÇÃO ÓSSEA

A revisão de literatura por parte de Kertzman e colaboradores[19] mencionava, também, o uso da terapia por ondas de choque para tratamento da consolidação óssea. Os autores encontraram dois ensaios clínicos relacionados ao tema:

- O estudo de Furia e colaboradores[31] comparou o tratamento de pseudoartrose na base do quinto metatarso com fixação por meio de parafuso (18 dos 20 pacientes apresentaram consolidação óssea) e ondas de choque (20 dos 23 pacientes apresentaram consolidação óssea), sendo que este último apresentou menos complicações.
- Já o estudo de Elster e colaboradores[32] investigou o uso do tratamento na pseudoartrose da tíbia em 172 casos, apresentando 82,4% de bons resultados. Com base nessas informações, entende-se que o uso da terapia por ondas de choque na pseudoartrose ainda parece ser conflitante na literatura.[19,31,32]

TENDINOPATIA DO MANGUITO ROTADOR

Com relação aos distúrbios do membro superior, uma revisão sistemática com metanálise, de 2020,[33] indicou poucos efeitos benéficos da terapia por ondas de choque no tratamento de doenças do manguito rotador com ou sem depósitos calcificados, quando comparado ao placebo, agulhamento guiado por ultrassom, estimulação nervosa transcutânea, exercícios supervisionados ou lavagem percutânea. Entretanto, os autores ressaltaram a heterogeneidade e a variedade nos protocolos de tratamento como possíveis influenciadores dos resultados encontrados.[33]

Seguindo esses achados, um ensaio clínico mais recente realizado por Fatima e colaboradores[34] indicou que a reabilitação com ou sem a terapia por ondas de choque para tendinopatia do manguito rotador com depósitos calcificados é eficaz na melhora da dor, da função e da qualidade de vida. Porém, de acordo com os autores, a reabilitação com a terapia por ondas de choque se provou superior (**Figura 9.2**).[34]

No estudo, foi aplicado o mesmo protocolo de reabilitação por 6 semanas (2 vezes por semana) em 42 participantes, que foram divididos em dois grupos: terapia por ondas de choque (2 vezes por semana por 6 semanas; 15-20 min; 2.000 disparos; 120 Hz; 0,03-0,32 mJ/mm^2), com média de idade de 48,7±6,74; e apenas reabilitação, com média de idade de 49,8±7,54 anos. Em ambos os grupos, houve melhora da dor (EVA) e da função (escores de Constant Murley), mas com valores melhores no grupo submetido à terapia por ondas de choque.[34]

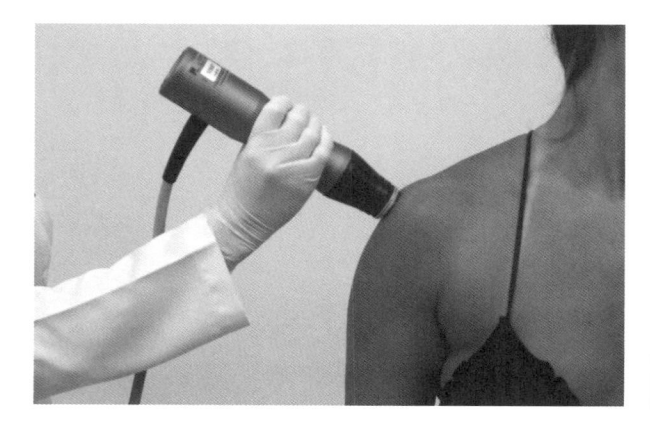

FIGURA 9.2
Aplicação de ondas de choque para doenças do ombro.
Fonte: HS Med.[17]

EPICONDILITE

Referente aos membros superiores, uma revisão sistemática com metanálise foi realizada em 2005,[35] incluindo nove estudos controlados com placebo (1.006 participantes) para avaliar a terapia por ondas de choque na dor lateral do cotovelo (**Figura 9.3**). Os resultados demonstraram que há mínimos benefícios e que o uso dela não é recomendado nesses casos.[35]

Corroborando com esses achados, uma revisão sistemática de 2013,[36] incluindo duas outras revisões sistemáticas e 20 ensaios clínicos randomizados, também encontrou pouco ou nenhum benefício da terapia por ondas de choque na epicondilite lateral.[19,36]

SÍNDROME DO TÚNEL DO CARPO

Em relação à síndrome do túnel do carpo, um ensaio clínico randomizado de Menekseoglu e colaboradores[37] demonstrou efeitos positivos na dor, na função e na mensuração eletrofisiológica em casos leves a moderados. Os autores incluíram 35 participantes (55 punhos), divididos nos grupos de ondas de choque (1 vez por semana, por 3 semanas; 2.000 disparos; pressão de 1,6 bar; 6 Hz) e de placebo (aparelho de ondas de choque não encostava no paciente), sendo que todos utilizaram órtese de punho e receberam instruções para a realização dos mesmos exercícios (10 repetições, 3 vezes ao dia).[37]

Quando os grupos foram comparados, houve diferença significativa em favor do grupo que foi submetido à terapia por ondas de choque para redução da dor (EVA), da severidade dos sintomas e da disfunção (Questionário de Boston para avaliação da síndrome do túnel do carpo [BCTQ, do inglês *Boston carpal tunnel questionnaire*]) e da dor neuropática (Avaliação de sinais e sintomas de dor neuropática de Leeds [LANSS, do inglês *Leeds assessment neuropathic symptons and signs*]), melhora da velocidade de condução sensorial e redução da latência distal sensorial do nervo mediano.[37]

RECONSTRUÇÃO DO LIGAMENTO CRUZADO ANTERIOR

Outro achado recente interessante é o uso da terapia por ondas de choque no pós-operatório de reconstrução do ligamento cruzado anterior (LCA). Um ensaio clínico de Weninger e colaboradores[38] investigou essa terapêutica em pacientes de reconstrução do LCA com enxerto de flexores, e avaliou os efeitos no retorno ao esporte, nos resultados clínicos e no exame de imagem.

Para isso, 65 participantes com idades de 27,65±7,07 anos foram randomizados em dois grupos: terapia por ondas de choque (1 sessão por semana, na 4ª, 5ª e 6ª semanas de

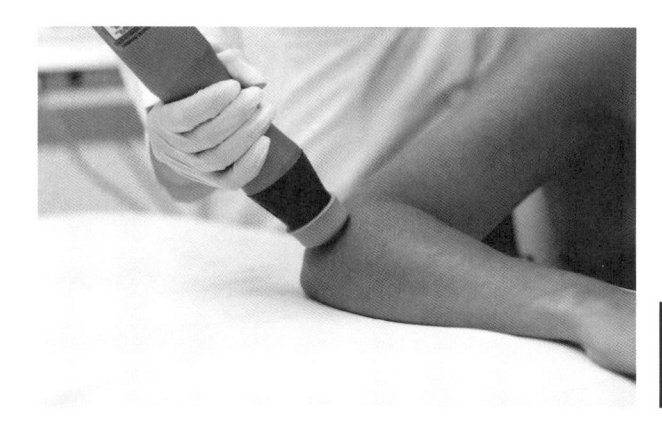

FIGURA 9.3
Aplicação de ondas de choque na região do cotovelo.
Fonte: HS Med.[17]

pós-operatório; 1.500 disparos, sendo 500 disparos na região central do joelho, 500 disparos no túnel femoral e 500 disparos no túnel tibial; fluxo de densidade de 0,25 mJ/mm^2; 5 Hz); e controle. Os dois grupos realizaram o mesmo protocolo de reabilitação.[38]

Entre os esportes praticados pelos participantes, a maioria era esqui alpino (26,2%) e futebol (21,5%). Foi realizado um acompanhamento de 12 meses após a cirurgia. O tempo de retorno às atividades de *pivot* no esporte e de retorno à atividade de corrida foi significativamente menor no grupo que foi submetido às ondas de choque, bem como o retorno aos níveis pré-lesão foi maior para aqueles submetidos à terapia por ondas de choque.[38]

Houve, ainda, melhora significativa da função (segundo os escores de Lysholm e do Comitê internacional de documentação do joelho [IKDC, do inglês International Knee Documentation Committee]) e menor dor (EVA) no grupo de terapia por ondas de choque quando comparado ao grupo controle.[38]

No exame de imagem, para avaliação da cicatrização do enxerto, foi feita a relação da intensidade do sinal para identificar o valor de cinza do mesmo, por meio de ressonância magnética nuclear (RMN) em ponderação T2. Após os 12 meses, os autores não conseguiram os dados de imagem de todos os participantes, mas, nas 38 imagens avaliadas, houve diferença significativa para o grupo de terapia por ondas de choque, que apresentou melhor relação da intensidade do sinal.[38]

RESUMO DOS ACHADOS NA LITERATURA

Consultar a **Tabela 9.2** para visualizar um resumo sobre os achados da terapia por ondas de choque na literatura.

INDICAÇÕES E CONTRAINDICAÇÕES

Conforme discutido no tópico sobre controle de eficácia do tratamento, há ainda muita discussão na literatura sobre as doenças em que existem efeitos positivos e impactantes na implementação da terapia por ondas de choque. De acordo com a literatura, o uso de terapia por ondas de choque é indicado para fasciopatia plantar,[39,40] tendinopatia do tendão calcâneo,[41,42] tendinopatia patelar, tendinopatia glútea,[39,42] tendinopatia calcárea,[39,43] síndrome do estresse medial,[22] osteoartrites,[44] epicondilite lateral e medial[39,40] e estágios iniciais de osteonecrose da cabeça do fêmur.[45]

No entanto, é importante ressaltar que, nos casos de epicondilite lateral, os resultados ainda são pouco claros, com mínimos benefícios, e seu uso não é recomendado segundo uma revisão sistemática de 2005.[30,33]

CONSIDERAÇÕES FINAIS

A terapia por ondas de choque compreende um recurso complementar no tratamento de diferentes condições ortopédicas, apresentando uso efetivo na melhora da dor e da função em casos de fasciopatia plantar e síndrome do túnel do carpo, além de redução da calcificação e melhora da dor no esporão do calcâneo. Além disso, estudos recentes demonstraram que seu

TABELA 9.2
RESUMO DOS ACHADOS ATUAIS NA LITERATURA*

Doença	Terapia por ondas de choque	Limitações
Fasciopatia plantar	Uso efetivo para dor e função	Limitação não relatada
Esporão do calcâneo	Melhora da dor e redução da calcificação	Limitação não relatada
Relacionadas ao manguito rotador (com ou sem depósitos calcificados)	Mínimos efeitos benéficos em comparação ao placebo ou a exercícios supervisionados	Estudos heterogêneos e variedade nos protocolos
Epicondilite lateral	Mínimo benefício, uso não indicado	Resultados pouco claros
Síndrome do túnel do carpo	Melhora da dor e da função	Estudo com amostra pequena
Reconstrução de ligamento cruzado anterior	Melhora da função e da dor, além de mostrar sinais de cicatrização ligamentar no exame de imagem	Uso apenas na 4ª, 5ª e 6ª semanas após a cirurgia. Necessidade de mais estudos

*Resultados conflitantes não foram incluídos na tabela.
Fonte: Elaborada com base em Chang e colaboradores,[18] Kertzman e colaboradores,[19] Leão e colaboradores,[20] Topalovic e colaboradores,[21] Carreras e Montalvo,[28] Surace e colaboradores,[33] Fatima e colaboradores,[34] Buchbinder e colaboradores,[35] Dingemanse e colaboradores,[36] Meneksoglu e colaboradores[37] e Weninger e colaboradores.[36]

uso na reconstrução do ligamento cruzado anterior promoveu melhora da dor, da função e da cicatrização ligamentar. Entretanto, a literatura atual ainda carece de um maior número de estudos com uma população mais homogênea e um número maior de indivíduos para que seja possível definir os efeitos e os melhores parâmetros para a produção de bons resultados no tratamento dessas doenças.

REFERÊNCIAS

1. Aguilera-Sáez J, Muñoz P, Serracanta J, Monte A, Barret JP. Extracorporeal shock wave therapy role in the treatment of burn patients: a systematic literature review. Burns. 2020;46(7):1525-32.
2. Novak P. Physics: F-SW and R-SW: basic information on focused and radial shock wave physics. In: Lohrer H, Gerdesmeyer L, editors. Multidisciplinary medical applications. Heilbronn: Level 10 Buchverlag Daniela Bamberg; 2015. p. 28-49.
3. Shrivastava SK, Kailash. Shock wave treatment in medicine. J Biosci. 2005;30(2):269-75.
4. Wang CJ. Extracorporeal shockwave therapy in musculoskeletal disorders. J Orthop Surg Res. 2012;7:11.
5. Dahmen G, Franke P, Gonchars V, Poppe K, Lentrodt S, Lichtenberger S, et al. Die Behandlung knochennaher Weichteilschmerzen mit Extracorporaler Stoßwellentherapie (ESWT): Indikation, Technik, und bisherige Therapie. In: Chaussy C, Eisenberger F, Jochum D, Wilbert D, editors. Die Stoßwelle: Forschung und Klinik. Tubingen: Attempto-Verlag; 1995. p. 175-86.
6. Haupt G. Use of extracorporeal shock waves in the treatment of pseudarthrosis, tendinopathy and other orthopedic diseases. J Urol. 1997;158(1):4-11.
7. Rompe JD, Kirkpatrick CJ, Küllmer K, Schwitalle M, Krischek O. Dose-related effects of shock waves on rabbit tendo Achillis: a sonographic and histological study. J Bone Joint Surg Br. 1998;80(3):546-52.
8. Chaussy C, Brendel W, Schmiedt E. Extracorporeally induced destruction of kidney stones by shock waves. Lancet. 1980;2(8207):1265-8.

9. Rompe JD, Hopf C, Küllmer K, Heine J, Bürger R, Nafe B. Low-energy extracorporal shock wave therapy for persistent tennis elbow. Int Orthop. 1996;20(1):23-7.
10. Spindler A, Berman A, Lucero E, Braier M. Extracorporeal shock wave treatment for chronic calcific tendinitis of the shoulder. J Rheumatol. 1998;25(6):1161-3.
11. Seil R, Rupp S, Hammer DS, Enßlin S, Gebhardt T, Kohn D. Extrakorporale stoßwellentherapie bei der tendionosis calcarea der rotatorenmanschette: vergleich verschiedener behandlungsprotokolle. Z Orthop Unfall. 1999;137(4):310-5.
12. Jeon JH, Jung YJ, Lee JY, Choi JS, Mun JH, Park WY, et al. The effect of extracorporeal shock wave therapy on myofascial pain syndrome. Ann Rehabil Med. 2012;36(5):665-74.
13. Ji HM, Kim HJ, Han SJ. Extracorporeal shock wave therapy in myofascial pain syndrome of upper trapezius. Ann Rehabil Med. 2012;36(5):675-80.
14. Lee JH, Han EY. A comparison of the effects of PNF, ESWT, and TPI on pain and function of patients with myofascial pain syndrome. J Phys Ther Sci. 2013;25:341-4.
15. Király M, Bender T, Hodosi K. Comparative study of shockwave therapy and low-level laser therapy effects in patients with myofascial pain syndrome of the trapezius. Rheumatol Int. 2018;38(11):2045-52.
16. Bauermeister W. Diagnosis and therapy of myofascial trigger point symptoms by localization and stimulation of sensitized nociceptors with focused ultrasound shockwaves. Medizinisch Orthopadische Technik. 2005;5:65-74.
17. HS Med. Thork Ibramed: aparelho de ondas de choque: novo modelo [Internet]. HS Med; 2023 [capturado em 17 mar. 2024]. Disponível em: https://www.hsmed.com.br/thork-ibramed.
18. Chang KV, Chen SY, Chen WS, Tu YK, Chien KL. Comparative effectiveness of focused shock wave therapy of different intensity levels and radial shock wave therapy for treating plantar fasciitis: a systematic review and network meta-analysis. Arch Phys Med Rehabil. 2012;93(7):1259-68.
19. Kertzman P, Lenza M, Pedrinelli A, Ejnisman B. Tratamento por ondas de choque nas doenças musculoesqueléticas e consolidação óssea: análise qualitativa da literatura. Rev Bras Ortop. 2015;50(1):3-8.
20. Leão RG, Azuma MM, Ambrosio GHC, Faloppa F, Takimoto ES, Tamaoki MJS. Effectiveness of shockwave therapy in the treatment of plantar fasciitis. Acta Ortop Bras. 2020;28(1):7-11.
21. Topalović I, Nešić D, Mitrović S, Jerković VM, Konstantinović L. The efficacy of focused extracorporeal shock wave therapy and ultrasound therapy in the treatment of calcar calcanei: a randomized study. Biomed Res Int. 2023;2023:8855687.
22. Moen MH, Rayer S, Schipper M, Schmikli S, Weir A, Tol JL, et al. Shockwave treatment for medial tibial stress syndrome in athletes; a prospective controlled study. Br J Sports Med. 2012;46(4):253-7.
23. Abe Y, Ito K, Hao K, Shindo T, Ogata T, Kagaya Y, et al. Extracorporeal low-energy shock-wave therapy exerts anti-inflammatory effects in a rat model of acute myocardial infarction. Circ J. 2014;78(12):2915-25.
24. Simplicio CL, Purita J, Murrell W, Santos GS, Santos RG, Lana JFSD. Extracorporeal shock wave therapy mechanisms in musculoskeletal regenerative medicine. J Clin Orthop Trauma. 2020;11(Suppl 3):S309-18.
25. Hausdorf J, Lutz A, Mayer-Wagner S, Birkenmaier C, Jansson V, Maier M. Shock wave therapy for femoral head necrosis-pressure measurements inside the femoral head. J Biomech. 2010;43(11):2065-9.
26. Metzner G, Dohnalek C, Aigner E. High-energy Extracorporeal Shock-Wave Therapy (ESWT) for the treatment of chronic plantar fasciitis. Foot Ankle Int. 2010;31(9):790-6.
27. Rompe JD, Küllmer K, Vogel J, Eckardt A, Wahlmann U, Eysel P, et al. Extracorporeal shock-wave therapy: experimental basis, clinical application. Orthopade. 1997;26(3):215-28.
28. Carreras MI, Montalvo EWP. Efectividad de la terapia por ondas de choque en lesiones de tendones y ligamentos del sistema osteomioarticular. Rev Cubana Ortop Traumatol. 2022;36(1):e423.
29. Wang CJ, Ko JY, Chan YS, Weng LH, Hsu SL. Extracorporeal shockwave for chronic patellar tendinopathy. Am J Sports Med. 2007;35(6):972-8.
30. Zwerver J, Hartgens F, Verhagen E, van der Worp H, van den Akker-Scheek I, Diercks RL. No effect of extracorporeal shockwave therapy on patellar tendinopathy in jumping athletes during the competitive season: a randomized clinical trial. Am J Sports Med. 2011;39(6):1191-9.
31. Furia JP, Juliano PJ, Wade AM, Schaden W, Mittermayr R. Shock wave therapy compared with intramedullary screw fixation for nonunion of proximal fifth metatarsal metaphyseal-diaphyseal fractures. J Bone Joint Surg Am. 2010;92(4):846-54.
32. Elster EA, Stojadinovic A, Forsberg J, Shawen S, Andersen RC, Schaden W. Extracorporeal shock wave therapy for nonunion of the tibia. J Orthop Trauma. 2010;24(3):133-41.
33. Surace SJ, Deitch J, Johnston RV, Buchbinder R. Shock wave therapy for rotator cuff disease with or without calcification. Cochrane Database Syst Rev. 2020;3(3):CD008962.
34. Fatima A, Ahmad A, Gilani SA, Darain H, Kazmi S, Hanif K. Effects of high-energy extracorporeal shockwave therapy on pain, functional disability, quality of life, and ultrasonographic changes in patients with calcified rotator cuff tendinopathy. Biomed Res Int. 2022;2022:1230857.
35. Buchbinder R, Green SE, Youd JM, Assendelft WJJ, Barnsley L, Smidt N. Shock wave therapy for lateral elbow pain. Cochrane Database Syst Rev. 2005;2005(4):CD003524.
36. Dingemanse R, Randsdorp M, Koes BW, Huisstede BM. Evidence for the effectiveness of electrophysical modalities for treatment of medial and lateral epicondylitis: a systematic review. Br J Sports Med. 2014;48(12):957-65.
37. Menekseoglu AK, Korkmaz M, Segmen H. Clinical and electrophysiological efficacy of extracorporeal shock-wave therapy in carpal tunnel syndrome: a placebo-controlled, double-blind clinical trial. Rev Assoc Med Bras. 2023;69(1):124-30.
38. Weninger P, Thallinger C, Chytilek M, Hanel Y, Steffel C, Karimi R, et al. Extracorporeal shockwave therapy improves outcome after primary anterior cruciate ligament reconstruction with hamstring tendons. J Clin Med. 2023;12(10):3350.
39. Speed C. A systematic review of shockwave therapies in soft tissue conditions: focusing on the evidence. Br J Sports Med. 2014;48(21):1538-42.
40. Lou J, Wang S, Liu S, Xing G. Effectiveness of extracorporeal shock wave therapy without local anesthesia in patients with recalcitrant plantar fasciitis: a meta-analysis

of randomized controlled trials. Am J Phys Med Rehabil. 2017;96(8):529-34.
41. Al-Abbad H, Simon JV. The effectiveness of extracorporeal shock wave therapy on chronic achilles tendinopathy: a systematic review. Foot Ankle Int. 2013;34(1):33-41.
42. Mani-Babu S, Morrissey D, Waugh C, Screen H, Barton C. The effectiveness of extracorporeal shock wave therapy in lower limb tendinopathy: a systematic review. Am J Sports Med. 2015;43(3):752-61.
43. Verstraelen FU, In den Kleef NJHM, Jansen L, Morrenhof JW. High-energy versus low-energy extracorporeal shock wave therapy for calcifying tendinitis of the shoulder: which is superior? A meta-analysis. Clin Orthop Relat Res. 2014;472(9):2816-25.
44. Corey S, Mueller T, Bojescul J, Cameron C. Application of high energy extracorporeal shockwave therapy on musculoskeletal conditions in US military medical facilities. US Army Med Dep J. 2018;(2-18):76-83.
45. Hao Y, Guo H, Xu Z, Qi H, Wang Y, Lu C, et al. Meta-analysis of the potential role of extracorporeal shockwave therapy in osteonecrosis of the femoral head. J Orthop Surg Res. 2018;13:166.

LEITURA RECOMENDADA

The International Society for Musculoskeletal Shockwave Treatment. Digest guidelines for extracorporeal shock wave therapy. Linz: ISMST; 2023.

10

A importância da manutenção dos equipamentos de agentes eletrofísicos

CARLOS EDUARDO GIRASOL
ALEXANDRE MARCIO MARCOLINO

RESUMO

A temática dos agentes eletrofísicos frequentemente suscita dúvidas e ceticismo quanto à sua eficácia terapêutica. No entanto, um aspecto muitas vezes negligenciado pelos fisioterapeutas diz respeito à qualidade dos equipamentos e acessórios utilizados durante a aplicação desses agentes. Sabe-se que há uma necessidade de que tais equipamentos desempenhem seu papel em plena capacidade. Para isso, além das condições básicas de manutenção preventiva (ou corretiva, quando necessária), outros cuidados devem ser tomados quanto às condições de uso. Por isso, há necessidade não só de uma padronização da indústria de equipamentos eletromédicos, mas também da implementação de um fator de educação do profissional fisioterapeuta diante do cenário ético-profissional. Portanto, neste capítulo, apresentaremos uma visão de extrema relevância quanto aos equipamentos de agentes eletrofísicos, destacando, também, além de modelos e cenários de aplicação, os inúmeros instrumentos necessários durante um processo de aferição e suas principais características. Discorreremos, ainda, acerca de terapias como a fotobiomodulação, a eletroterapia, o ultrassom terapêutico, as ondas curtas (OCs) e micro-ondas (MOs), bem como sobre seus respectivos acessórios para o uso pleno. Objetiva-se, por meio disso, apresentar e destacar tais cenários, elencar as possibilidades e discorrer acerca das complicações possíveis, salientando que a falta de manutenção desses equipamentos pode colocar em risco os pacientes e profissionais que os manuseiam, e o risco só será minimizado a partir da tomada de medidas preventivas diárias e da manutenção periódica dos equipamentos de agentes eletrofísicos.

Palavras-chave: Segurança de equipamentos; terapia por estimulação elétrica; ultrassom terapêutico; diatermia; fotobiomodulação.

A temática dos agentes eletrofísicos (AEs) ocasionalmente suscita descrédito, questionamentos e até convicções sobre sua real eficácia terapêutica. No entanto, historicamente, esses agentes têm sido amplamente empregados em diversas práticas clínicas. Nesse contexto, a compreensão da credibilidade atribuída às evidências conhecidas pelos fisioterapeutas torna-se essencial. Cook e colaboradores[1] questionaram acerca de determinadas temáticas entre as intervenções musculoesqueléticas, como o exercício terapêutico, a terapia manual, as estratégias de condicionamento psicológico e comportamentais, o desempenho atlético, a educação do paciente e, finalmente, os agentes eletrofísicos e as terapias térmicas. Foram entrevistados 1.429 participantes de 36 países distintos. Dos seis tópicos investigados, cinco revelaram um nível de credibilidade que variou de moderado a forte. Contrariamente, apenas um tópico não obteve tal reconhecimento. Os agentes eletrofísicos foram identificados com uma credibilidade inferior no entendimento dos profissionais fisioterapeutas, e classificados como de fraca confiabilidade. Todavia, é de conhecimento que o fisioterapeuta faz uso rotineiramente dos equipamentos de agentes eletrofísicos, salvo a discussão perante a parametrização ideal, a fase terapêutica e afins. Seja em um cenário clínico rotineiro ou diante dos maiores níveis de desempenho humano, como durante os Jogos Pan-americanos[2] ou mesmo os Jogos Olímpicos,[3] as modalidades de intervenção por meio dos agentes eletrofísicos se mostram de grande relevância e, principalmente, de um elevado uso nas condutas fisioterapêuticas. Hipóteses podem ser discorridas, portanto, acerca das motivações desta baixa credibilidade, podendo se discorrer acerca do baixo entendimento dos aspectos físicos, da interação biofísica, da formação básica nas disciplinas de graduação, entre outros. No entanto, uma questão deve ser ressaltada: os equipamentos empregados estão em condições de pleno funcionamento ou sequer funcionam?

Inúmeras pesquisas, inclusive em cenário nacional, indicam a necessidade de manutenção dos equipamentos, uma vez que suas capacidades se mostram completamente comprometidas, seja para o ultrassom terapêutico,[4] para a diatermia por OCs[5] ou para a terapia por fotobiomodulação.[6] Embora se configure como um aspecto ético a manutenção dos equipamentos, que resulta em um melhor cenário terapêutico, existe uma baixa procura e, por vezes, uma ausência de conhecimento sobre a necessidade de manutenção dos equipamentos de agentes eletrofísicos, seja ela preventiva ou corretiva. Mesmo que a manutenção de diversos dispositivos eletrônicos rotineiramente esteja em nossa vida, por vezes ela passa despercebida no contexto profissional. Inevitavelmente, cenários e condições desagradáveis podem ser gerados a partir disso.

Desse modo, é de incumbência do Conselho Federal de Fisioterapia e Terapia Ocupacional (COFFITO), por meio de seus respectivos Conselhos Regionais de Fisioterapia e Terapia Ocupacional (CREFITOs), fiscalizar o exercício das profissões definidas no Decreto-Lei nº 938, de 13 de outubro de 1969.[7] Não obstante, a manutenção dos equipamentos se dá pelo exercício íntegro e respeitável da profissão. Conforme apontado pela resolução nº 7 do CREFITO da 7ª região, de 24 de fevereiro de 2014,[8] o ato de "manter equipamentos em condições inadequadas para o uso", assim como "manter equipamentos sem manutenção preventiva, realizada por empresa ou profissional comprovadamente habilitado com periodicidade máxima de seis meses", é passível de penalidade como a interdição do equipamento e, em caso de reincidência, a instauração de uma multa em cinco unidades-padrão de multa (valor instituído pelo regimento local).

Conforme exposto, destaca-se por ser um comportamento ético e de exímio profissionalismo a manutenção dos equipamentos, sendo ela parte integrante da rotina clínica. Ademais, a manutenção pode ser preventiva ou corretiva, tendo por princípio fundamental o cumprimento dos parâmetros estabelecidos nas normas técnicas. Desse modo, entende-se que:

- A manutenção preventiva atesta que o equipamento foi revisado por assistência credenciada e está dentro das normas vigentes. A posse de laudo técnico devidamente estruturado e apre-

sentado serve, ainda, como documento para a fiscalização do CREFITO e também como prova em uma eventual ação judicial envolvendo um paciente.
- A manutenção corretiva, por sua vez, mostra-se necessária quando um quadro de falha ocorreu previamente, estando instaurado ao momento. De modo geral, são destaques as falhas potenciais (ainda em estágio inicial, que denuncia a existência de algum problema, mesmo que o equipamento ainda esteja desempenhando a sua função) ou as falhas funcionais (quando o equipamento não é mais capaz de desempenhar sua função, ou seja, não produz a resposta desejada nos tecidos em que é utilizado.

De forma geral, até o momento, foi apresentada a necessidade de manutenção dos equipamentos de AEs. Entretanto, deve-se destacar que inúmeros são os instrumentos necessários durante um processo de aferição dos equipamentos. Este capítulo tem como objetivo apresentar e destacar tais cenários, elencar as possibilidades e discorrer acerca das complicações possíveis. Assim, discutiremos exemplos como o emprego do osciloscópio na avaliação de dispositivos de eletroterapia e sua interação com os diferentes parâmetros de corrente elétrica. Abordaremos a utilização do tanque acústico e da balança de pressão de radiação, que, juntos, possibilitam a análise da potência e das variáveis do campo acústico emitido pelo transdutor de ultrassom, ou até mesmo a aferição da fotobiomodulação, avaliada por sensores quantitativos ou qualitativos de potência do feixe luminoso, entre outros. Tais ferramentas de aferição dos equipamentos de agentes eletrofísicos podem ser observadas na **Figura 10.1**.

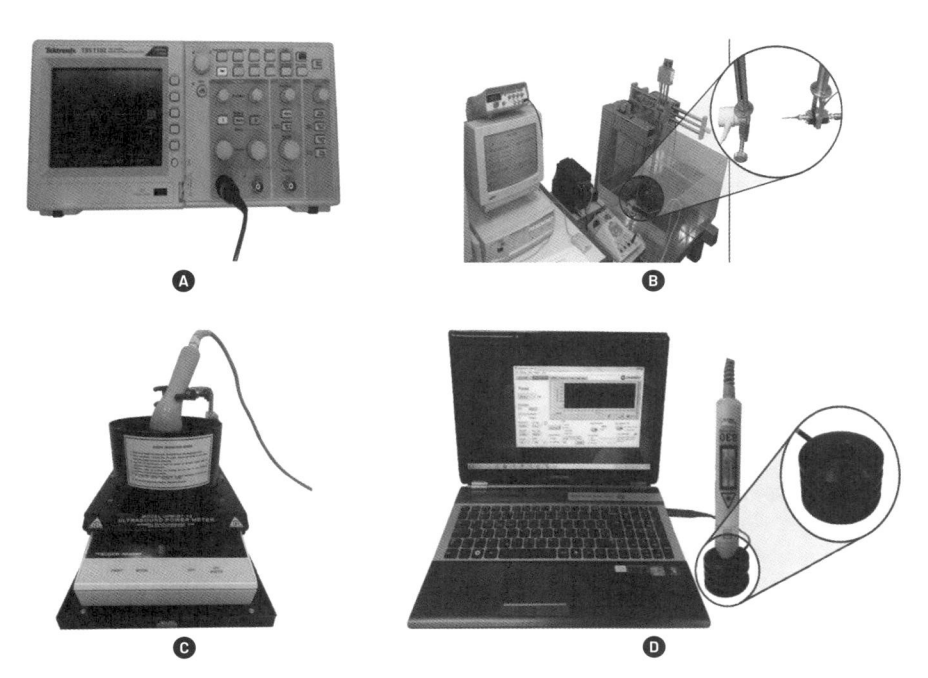

FIGURA 10.1

Ferramentas para aferição dos equipamentos de agentes eletrofísicos. (**A**) Osciloscópio. (**B**) Tanque acústico. (**C**) Balança de pressão de radiação. (**D**) Sensor de potência para feixe de luz.

Fonte: Guirro e colaboradores.[9]

ELETROTERAPIA

A eletroterapia é considerada uma das ferramentas mais utilizadas pelos fisioterapeutas. Apesar do claro avanço tecnológico nos equipamentos eletromédicos, ainda é possível observar a comercialização de equipamentos analógicos com variáveis físicas pouco precisas. Destacamos antecipadamente que isso não é um problema exclusivo dos equipamentos analógicos, uma vez que os dispositivos digitais também apresentam falhas e, como tal, devem ser submetidos à manutenção. No entanto, por suas características estruturais, os dispositivos analógicos mostram-se mais propensos a falhas.

A eletroterapia se destaca pelo processo de imposição de uma corrente elétrica em padrões terapêuticos, com objetivos analgésicos, de reparação tecidual, estimulação muscular ou para o transporte de íons pelo processo de iontoforese.[10,11] Esse processo se destaca por um estrito mecanismo dose-dependente, ou seja, um aparelho que não emprega a forma do pulso, da intensidade, da duração de fase e/ou da frequência da corrente de maneira fiel à estabelecida pela literatura pode causar a ineficácia da terapia.

O Brasil, no que tange aos equipamentos eletromédicos, segue as normas provenientes da Associação Brasileira de Normas Técnicas (ABNT), as quais são pontuadas pela Comissão Eletrotécnica Internacional (IEC, do inglês International Eletrotechnical Comission). Desse modo, tem-se como modelos a norma 60601-2-6 – Equipamento eletromédico – Parte 2-10: requisitos particulares para segurança básica e desempenho essencial dos equipamentos de terapia por MOs, publicada em 2014 e atualizada em 2019.[12] Tal norma destaca o objetivo de "estabelecer os requisitos particulares de segurança básica e o desempenho essencial de estimuladores de nervos e músculos". A mensuração da qualidade do sinal elétrico pode ser observada, por exemplo, junto ao osciloscópio. Este aparelho interage com o sinal elétrico e o ofertado em condição gráfica em seu visor, de forma que o operador possa interagir com parâmetros como duração de pulso, amplitude, forma geométrica do sinal, entre outros já discutidos nas características físicas das correntes deste livro. Nesse sentido, para uma melhor interação, a **Figura 10.1A**, anteriormente apresentada, ilustra um modelo de osciloscópio.

Destaca-se, ainda, que, além dos estimuladores, a eletroterapia apresenta uma íntima relação do seu completo funcionamento com a utilização de acessórios e meios de contato de boa qualidade. Por exemplo, deve-se atentar à qualidade dos meios de contato, como o gel aquoso. Inúmeras são as vezes em que profissionais utilizam materiais vencidos ou fora do padrão de qualidade necessário para o armazenamento. Uma vez alterada sua conformidade químico-física, o material pode apresentar uma menor capacidade de transmissão de energia e tempo útil durante uma intervenção. Outros cenários de discussão se referem aos eletrodos. Os acessórios de alumínio, silicone-carbono ou autoadesivos devem ser trocados com periodicidade, embora apresentem suas particularidades, com destaque para os seguintes.

- **Eletrodo autoadesivo:** recomenda-se emprego individual e o reforço de que ele descartável. Há determinada facilidade, haja visto sua fácil aderência e praticidade ao cenário de intervenção prática, além da interação com diferentes sítios anatômicos. Destaca-se novamente que o uso não deve ser repetido, seja com reaplicação de gel seja com a fixação por fitas adicionais, pois isso não promoverá incremento da sua vida útil, além do claro desgaste natural ofertado a ele.
- **Eletrodo de silicone-carbono:** de emprego similar ao do autoadesivo, utiliza-se junto a ele as correntes despolarizadas e tem um prazo de uso, sendo seu tempo finito. Ao avançar as horas de uso, há uma degradação da disponibilidade de carbono, fazendo com que o acessório passe a ser uma resistência à transmissão da corrente. Deve-se considerar, ainda, a dificuldade de fixação quando associado ao movimento se comparado ao autoadesivo. O uso incorreto também favorecerá o desgaste acentuado, como em condições de uso com correntes polarizadas. Um sinal nítido pode ser observado na descamação do material do eletrodo.

- **Eletrodo de alumínio associado a esponja:** para as correntes polarizadas, pode-se empregar eletrodos de alumínio em conjunto a esponjas embebidas em líquido para fornecer a capacidade de transmissão do sinal elétrico. Tais instrumentos, embora apresentem uma maior resistência à degradação, também não estão isentos da troca periódica. Os eletrodos metálicos utilizados ao longo do tempo podem apresentar desgaste decorrente da oxidação após longo período de exposição à corrente. Como cuidado, as esponjas devem ser lavadas em água corrente e sabão neutro após o uso, para eliminar os resíduos da ionização. Quando necessário, as esponjas podem ser lavadas com solução de hipoclorito de sódio para controlar a proliferação de microrganismos.

Pode-se observar exemplos de eletrodos rotineiramente empregados na rotina do fisioterapeuta na **Figura 10.2**. Os efeitos provenientes da degradação por uso e emprego das correntes elétricas podem ser observados nas **Figuras 10.3 e 10.4**.

Por fim, outro aspecto relativo aos acessórios da eletroterapia é a integridade dos cabos do eletrodo e, consequentemente, seus efeitos da polaridade. De maneira clássica, a orientação é de que os cabos dos equipamentos de eletroterapia devem ser manuseados e armazenados com cuidado, para evitar desgastes e danos internos. Ademais, recomenda-se que não sejam misturados, a fim de evitar que cabos de diferentes equipamentos estimuladores sejam empregados equivocadamente. Embora alguns equipamentos apresentem a notificação de "cabo partido" ou similar, outros podem não os ofertar e, assim, apenas apresentar anomalias em sua rotina de utilização. Isso pode ser um problema quando o paciente não sabe o que de fato deveria esperar de uma eletroestimulação, e, assim, não ocorrer a terapia de fato proposta. Não obstante, pode-se observar problemas quanto à polaridade que se deseja nos eletrodos. Durante o processo de fixação dos cabos nos pinos de conexão, eles podem não seguir os padrões de confecção e suas porções distais serem fixadas equivocadamente. É importante observar que, por regra, a fixação com a menor haste de conexão se dá no polo positivo, enquanto a maior se dá no polo negativo. No ambiente externo do cabo, a extremidade distal faz referência ao polo positivo, enquanto a região do corpo do pino deve corresponder ao polo negativo.

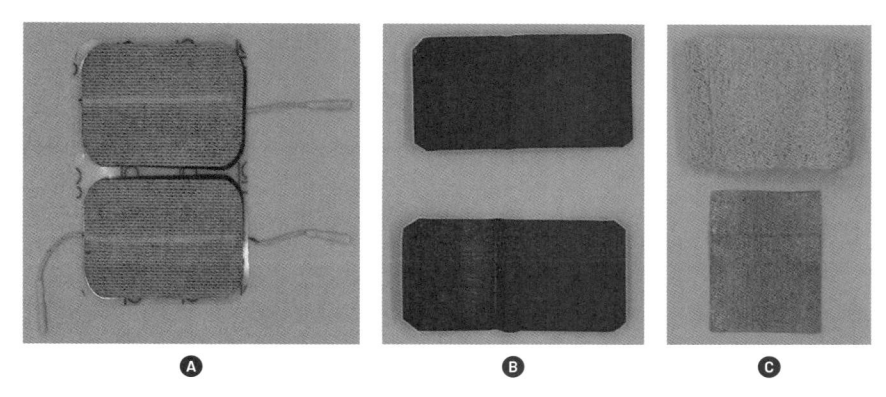

FIGURA 10.2
Tipos de eletrodos empregados nos equipamentos geradores de correntes elétricas. (**A**) Eletrodo autoadesivo, utilizado para correntes despolarizadas. (**B**) Eletrodo silicone-carbono, utilizado para correntes despolarizadas, associado ao gel de contato. (**C**) Eletrodo de alumínio, utilizado para correntes polarizadas, associado à esponja umedecida.
Fonte: Guirro e colaboradores.[9]

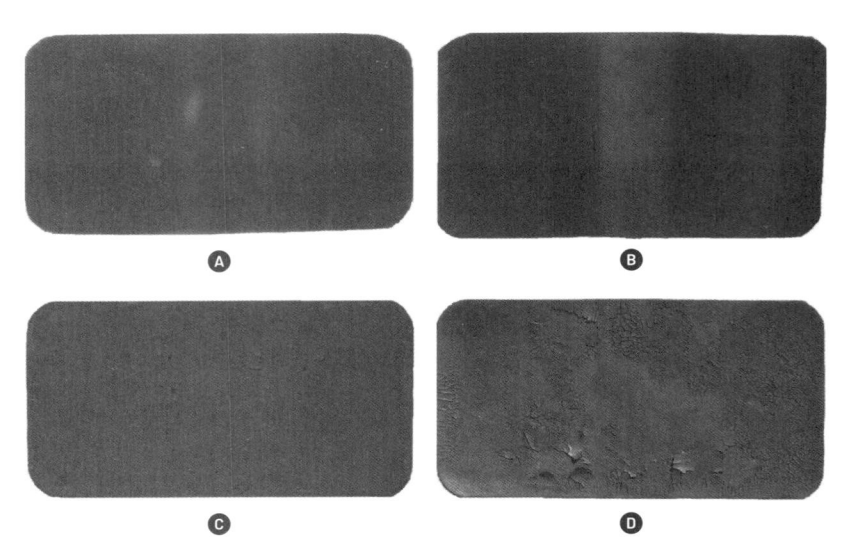

FIGURA 10.3
Análise macroscópica dos eletrodos de silicone-carbono. **(A)** Novo (N). **(B)** 108 horas de uso com corrente bifásica (CB). **(C)** 108 horas de uso com corrente contínua (CC), polo negativo (N). **(D)** 108 horas de uso com CC, polo positivo (P).
Fonte: Guirro e colaboradores.[9]

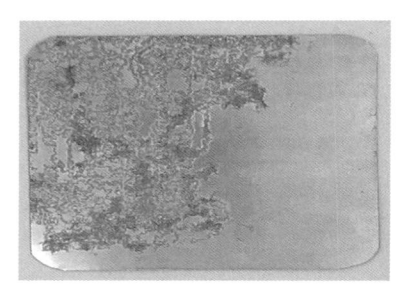

FIGURA 10.4
Efeitos da oxidação por correntes polarizadas em eletrodo de alumínio.
Fonte: Guirro e colaboradores.[9]

Embora a eletroterapia seja amplamente empregada, aspectos como os aqui apontados devem ser considerados para o seu pleno funcionamento. A chegada de energia para o funcionamento do estimulador, os meios e acessórios de contato e a transmissão do sinal elétrico, assim como os cabos e suas fixações, devem respeitar fielmente os padrões e normas estabelecidos.

ULTRASSOM TERAPÊUTICO

O ultrassom terapêutico (UST) é considerado um dos agentes eletrofísicos mais comumente empregados na prática clínica do fisioterapeuta. Sua utilização na rotina da reabilitação e promoção de saúde inclui objetivos como:

- Reparação tecidual.
- Incremento circulatório.
- Redução do espasmo muscular.
- Aumento da extensibilidade dos tecidos.
- Manejo do quadro álgico.

Os efeitos anteriormente citados são provenientes da interação de ondas acústicas geradas por piezoeletricidade, com base na diferença de potencial elétrico a partir da deformação de materiais presentes no transdutor do equipamento. Dessa forma, sua capacidade de geração de onda e, por consequência, seus efeitos, estão intimamente relacionados ao pleno funcionamento do equipamento.

Conforme mencionado anteriormente, é crucial que essas estruturas desempenhem seu papel plenamente. Além das condições básicas de manutenção preventiva (ou corretiva, quando necessário), é fundamental tomar outros cuidados em relação às condições de uso. Estas condições são aplicáveis globalmente aos agentes eletrofísicos ou eletromédicos em geral. Em termos de aspectos estruturais, é preciso, por exemplo, utilizar tomadas únicas e aterradas, ao contrário da conexão de vários equipamentos em uma única tomada, geralmente não aterrada, como frequentemente observado. Além disso, existem diferenças estruturais inerentes aos equipamentos, como no caso das tecnologias analógica e digital. Em geral, embora os equipamentos analógicos apresentem um custo menor e sejam atrativos nesse aspecto, possuem menor precisão nos parâmetros físicos. Por exemplo, a definição da densidade de potência de um equipamento de ultrassom (W/cm^2) pode apresentar discrepância entre o que está sendo mostrado no painel do equipamento e o que está realmente sendo emitido por ele. Deve-se destacar, no entanto, que os equipamentos digitais também podem apresentar essa discrepância, mas a fonte de origem do problema naturalmente será outra que não a geração de informação do painel. Assim, geradores analógicos, em geral, apresentam mais um possível confundidor da parametrização ideal.[4,9]

Considerando, portanto, uma condição dose-dependente durante o emprego do UST e a necessidade de se atingir valores específicos para cada intervenção, recomenda-se o emprego de equipamentos com uma melhor precisão dos parâmetros físicos. Além disso, há a necessidade de conhecimento do operador diante das características operacionais do dispositivo. Desse modo, apontamos ainda que, por normas vigentes no cenário nacional, define-se que a fabricação dos equipamentos de UST no Brasil deverá apresentar em seu painel os valores considerados intensidade instantânea. Haja visto a diferença acerca de intensidade instantânea e intensidade média, tal parâmetro físico deve ser rigorosamente considerado. Outro ponto de notório destaque está relacionado aos ciclos de trabalho ou à clássica condição de contínuo e pulsado. Tomou-se por verdade por muito tempo (por vezes, ainda vigente) que "o ultrassom contínuo aquece mais que o ultrassom pulsado". Inicialmente, deve-se ter em mente que o regime de pulso, por si só, não define o aquecimento do tecido.[13] Essa variável deve estar conjugada com a intensidade média, com a frequência da onda e com o tempo de aplicação, assim como o tipo e a espessura do tecido biológico sobre o qual a energia será depositada também influenciam no aquecimento. Uma vez que algumas variáveis não sejam apresentadas de acordo com os parâmetros ideais, todo o planejamento terapêutico estará comprometido.

A avaliação periódica dos equipamentos de UST, por meio da balança de força de radiação e tanque acústico, faz-se necessária para garantir que o equipamento esteja em boas condições de funcionamento. Assim, a seguir, serão analisados aos modelos clássicos de mensuração do UST.

BALANÇA DE FORÇA DE RADIAÇÃO

A balança de força de radiação é um equipamento empregado para mensuração quantitativa das ondas mecânicas do ultrassom terapêutico. Consiste em um recipiente revestido de borracha, perfazendo um cenário de contenção de líquido aquoso, em que um alvo em cone metálico é imerso e, assim, interage com a onda propagada pelo transdutor disposto logo acima, de maneira perpendicular ao alvo. Tal cone metálico está em comunicação com um sensor que determinará a deformação pela carga imposta, apresentando sua leitura em uma balança digital. Para uma melhor interação, pode-se observar a **Figura 10.1C**, anteriormente apresentada.

Esse modelo de avaliação foi empregado por Guirro e Santos[4] para mensuração de 48 equipamentos novos de UST. A amostra era composta por oito modelos de equipamento, elaborados por seis diferentes fabricantes. Como resultado, os autores expuseram que, alguns modelos, embora fossem novos, apresentavam erro de calibração maior que 30%. Assim, é nítido que o profissional que adquiriu e empregou em sua rotina de atendimento equipamentos similares, também naturalmente sem uma prévia calibração, uma vez que eles eram novos, não aplicou em seus pacientes as doses programadas no seu plano de tratamento, e que isso, obviamente, deve ter interferido nos resultados do mesmo e/ou da pesquisa realizada. Há mais de duas décadas há o apontamento da necessidade de interação com tal fator e, ainda, uma proposta da utilização da balança semianalítica[14] para a mensuração da potência do UST, destacando-se por ser um método quantitativo, fidedigno e seguro, permitindo ao fisioterapeuta aferir o equipamento que está em uso na clínica.

TANQUE ACÚSTICO

A análise do feixe acústico por meio do tanque acústico é feita por um elemento piezoelétrico. O método do tanque conta com um hidrofone acoplado que produz um sinal elétrico quando em interação com uma onda acústica aplicada a ele. Desse modo, as ondas provenientes do UST são convertidas em sinal elétrico e captadas por um *software* e/ou osciloscópio conectado a um sistema computadorizado. Esse modelo também permite a interposição de amostras de tecidos, simuladas ou em material biológico real, a fim de avaliar a influência da interação com diferentes tecidos interpostos.

De modo geral, o tanque acústico conterá água e um hidrofone acústico em forma de agulha e com raio do disco do elemento piezoelétrico em tamanho limitado. O sistema de posicionamento para aquisição é composto por estrutura móvel, permitindo movimentos nas três direções coordenadas. Ademais, cabe ressaltar que esse modelo de sistema permite a gravação das imagens detalhadas, apresentando a distribuição das ondas geradas pelo UST sobre uma área predeterminada.[9] A **Figura 10.1B**, anteriormente disposta, apresenta o tanque acústico entre os modelos de equipamentos para aferição.

Para o UST, utilizam-se, portanto, o tanque acústico e a balança de pressão de radiação, que, juntos, possibilitam a análise da potência e das variáveis do campo acústico emitido pelo transdutor, fazendo-se assim necessário para garantir que o equipamento esteja em boas condições de funcionamento. Destaca-se que as variáveis coletadas no tanque acústico permitem analisar, entre outras, a forma do feixe ultrassônico, a área de radiação efetiva, a taxa de não uniformidade, a frequência da onda e os ciclos de trabalho. Por exemplo, Ferrari e colaboradores,[15] em uma avaliação qualitativa do campo acústico, analisaram que, de 31 transdutores avaliados, apenas 11 apresentaram características acústicas próximas do ideal na forma de um cone uniforme. A maioria apresentou feixes não centrados, com bifurcações variadas, gerando, assim, distribuição não proporcional de energia da base para o ápice. Tais alterações podem ser observadas na **Figura 10.5**.

MÉTODO DE CAVITAÇÃO

O método de cavitação é simples e de fácil condução para o ambiente clínico, do tipo qualitativo, comumente empregado para avaliar o UST. O método consiste em colocar água sobre a face metálica do transdutor e ligar o equipamento a partir da intensidade de 0,1 W/cm².

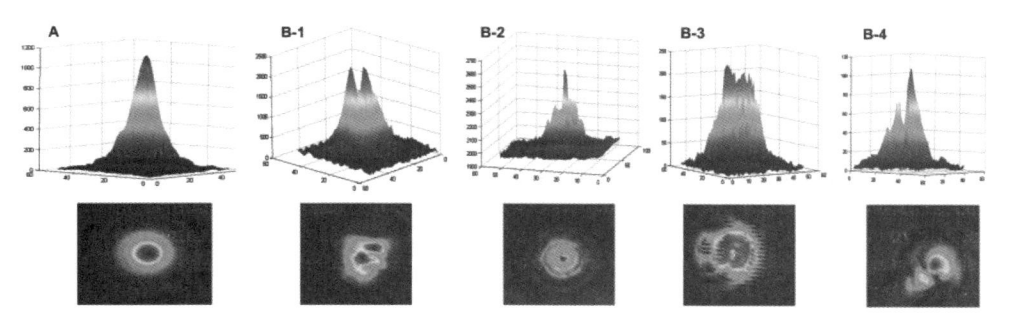

FIGURA 10.5
Feixe acústico de equipamentos de ultrassom terapêutico obtido por análise do tanque acústico. (**A**) Forma geométrica regular. (**B**) Forma geométrica irregular, indicando feixes não centralizados.
Fonte: Ferrari e colaboradores.[15]

Como uma onda mecânica, ao primeiro estímulo, já se pode observar a cavitação da água. Ao elevar a intensidade, de forma lenta e gradual, também é observado esse aumento condizente da cavitação, indicando que a intensidade está aumentando. A partir de 1,5 W/cm², empregando-se um regime contínuo e na frequência de 1 MHz, deve ser reparada a nebulização da água. Com essas respostas, o teste indica que o aparelho está emitindo US com intensidade próxima aos valores esperados para essas intensidades. A não ocorrência desses eventos, por sua vez, apresenta uma possível alteração no estado de qualidade do equipamento avaliado. Deve-se destacar, novamente, que essa é uma análise qualitativa, diferentemente dos dois primeiros modelos quantitativos apresentados.

FOTOBIOMODULAÇÃO

O emprego dos equipamentos de fotobiomodulação é crescente, ano após ano no cenário fisioterapêutico. Independentemente da fonte geradora, seja ela por amplificação da luz por emissão estimulada de radiação (*laser*, do inglês *light amplification by stimulated emission of radiation*) ou por diodo emissor de luz (LED, do inglês *light-emitting diode*), a terapia possui alto respaldo científico e uma considerável inserção clínica. Entretanto, são inúmeros os confundidores que devem ser analisados antes do seu emprego, como individualidades biológicas,[16,17] objetivo terapêutico[16,18] e, não obstante, os mais variados modelos de equipamentos disponíveis.[19] Conforme apontado por este capítulo, não apenas o modelo do equipamento adquirido, mas também seu estado e a capacidade de emissão presente.

Guirro e Weiss[20] avaliaram diferentes equipamentos de fotobiomodulação disponíveis na época em clínicas locais. Os autores observaram que os equipamentos em questão não emitiam parâmetros condizentes aos determinados pelas normas ABNT NBR IEC 60601-1:2016[21] e ABNT NBR IEC 60601-2-6:2019.[12] Do mesmo modo, Girasol e colaboradores,[6] 20 anos depois, reproduziram tal método de avaliação e observaram que os equipamentos ainda não apresentavam parâmetros conforme descrição em manual do usuário. Esse dado corrobora com a visão discutida de que os índices de procura e, principalmente, de realização das manutenções (preventiva ou corretiva) ainda são baixos em nosso cenário profissional.

A **Figura 10.6** apresenta, conforme disposto por Girasol e colaboradores,[6] os valores encon-

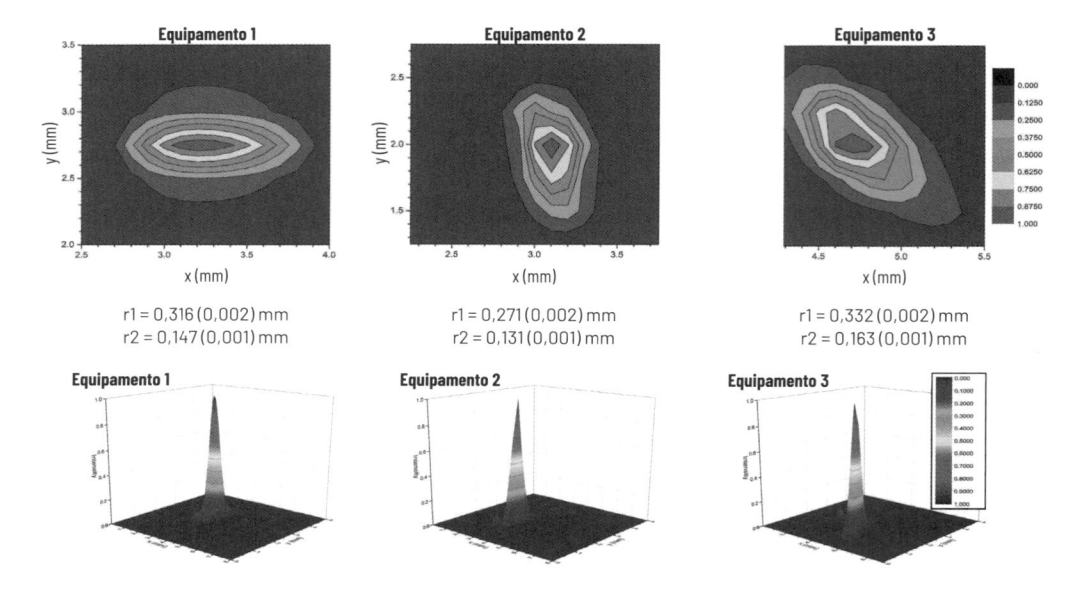

FIGURA 10.6
Potência média de diferentes equipamentos em relação à potência nominal.
Fonte: Girasol e colaboradores.[6]

trados na análise da potência de 24 diferentes equipamentos de fotobiomodulação, os quais estavam em uso clínico quando foram expostos ao processo de avaliação do feixe de luz. Destaca-se que, além da variação dos valores nominais, analisou-se equipamentos que sequer ofertavam algum nível de potência de emissão.

Referente ao aspecto técnico, conforme definição de Anders e colaboradores,[16] entende-se por fotobiomodulação uma forma de onda não ionizante, não térmica, que produzirá respostas fotobioquímicas em comprimentos de onda e potências conhecidas, geralmente no espectro vermelho e infravermelho em fontes de até 500 mW para cada sonda individual. Clinicamente, ela mostra-se relevante, dado sua linha de tratamento não farmacológico, em razão do seu largo espectro de ações terapêuticas. Além disso, por característica, as fontes de *laser* apresentam uma luz monocromática, de mínima variação de comprimento de onda emitido, coerente com incidência paralela e com feixes colimados, sendo todas as ondas emitidas paralelamente. Diferentemente, espera-se da fonte LED uma menor coerência e colimação de seu feixe, assim como um incremento da amplitude de variação do seu comprimento de onda.

Conhecendo o princípio da lei de Arndt-Schulz, em que se enfatiza que doses menores que as requeridas podem não gerar respostas ou, no outro extremo, doses elevadas podem promover respostas inibitórias,[22] são de plena necessidade o conhecimento e o domínio dos parâmetros impostos pelo profissional. Assim, a aferição dosimétrica dos equipamentos emissores de luz deve ser pautada pelos parâmetros físicos listados na **Tabela 10.1**.

De modo geral, sua aferição ocorre de duas formas: qualitativa e quantitativamente. Inúmeros são os equipamentos que apresentam em seu painel um sensor qualitativo do feixe de luz, possibilitando a iniciação do equipamento ou apenas conferindo determinada "licença" para o seu uso. Entretanto, o simples fato de permitir o uso ou mostrar um "ok" ao operador não necessariamente indica gozar de plenas condições de uso. Tal fotossensor oferece única

TABELA 10.1
PARÂMETROS FÍSICOS INTRÍNSECOS À FOTOBIOMODULAÇÃO

Termo	Símbolo	Equação	Unidade
Potência	P	$P = E \times t$	Joules (J)
Energia	E	$E = P / t$	Watts (W)
Área do feixe	A	pr^2 ou $l \times c$	cm^2
Densidade de potência ou irradiância	DP	$DP = P / A$	W/cm^2
Densidade de energia ou fluência	DE	$DE = E / A$	J/cm^2

pr^2 é utilizado para descrever áreas circulares; l (largura) × c (comprimento) é utilizado em áreas retangulares ou quadradas.

e exclusivamente a informação de que há a emissão de fótons naquela região analisada, sem referência a padrões de emissão.

Para uma análise quantitativa, podem ser empregados dispositivos portáteis ou sistemas mais robustos para análise das características ópticas como potência, comprimento de onda e diâmetro do feixe por meio de excitações por calor e fotoestimulação. Um possível modelo de avaliação pode ser observado na **Figura 10.1D**, anteriormente apresentada.

Em relação à avaliação quantitativa em detrimento da qualitativa, o operador possui um respaldo dos parâmetros impostos, tal como um real conhecimento do estado geral do seu equipamento. Conforme apresentado, diferentes trabalhos[6,20] examinaram o baixo índice de manutenção e, principalmente, as condições de uso dos dispositivos de fotobiomodulação. Isso demonstra a necessidade de realizar uma padronização da indústria de equipamentos eletromédicos, como apresentado por Tomazoni e colaboradores,[19] e desenvolver o fator educacional do profissional fisioterapeuta perante o cenário ético-profissional aqui discutido. As influências por variabilidades biológicas individuais, como concentração de melanina,[23] concentração lipídica[24] e profundidade do tecido assistido[17] são limitadoras, assim como o equipamento empregado.

Por fim, corroborando os aspectos de padronização da indústria, destaca-se a variação de fixação dos diodos emissores. Embora possa se observar algo próximo à distribuição gaussiana classicamente aguardada, quando se analisa respeitando um processo metodológico de posicionamento da fonte, observa-se que a mesma oferta diferentes padrões direcionais de emissão. Mesmo sendo de mesma marca e modelo. Isso influencia, por exemplo, cenários em que a sobreposição de luz se faz necessária, como em condições de cicatrização de feridas. Tais padrões podem ser observados na **Figura 10.7**.

DIATERMIA POR ONDAS CURTAS E MICRO-ONDAS

Os equipamentos de ondas curtas (OCs) e micro-ondas (MOs) emitem uma onda eletromagnética que propicia o aquecimento profundo tecidual. Essa modalidade de aquecimento é denominada diatermia. Entretanto, esses agentes eletrofísicos podem atuar de forma atérmica, quando utilizados em um ciclo de trabalho pulsado. De maneira geral, há uma quantidade

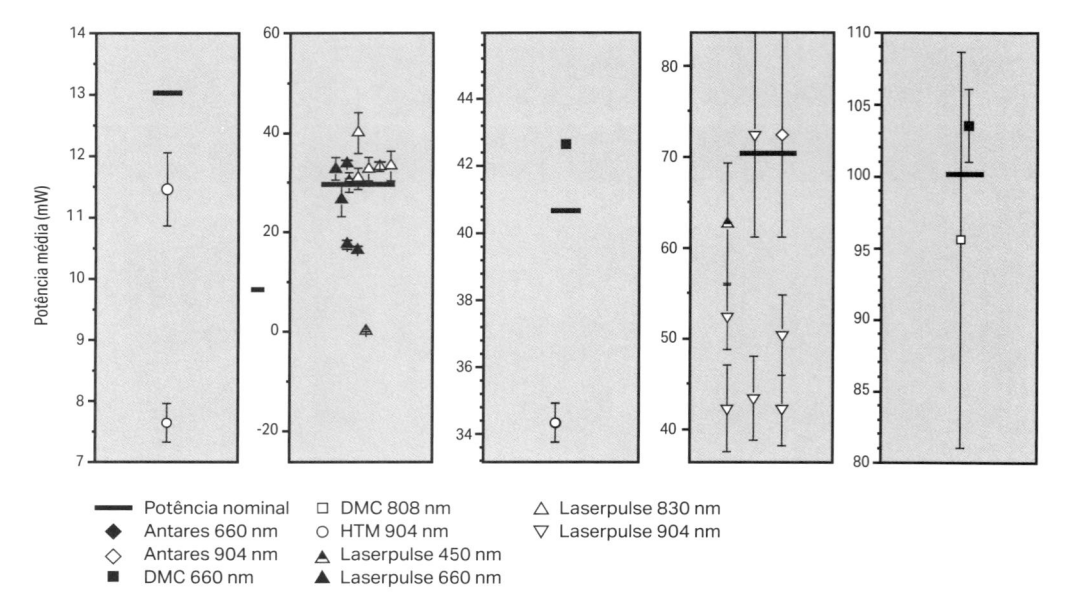

FIGURA 10.7
Geometria do feixe de *laser* de três diferentes fontes emissoras de mesmo modelo e marca.
Fonte: Girasol e colaboradores.[6]

restrita de artigos que utilizam esses equipamentos, independentemente da disfunção estudada, quando comparados aos outros AEs, como a fotobiomodulação e o ultrassom terapêutico. Entre os artigos que referem a diatermia por OCs e/ou MOs, podemos destacar algumas revisões sistemáticas que incluíram e avaliaram o emprego da diatermia em diferentes disfunções.[25-27] Todavia, em todos os estudos, o desfecho relacionado à diatermia foi controverso, principalmente pela baixa qualidade metodológica das investigações, em que os estudos apresentavam um alto risco de viés.

Outro ponto levantado pelo estudo de Guirro e colaboradores,[5] referente à falta de manutenção nos equipamentos de OCs, destacou-se que tal cenário pode impactar negativamente a potência desses equipamentos afetando, assim, a segurança ofertada durante a intervenção com os pacientes. Para tal, os autores avaliaram 23 equipamentos de OCs de diferentes marcas e atestaram que apenas 13% (três equipamentos) realizavam a manutenção a cada ano. Além disso, aproximadamente 37% dos equipamentos não emitiram nenhuma energia quando os eletrodos estavam a 3 cm da pele. Nesse contexto, destaca-se a importância da manutenção desses equipamentos na prática clínica e para as futuras pesquisas. Isso visa garantir não apenas a integridade do paciente assistido, mas também a efetividade real da assistência prestada.

Como apontado ao longo deste capítulo, a manutenção dos equipamentos de AEs, de maneira geral, é importante para que eles emitam os parâmetros necessários e esperados para a promoção de estímulos e efeitos biológicos, como idealizados pelo terapeuta. Por exemplo, é de conhecimento e estabelecido por normas vigentes que os equipamentos de OCs, gozando de seu pleno funcionamento, devem trabalhar em uma faixa de frequência que varia de 13,56 a 49,63 MHz. No Brasil, utiliza-se a frequência de 27,12 MHz com comprimento de onda de 11 metros. Para o equipamento de MOs, a frequência adotada no Brasil é de 2.450 Hz. Essas frequências são reguladas pela Federal Communication Commission (FCC).

No Brasil, os equipamentos eletromédicos são regulados pela ABNT. Uma das normas trata dos requisitos gerais para a segurança básica e o desempenho dos equipamentos eletromédicos.[21] Em 2016, houve um complemento dessa norma por meio de emenda[21] que discorre sobre o gerenciamento e controle de risco e desempenho essencial, assim como regulamenta que o fabricante deve especificar a vida útil do aparelho e, consequentemente, a necessidade de manutenção de cada equipamento, no item 3.27. A citada atualização aponta que a norma (emenda de 2016) se refere ao risco inaceitável do uso do equipamento que não segue as orientações do fabricante, podendo impactar negativamente na segurança básica da sua utilização. Além das normas anteriormente citadas, as normas ABNT NBR IEC 60601-2-3:1997[28] e ABNT NBR IEC 60601-2-6:2019[12] apresentam normatização necessária para os fabricantes dos equipamentos OCs e MOs, respectivamente.

As orientações da ABNT referentes à necessidade de manutenção dos equipamentos para o uso seguro na prática clínica, assim como ao exposto aos demais AEs, não se mostra diferente aqui quanto aos índices de manutenção, sejam eles preventivos ou corretivos. O artigo de Docker e colaboradores[29] descreve um guia para o uso de equipamento de OCs, destacando a importância da calibração e da manutenção desses equipamentos para o dia a dia clínico. Por sua vez, Gruber e Gewehr[30] e Guirro e colaboradores[5] também destacaram que a falta de manutenção desses equipamentos de AEs pode impactar diretamente nos parâmetros e, consequentemente, nos efeitos biológicos necessários para uma abordagem clínica efetiva.

Esses mesmos autores descreveram que os efeitos biológicos da diatermia são diretamente observados pelo aumento de temperatura local gerado pela energia emitida do equipamento.[5,30] Assim, eles concluíram que a conformidade dos parâmetros de cada equipamento de OCs e MOs interfere nos resultados (efeitos biológicos) durante sua utilização nos programas de reabilitação. Assim, haverá um impacto negativo nas abordagens clínicas quando em assistência com equipamentos sem manutenção. Outra observação foi sobre a proporção direta do tempo de uso do aparelho com o seu mau funcionamento, pois o desgaste pode ser decorrente de condições de uso, tempo total de utilização e cuidados diários.[31]

Diante de condições musculoesqueléticas comuns à rotina clínica fisioterapêutica, a diatermia por OCs ou por MOs vem sendo utilizada como conduta para o tratamento de diversas disfunções, como osteoartrite,[32] dor lombar crônica,[33] entre outras.[34-36] Entretanto, é relevante destacar que há um certo desconhecimento sobre o seu manuseio, por vezes permeando condições básicas de uso, como, por exemplo, a diferença entre o modo pulsado e o modo contínuo. Tal achado é apresentado em um estudo desenvolvido em conjunto com fisioterapeutas da Jordânia em relação à contraindicação da utilização de OCs pulsadas ou contínuas.[37] De modo complementar, Shah e Farrow[38] referem que, para uma utilização segura dos equipamentos de diatermia por OCs e MOs, o fisioterapeuta deve ficar entre 1,5 m e 2 m de distância para minimizar a irradiação do campo eletromagnético. Todavia, embora seja citada tal necessidade, em modelos de aplicação e educação do profissional para o manuseio dos equipamentos de OCs e MOs, foram explorados apenas aspectos de abordagens ou recomendações para o uso, e nenhum desses manuscritos foi assertivo quanto ao estado ou mesmo à necessidade de realização da manutenção periódica para o uso fidedigno desses equipamentos.

Em um capítulo escrito por Guirro e colaboradores, em 2021,[9] os autores descreveram um quadro adaptado de Koutsojannis e colaboradores.[31] Foram ofertadas algumas observações importantes, além daquela sobre manutenção dos equipamentos, a serem realizadas no dia a dia de clínicas que utilizam a diatermia por OCs ou por MOs, e os autores salientam que a inspeção visual pode ser uma ferramenta interessante durante a abordagem clínica, como descrito na **Tabela 10.2**.

Neste momento, a literatura científica sobre os equipamentos de OCs e MOs discorre sobre a maioria dos artigos encontrados descreverem alguns poucos parâmetros, como a frequência dos equipamentos (OCs 27,12 MHz; MOs 2.450 Hz), mas não a realização da manutenção desses equipamentos.[5,30] Algumas pesquisas relatam a necessidade de uma distância segura

TABELA 10.2
MEDIDAS PREVENTIVAS PARA A UNIDADE DE DIATERMIA

Inspeções a serem realizadas	O que inspecionar
Diariamente	- Integridade dos cabos do eletrodo - Conexão dos cabos ao gabinete - Integridade do material de espaçamento entre o eletrodo e a pele - Manutenção da máxima sintonia das OCs sempre - Informações do painel (controles operacionais, botões de acesso) - Mobília (macas e cadeiras de madeira) - Sinais de aviso no ambiente onde o equipamento será utilizado ("Sem uso de telefones celulares", "Perigo para pacientes com marca-passo")
Anualmente	- Manutenção técnica preventiva (empresas especializadas)

acima de 1,5 m para a utilização da diatermia por OCs e MOs, e outra observação pouco explorada pelos autores é a distância do eletrodo em relação à pele dos pacientes para a aplicação de OCs, que deve ser entre 1 e 1,5 cm, respeitando a lei do inverso do quadrado da distância, que se refere à maior potência aplicada no paciente. No entanto, na diatermia por MOs, quanto mais perto da pele, maior é a potência aplicada.

É importante destacar que, por não haver um teste de rápida execução em ambiente clínico, que atinja níveis fidedignos para haver acurácia dos parâmetros utilizados pelos equipamentos de OC e MOs, necessita-se ainda mais das manutenções periódicas sugeridas pelo fabricante e corroboradas pela ABNT e pelo sistema CREFITOs/COFFITO. Como alerta, devemos salientar que a falta de manutenção desses equipamentos pode colocar em risco os pacientes assistidos, assim como os fisioterapeutas que manuseiam esses equipamentos. O risco só será minimizado a partir das medidas preventivas diárias e com a manutenção periódica dos equipamentos de AEs.

CONSIDERAÇÕES FINAIS

Observou-se, ao longo deste capítulo, que há uma íntima relação entre o estado de manutenção dos equipamentos de AEs e a capacidade e fidedignidade dos parâmetros físicos impostos no processo de reabilitação. Desse modo, espera-se que a leitura deste texto renove a lembrança e, principalmente, estabeleça um cenário de conscientização diante da necessidade de manutenção, seja ela preventiva ou corretiva. Embora também seja um cenário de caráter ético-profissional, o desempenho do equipamento e a sua completa eficiência estão relacionados ao seu estado de manutenção.

Conclui-se, portanto, que embora haja diversos pontos de ceticismo quanto à eficácia terapêutica dos AEs, deve-se assegurar a qualidade dos equipamentos empregados, assim como de seus respectivos acessórios utilizados durante a aplicação desses agentes, para a partir disso seguirmos com a discussão sobre a interação biológica e seus devidos efeitos clínicos.

REFERÊNCIAS

1. Cook CE, Bonnet F, Maragano N, Garcia AN, Vielitz A, Riley SP. What is the believability of evidence that is read or heard by physical therapists? Braz J Phys Ther. 2022;26(4):100428.
2. Lopes AD, Barreto HJ, Aguiar RC, Gondo FB, Grangeiro Neto J. Brazilian physiotherapy services in the 2007 Pan-American Games: Injuries, their anatomical location and physiotherapeutic procedures. Phys Ther Sport. 2009;10(2):67-70.
3. Grant ME, Steffen K, Palmer D. The usage of multidisciplinary physical therapies at the Rio de Janeiro 2016 Olympic Summer Games: an observational study. Braz J Phys Ther. 2021;25(3):262-70.
4. Guirro R, Santos SCB. Evaluation of the acoustic intensity of new ultrasound therapy equipment. Ultrasonics. 2002;39(8):553-7.
5. Guirro RRJ, Guirro ECO, Sousa NTA. Lack of maintenance of shortwave diathermy equipment has a negative impact on power output. J Phys Ther Sci. 2014;26(4):557-62.
6. Girasol CE, Braz GA, Bachmann L, Celli J, Guirro RRJ. Laser light sources for photobiomodulation: the role of power and beam characterization in treatment accuracy and reliability. PLoS One. 2022;17(3):e0266193.
7. Brasil. Decreto-lei nº 938, de 13 de outubro de 1969. Prevê sôbre as profissões de fisioterapeuta e terapeuta ocupacional, e dá outras providências. Brasília: Presidência da República; 1969.
8. Conselho Regional de Fisioterapia e Terapia Ocupacional. Resolução CREFITO-7 nº 007/2014. Salvador: CREFITO; 2014.
9. Guirro RRJ, Sapalo AT, Girasol CE, Alfredo DMN, Carlos FR. A importância da manutenção dos equipamentos de agentes eletrofísicos. In: Associação Brasileira de Fisioterapia Traumato-Ortopédica; Silva MF, Barbosa RI, organizadores. PROFISIO Programa de Atualização em Fisioterapia Traumato-Ortopédica: Ciclo 4. Porto Alegre: Artmed Panamericana; 2021. p. 10-68. (Sistema de Educação Continuada a Distância, v. 3).
10. Logan CA, Asnis PD, Provencher MT. The role of therapeutic modalities in surgical and nonsurgical management of orthopaedic injuries. J Am Acad Orthop Surg. 2017;25(8):556-68.
11. Yue C, Zhang X, Zhu Y, Jia Y, Wang H, Liu Y. Systematic review of three electrical stimulation techniques for rehabilitation after total knee arthroplasty. J Arthroplasty. 2018;33(7):2330-7.
12. Associação Brasileira de Normas Técnicas. ABNT NBR IEC 60601-2-6:2019. Equipamento eletromédico. Parte 2-6: requisitos particulares para segurança básica e desempenho essencial dos equipamentos de terapia por micro-ondas. Rio de Janeiro: ABNT; 2019.
13. Gallo JA, Draper DO, Brody LT, Fellingham GW. A comparison of human muscle temperature increases during 3-mhz continuous and pulsed ultrasound with equivalent temporal average intensities. J Orthop Sports Phys Ther. 2004;34(7):395-401.
14. Guirro R, Serrão F, Elias D, Bucalon AJ. Calibration of therapeutic ultrasound equipment. Physiotherapy. 1997;83(8):419-22.
15. Ferrari CB, Andrade MAB, Adamowski JC, Guirro RRJ. Evaluation of therapeutic ultrasound equipments performance. Ultrasonics. 2010;50(7):704-9.
16. Anders JJ, Arany PR, Baxter GD, Lanzafame RJ. Light-emitting diode therapy and low-level light therapy are photobiomodulation therapy. Photobiomodul Photomed Laser Surg. 2019;37(2):63-5.
17. Cruz LB, Girasol CE, Coltro PS, Guirro RRJ, Bachmann L. Optical properties of human skin phototypes and their correlation with individual angle typology. Photobiomodul Photomed Laser Surg. 2023;41(4):175-81.
18. Bjordal JM. Low Level Laser Therapy (LLLT) and World Association for Laser Therapy (WALT) dosage recommendations. Photomed Laser Surg. 2012;30(2):61-2.
19. Tomazoni SS, Bjordal JM, Leal-Junior ECP. Similar is not equal: it is time to create the perfect photobiomodulation storm. Photobiomodul Photomed Laser Surg. 2022;40(4):211-2.
20. Guirro RRJ, Weis LC. Radiant power determination of low-level laser therapy equipment and characterization of its clinical use procedures. Photomed Laser Surg. 2009;27(4):633-9.
21. Associação Brasileira de Normas Técnicas. ABNT NBR IEC 60601-1:2016. Equipamento eletromédico. Parte 1: requisitos gerais para segurança básica e desempenho essencial. Rio de Janeiro: ABNT; 2016.
22. Sommer AP, Pinheiro ALB, Mester AR, Franke RP, Whelan HT. Biostimulatory windows in low-intensity laser activation: lasers, scanners, and NASA's light-emitting diode array system. J Clin Laser Med Surg. 2001;19(1):29-33.
23. Cruz Junior LB, Girasol CE, Coltro PS, Guirro RRJ, Bachmann L. Absorption and reduced scattering coefficient estimation in pigmented human skin tissue by experimental colorimetric fitting. J Opt Soc Am A Opt Image Sci Vis. 2023;40(9):1680-5.
24. Ash C, Dubec M, Donne K, Bashford T. Effect of wavelength and beam width on penetration in light-tissue interaction using computational methods. Lasers Med Sci. 2017;32(8):1909-18.
25. Côté P, Wong JJ, Sutton D, Shearer HM, Mior S, Randhawa K, et al. Management of neck pain and associated disorders: a clinical practice guideline from the Ontario Protocol for Traffic Injury Management (OPTIMa) Collaboration. Eur Spine J. 2016;25(7):2000-22.
26. Page MJ, Green S, Kramer S, Johnston R V, McBain B, Buchbinder R. Electrotherapy modalities for adhesive capsulitis (frozen shoulder). Cochrane Database Syst Rev. 2014;2014(10):CD011324.
27. Fu T, Lineaweaver WC, Zhang F, Zhang J. Role of shortwave and microwave diathermy in peripheral neuropathy. J Int Med Res. 2019;47(8):3569-79.
28. Associação Brasileira de Normas Técnicas. ABNT NBR IEC 60601-2-3:1997. Equipamento eletromédico. Parte 2: Prescrições particulares para a segurança de equipamento de terapia por ondas curtas. Rio de Janeiro: ABNT; 1997.
29. Docker M, Bazin S, Dyson M, Kirk D, Kitchen S, Low J, et al. Guidelines for the safe use of pulsed shortwave therapy equipment. Physiotherapy. 1994;80(4):233-5.

30. Gruber CR, Gewehr PM. Evaluation of short wave therapy equipment based on Brazilian standards. Braz Arch Biol Technol. 2006;49:9-15.
31. Koutsojannis C, Andrikopoulos A, Adamopoulos A, Seimenis I. Microwave diathermy in physiotherapy: Introduction and evaluation of a quality control procedure. Radiat Prot Dosimetry. 2018;181(3):229-39.
32. Ovanessian V, Cezarini Júnior C, Cunha RA, Carvalho NAA, Fukuda TY. Use of different doses of pulsed short waves in the treatment of patients with osteoarthritis of the knee. Rev Ciênc Méd. 2008;17(3-6):149-55.
33. Nascimento DMR, Ferreira GCR, Gonçalves LHS, Andrade AM, Pivovarsky MLF, Gomes ARS, et al. Immediate analgesic effect of two modes of short-wave diathermy application in chronic low back pain: study protocol for a randomized controlled trial. Pain Manag. 2022;12(2):131-9.
34. Benincá IL, Estéfani D, Souza SP, Weisshahn NK, Haupenthal A. Tissue heating in different short wave diathermy methods: a systematic review and narrative synthesis. J Bodyw Mov Ther. 2021;28:298-310.
35. Benincá IL, Estéfani D, Avelar NCP, Haupenthal DPS, Silveira PCL, Haupenthal A. Coplanar arrangement of shortwave diathermy is the most effective in skin temperature change: a randomized crossover trial. J Bodyw Mov Ther. 2021;26:257-62.
36. Pollet J, Ranica G, Pedersini P, Lazzarini SG, Pancera S, Buraschi R. The efficacy of electromagnetic diathermy for the treatment of musculoskeletal disorders: a systematic review with meta-analysis. J Clin Med. 2023;12(12):3956.
37. Almalty AR, Abdelnour HM, Hawamdeh M, Alkhob SA. Physiotherapists' understanding of shortwave diathermy contraindications: a questionnaire survey. Risk Manag Healthc Policy. 2023;16:1171-85.
38. Shah SGS, Farrow A. Assessment of physiotherapists' occupational exposure to radiofrequency electromagnetic fields from shortwave and microwave diathermy devices: a literature review. J Occup Environ Hyg. 2013;10(6):312-27.

Índice

As letras *f, q, t* indicam, respectivamente, figuras, quadros e tabelas

A

Agentes eletrofísicos, 185-200
    diatermia por micro-ondas, 195
        medidas preventivas, 198q
    diatermia por ondas curtas, 195
        medidas preventivas, 198q
    eletroterapia, 188
        eletrodo autoadesivo, 188
        eletrodo de silicone-carbono, 188, 190f
        eletrodo de alumínio associado a esponja, 189, 190f
        tipos de eletrodos, 189f
    equipamentos para aferição dos equipamentos, 187f
    fotobiomodulação, 193
        geometria do feixe, 196f
        parâmetros físicos, 195t
        potência média, 194f
        potência nominal, 194f
    introdução, 186
    ultrassom terapêutico, 190
        balança de força de radiação, 191
        método de cavitação, 192
        tanque acústico, 192, 193f

C

Calor profundo, 93-119
    micro-ondas, 112, 113f
    tecarterapia, 113
    termoterapia, 94
Calor superficial, 93-119
    micro-ondas, 112, 113f
    tecarterapia, 113
    termoterapia, 94
Correntes de alta voltagem, 19-27, 23f
    ver também Correntes polarizadas
Correntes diadinâmicas de Bernard, 19-27
    ver também Correntes polarizadas
Correntes farádicas, 19-27, 22f
    ver também Correntes polarizadas
Correntes iontoforese, 19-27
    ver também Correntes polarizadas
Correntes polarizadas, 19-27
    conceitos básicos, 20
    contraindicações, 25
    corrente farádica, 22f
    corrente pulsada de alta voltagem, 23f
    efeitos polares, 20
    eletrólise, 21f
    eletromigração, 21
    eletro-osmose, 22
    eletroporação, 22
    histórico, 20
    indicações, 23
    introdução, 20
Crioterapia, 79-92
    aplicação geral, 88
    histórico, 80
    imersão, 88
    lesão muscular, 85
        evidência, 86

gelo local, 86
lesão muscular com aplicação de, 83f
lesão muscular sem aplicação de, 83f
métodos de aplicação, 81f
plausibilidade biológica, 80
tipos, 80

D

Dor, alívio da, 55-78 *ver também* Estimulação elétrica nervosa transcutânea

E

Eletroterapia, 1-18
    campo elétrico, linhas do, 5f
    conceitos básicos, 1-18
    correntes elétricas terapêuticas,
      parâmetros físicos das, 6
        amplitude da corrente, 7
        amplitude do pulso, 8f, 9f
        duração do pulso, 7, 8f, 9f
        fase negativa do pulso, 8f
        fase positiva do pulso, 8f
        formas de onda, 10, 11f
        frequência do pulso, 10
        intensidade da corrente, 7
        modulação de intensidade, 15f
        modulação T*on*/T*off*, 14f
        modulações de corrente, 13
        tipos de correntes, 11
          bifásicas, 11
          média frequência, 12
          monofásicas, 11
    eletricidade, 4
    eletrodos, 15
      alumínio, 16f
      autoadesivos, 16f
      esponjas, 16f
      silicone-carbono, 16f
    histórico, 2
    introdução, 2
    Luigi Galvani, 3f
    pernas de sapos, experimento com, 3f
    terminologia, 4
Estimulação elétrica nervosa transcutânea, 55-78
    eletrodos, 64
      aplicação, 65
      efeito terapêutico, 66t-69t
    evidências científicas, 69
      dor, 71
      dor aguda, 69
      dor crônica, 70
      dose de estimulação, 71
      efeitos inespecíficos do tratamento, 72
      emoção, 71
      inflamação, 69
      movimento, 71
      período pós-operatório, 69
    histórico, 56
    introdução, 56
    mecanismos de ação, 57, 63f
      ativação de fibras aferentes, 60
      atividade neuronal, 57
      mecanismos de ação espinal, 61
      mecanismos de ação periférica, 62
      mecanismos de ação supraespinal, 60
      mecanismos de ação, 58t-59t
    mecanismo de tolerância analgésica, 62
    notas na prática clínica, 74
    perspectivas, 73
    problemas com a literatura atual, 73
Estimulação elétrica neuromuscular, 29-54
    aspectos práticos, 45
    aspectos técnicos, 40
      "carga" de treinamento, 42
      dosimetria de treinamento, 42
      familiarização, 42
      modulação em alta frequência, 43
      posicionamento dos eletrodos, 40, 43
      programa de treinamento, 44t
      pulso largo, 43
      recrutamento neuromuscular, 41
      volume de treinamento, 43
    contraindicações, 48
    eletrodos, aplicação dos, 32f
    evidências científicas, 45
    exemplos de uso, 34f, 35f
    parâmetros físicos, 35
      amplitude da corrente, 35
      correntes de baixa frequência, 37
      correntes de média frequência, 37
      duração do pulso, 36
      frequência de estimulação, 36
    ponto motor do músculo vasto lateral, 33f, 34f
    preparação do paciente, 31
    torque extensor do joelho, 50f

F

Fotobiomodulação, 121-145
    conceitos básicos, 122

condições ortopédicas e traumatológicas, 133
    dor, 133
    irradiação de corpo inteiro, 134f
    osteoartrite, 135
    reparo cutâneo, 137
    reparo ósseo, 136
    sistema nervoso periférico, 137
controle da eficácia do tratamento, 138
histórico, 122
indicações e contraindicações, 138
    recuperação muscular, 139
        dose-resposta, 140
        janela terapêutica, 141f, 142f
        resposta bifásica, 143f
        tempo-resposta, 139
mecanismos de ação, 127, 129f
    dispositivos emissores de luz, 131
    membrana mitocondrial, 130f
objetivos, 123
parâmetros físicos da luz, 124
    dosimetria, 128t
    lasers, 124, 125f
    LEDs, 124, 125f, 132f
    onda eletromagnética, 125f

M

Micro-ondas, 112, 113f

O

Ondas de choque, 173-183
    aparelho de, 175f
    aplicabilidade das, 173-183
    conceitos básicos, 174
    contraindicações, 180
    controle da eficácia do tratamento, 176
        aplicação na região do cotovelo, 179f
        aplicação para doenças do ombro, 178f
        consolidação óssea, 178
        epicondilite, 179
        esporão do calcâneo, 177
        fasciopatia plantar, 177
        reconstrução do ligamento
            cruzado anterior, 179
        síndrome do túnel do carpo, 179
        tendinopatia do manguito rotador, 178
        tendinopatia patelar, 177
    dosimetria, 176t
    histórico, 174
    indicações, 180

    literatura, achados na, 180, 181t
    parâmetros físicos, 175

P

Parâmetros físicos, 1-18 *ver também* Eletroterapia

T

Tecarterapia, 113
    aplicador de uma radiofrequência
        com cinco eletrodos, 115f
    contraplanar, 116f
    coplanar, 116f
    distribuição hipotética da radiação, 115f
    eletrodo ativo de transferência elétrica
        capacitiva não condutor, 114f
    eletrodo ativo de transferência elétrica
        resistiva intracavitário, 114f
    eletrodo ativo de transferência elétrica
        resistiva não condutor, 114f
    técnica de aplicação, 116
    técnica longitudinal, 117f
TENS *ver* Estimulação elétrica nervosa
    transcutânea, 55-78
Termoterapia, 94
    aplicação
        contraplanar, 110
            eletrodos, 11f
            desalinhada, 111, 112f
        coplanar, 111, 111f
        longitudinal, 111, 112f
    área pré-óptica do hipotálamo, 96f
    bolsa
        de hidrocoloide, 100f
        térmica, 99, 100f
    campo
        capacitivo, 110
        indutivo, 112, 113f
    ciclo de trabalho, 109f
    classificação
        das correntes, 103f
        das diatermias, 110t
    compressas quentes, 99
    contraindicações, 106
        absolutas, 106
    dosagem geral, 99
    dosimetria, 107
    efeitos
        biológicos, 96f
        fisiológicos, 94, 105

não térmicos, 106
terapêuticos, 94, 105
térmicos, 105
eletromagnetismo, 102
emissão pulsada, 108, 108f
equipamento de luz infravermelha, 99f
escala subjetiva de calor, 98
espectro eletromagnético, 103
fontes de diatermia, 109
lei
    de Bunsen-Roscoe, 98
    de Grotthus-Draper, 98
    do cosseno de Lambert, 97
    do inverso do quadrado da distância, 97
    do Joule, 98
luva de parafina, 100f
magnétron, 113f
manta
    térmica, 101f
    elétricas, 99
modulação, 108
parafina terapêutica, 99, 100f
precauções gerais para radiofrequências, 107
princípios físicos da diatermia, 104
radiação com a lâmpada infravermelha, 99
radiofrequências, 102
respostas fisiológicas para a ativação
    dos termorreceptores, 95t
rotação de moléculas dipolares, 105f
sensação subjetiva do paciente, 98
técnicas de aplicação, 99
terapia por ondas curtas, 110
termorregulação humana, 94
turbilhão terapêutico, 101, 101f
vibração iônica, 104f
Tipos de correntes, 1-18 *ver também* Eletroterapia

U

Ultrassom terapêutico, 147-171
    conceitos básicos, 149
    frequências, 150, 150f
    modo de emissão, 151
        BNR, 152
        ultrassom contínuo, 151, 152f
        ultrassom pulsado, 151, 153f
        ondas ultrassônicas, 150
    dosimetria, 152, 154
        capacidade metabólica dos tecidos, 156t
        conceitos, 152
        dose, 153
        exposição, 153
        flowchart, 157f
        frequência do transdutor, 156t
        intensidade para atingir o tecido, 158f
        taxa de não uniformidade do feixe, 154f
    indicações clínicas, 159
        consolidação de fraturas, 160
        dor cervical, 168, 169f
        dor lombar, 168, 169f
        dor miofascial, 167
        dor, melhora da, 166
        osteoartrite de joelho, 166
        pontos-gatilhos, 168, 169f
        tendinopatias, 162
        ultrassom, 159, 163f